-MeO-DMT · Badesalz · kippen · Schore
aufen · French Fries · Bier · Coca · voll
Empathy · dicht · Wodka
u · Nuttenfrühstück · K-Wi
Nikotin · Amphetamin · droppen · Pot
rehen · Zigge · Taube · Klebstoff · Gun
eilchen · Lunge pudern · Cannabis · Dope
Platte · MDMA · smoken
atzendick · Boo · Hangover
Nougat · Tilidin · Craving
anzien · Spritze · Kawumm

Trip

unt Hazel · zuknallen · Spice · Knarzen
Affe · Schür · benebelt · Piece · Poppy
ras · Grünes · Stick · abschalten · Indian
· Old Toby · Ritalin · Kraut · Mary Jane
Heroin · einfahren · Harry · knallen
Tiger · fixen · Tollkirsche · Diesel
· angeheitert · Stoff · Zaubermehl
Opium · loslassen · Methadon · Coke
· White Nurse · Dragon · Koks · ziehen
ion · dichtlöten · schnupfen · Heaven
Nervenzucker · Nasengold · Erfrischung

R&B

Jörg Böckem & Henrik Jungaberle
mit Immanuel Jork & Julia Kluttig

HighSein

Ein Aufklärungsbuch

Mit Fotos von Fabian Hammerl
& Kathrine Uldbæk Nielsen

ROGNER & BERNHARD

1. Auflage, März 2015

ISBN 978-3-95403-086-6
www.rogner-bernhard.de

Gestaltung & Satz: Andreas Brüggmann
Lektorat: Ida Thiemann
Umschlagmotiv: Fabian Hammerl & Kathrine Uldbæk Nielsen
Herstellung: Leslie Driesener, Berlin

Gesetzt aus der Melior von Herrmann Zapf (1957)
und der Radiant von Robert Hunter Middleton (1938)
Druck & Bindung: CPI – Ebner & Spiegel, Ulm
Printed in Germany

Das Beste

Die US-amerikanische Fernsehserie *Breaking Bad* dreht sich um die Verwandlung des biederen Chemielehrers Walter White in den Drogendealer Heisenberg. Walter möchte mit dem Geld, das er mit der Drogenproduktion verdient, seine Lungenkrebsbehandlung bezahlen und seine Familie für den Fall seines Todes finanziell absichern. Mit der Zeit verändert sich Walters Persönlichkeit; er benutzt, manipuliert und tötet schließlich Menschen.

Breaking bad heißt so viel wie auf die schiefe Bahn geraten. Das beschreibt ganz gut das Bild, das die meisten Menschen von Drogen haben: Drogen sind schlecht, irgendwie böse, sie verderben einen Menschen; wer sich auf Drogen einlässt, ruiniert über kurz oder lang sein Leben. Dieses Bild ist falsch. Aber es ist nicht ganz falsch, denn Stoffe, die die Wahrnehmung und das Erleben verändern, können tatsächlich das Beste und das Schlechteste in einem Menschen hervorholen. Das Beste? Ja, auch das.

Drogen nehmen kann großartig sein: überwältigend, aufregend, inspirierend, lustig, euphorisierend, sinnlich, identitätsstiftend, entspannend oder entlastend. Berauschend eben. Drogen vermögen unsere Sinne zu schärfen oder zu trüben, sie können unsere Perspektive verändern, unsere Beziehungen und unsere Sexualität, unser Denken, Fühlen und Handeln – zum Guten und zum Schlechten. Klar, Drogen nehmen kann auch einfach nur langweilig und öde sein. Und natürlich ziemlich beschissen: niederschmetternd, stumpf und elend; es kann uns einsam machen oder apathisch, ängstlich oder aggressiv, überheblich oder unberechenbar, depressiv oder verzweifelt. Drogen können süchtig machen, unsere Gesundheit, Beziehungen und Zukunft ruinieren, uns ins Krankenhaus, in die Psychiatrie oder schlimmstenfalls ins Grab bringen. Können sie. Stimmt. Müssen sie aber nicht. Keine Droge führt automatisch auf direktem Weg zu Verfall, Elend und Sucht.
Wer nicht abstürzen will, muss allerdings die Anforderungen, die Rausch und Drogen wie Alkohol oder Cannabis an uns stellen, verstehen und bewältigen. Aber wie ist das möglich? Indem man sich informiert, klar. Aber wie bei jedem Hobby, jeder anderen menschlichen Tätigkeit spielt auch Übung eine wichtige Rolle – also das Lernen aus Erfolgen und Fehlern, im Idealfall nicht nur den eigenen: Deshalb lohnt es sich anzuschauen, wie andere mit Drogen und Rausch umgehen, wie sie darin erfolgreich sind oder warum sie scheitern. Bei den legalen Drogen wie Alkohol sind solche Beispiele noch einigermaßen einfach zu finden und zu beobachten. Bei den illegalen Drogen dagegen ist es schwierig, Menschen mit einem kontrollierten, unschädlichen Umgang kennenzulernen oder etwas über sie und ihre Strategien zu erfahren. Noch schwieriger scheint es, sie mit einem nüchternen, kritischen Abstand und ohne Vorurteile zu betrachten.
Aus diesem Grund haben wir wissenschaftliche Informationen und Forschungsergebnisse, also Daten und Fakten, eng mit persönlichen Erlebnissen und Überzeugungen von jungen Frauen und Männern verknüpft, die wir interviewt haben. Anhand ihrer Erfahrungsberichte möchten wir die Bandbreite der unterschiedlichen Motivationen und Vorlieben, der Konsummuster und Risiken, der Wirkungen und Nebenwirkungen der verschiedenen Drogen anschaulich machen.

High Sein ist ein Buch für Jugendliche und Erwachsene, das niemanden erschrecken, verurteilen oder bevormunden will. Es ist ein Buch für Abenteurer und Ängstliche, für Erfahrene und Einsteiger, für Experimentierfreudige und Abstinente, für Neugierige und Vorsichtige. Ein Buch für jeden, der sich ein umfassendes Bild von Drogen aller Art, von Rausch und Sucht, von Wirkungen, Nebenwirkungen und Risiken machen will. Eine Art Augenöffner oder Wegweiser – idealerweise. Und ein Einsteigerbuch für alle, die tiefer forschen wollen.

Unsere Grundlage für die Beschäftigung mit Drogen, mit positiven und negativen Konsumformen und Rauschzuständen ist die Überzeugung, dass Menschen, auch junge Menschen, das Potenzial haben, mit psychoaktiven Substanzen – so lautet der wissenschaftlich korrekte Begriff für Drogen – bewusst und positiv umzugehen. Das heißt nicht, dass wir ein naives Bild von Menschen oder Drogen haben. Die Zahl der Menschen, die weltweit an den Folgen des Drogenkonsums und auch des Verbots von Drogen zugrunde gehen, bietet allen Grund zur Vorsicht und Skepsis.

Menschen sind unterschiedlich. Sie unterscheiden sich in ihren Bedürfnissen und Vorlieben, ihren Stärken und Schwächen, ihren Hoffnungen und Ängsten. Sie leben in unterschiedlichen sozialen Schichten und Gruppen, ihre Beziehungen zu Familie, Freunden und Partnern unterscheiden sich, sogar die chemischen Abläufe in ihren Gehirnen. Zugegeben, das ist keine überraschende Erkenntnis. Aber eine wichtige: Wie eine Droge wirkt, welchen Nutzen sie hat oder welchen Schaden sie anrichtet, wie aufregend oder bedrohlich wir einen bestimmten Rauschzustand empfinden, welche Droge uns fasziniert oder abschreckt und wie hoch das Risiko, süchtig zu werden, ist, hängt nicht zuletzt von diesen Unterschieden ab. Davon handelt dieses Buch.

Wir wollen niemandem vorschreiben, was er tun oder lassen soll. Stattdessen möchten wir versuchen, jedem Leser die Möglichkeit zu geben, seine Entscheidungen gut informiert und unter Abwägung der Risiken zu treffen. Denjenigen, die Drogen nehmen, möchten wir helfen zu verstehen, was da Merkwürdiges, Wunderbares oder Erschreckendes mit ihnen geschieht und wie das ihr Leben beeinflussen kann; wir möchten sie dabei unterstützen, einen klaren Blick dafür zu entwickeln, wann und in welcher Weise der Konsum bedrohlich werden und außer Kontrolle geraten kann, ihnen Hinweise geben, wie sie dem Kontrollverlust und dem Absturz entgegenwirken können, und aufzeigen, welche Hilfsangebote es gibt, wenn ein Gegensteuern aus eigener Kraft nicht mehr möglich ist. Denen, die sich um den Drogenkonsum von Freunden oder Verwandten Gedanken machen, möchten wir erklären, welche – guten und weniger guten – Gründe es gibt, sich für eine Droge zu entscheiden, welche Faszination, welchen Reiz Drogen und Rausch auf zahlreiche Menschen ausüben und welche Wege es gibt, als Freund oder Freundin damit umzugehen.

High Sein ist so facettenreich wie das Team, das an diesem Buch gearbeitet hat: Dr. **Henrik Jungaberle** ist Drogen- und Präventionsforscher. Sein wissenschaftliches Interesse gilt vor allem dem positiven Umgang mit psychoaktiven Substanzen und wie man diese positive Wirkung stärken und erhalten kann. Er steuert zu *High Sein* unter anderem Zahlen, Fakten und Zitate aus seinen Forschungsprojekten bei. Im Projekt RISA am Universitätsklinikum Heidelberg hat er zehn Jahre lang 318 Schüler und Schülerinnen sowie 40 Erwachsene begleitet und deren Erfahrungen mit so unterschiedlichen Substanzen wie Alkohol, Tabak, Cannabis, Ecstasy, Ayahuasca,

LSD oder Methadon beleuchtet. Außerdem hat er REBOUND mitentwickelt, ein auf Kurzfilmen basierendes Aufklärungsprogramm für junge Menschen, Schulen und Jugendeinrichtungen, das dabei hilft, die eigenen Stärken zu klären und einen bewussten Umgang mit Drogen zu erlernen.

Jörg Böckem ist freier Journalist und Autor; er arbeitet unter anderem für das Nachrichtenmagazin *Der Spiegel* und das *Zeit Magazin* und hat vier Bücher zu Drogen und Sucht geschrieben. In seinem Bestseller *Lass mich die Nacht überleben – mein Leben als Journalist und Junkie* hat er auch seine eigene langjährige Heroinabhängigkeit und seine Erfahrungen mit Entgiftung und Therapie beschrieben. In den vergangenen Jahren hat er mehr als 100 Lesungen und Vorträge an Schulen und Universitäten gehalten und mit Schülern und Studenten über das Thema Drogen diskutiert. Die Fragen, die ihm im Laufe der Jahre gestellt wurden, haben dieses Buch mitgeprägt.

Unterstützt werden die beiden von den jungen Autoren **Julia Kluttig** und **Immanuel Jork.** Sie gehören zu den Gewinnern des Schülerzeitungs-Wettbewerbs 2013 des *Spiegel* und haben nach ihrem Abitur 2013 Praktika bei *Stern* und *View* absolviert. Immanuel studiert seit Oktober 2013 Kulturwissenschaften und Kunstgeschichte an der Universität Leipzig und ist seither in der Kulturmetropole Sachsens nicht nur in den Genuss von Wissenschaft gekommen. Julia studiert seit Oktober 2014 Kommunikationsdesign an der Hamburger Technischen Kunstschule, nebenbei schreibt sie für *zeit.de,* das Online-Angebot der *Zeit.* Ihre Erfahrungen mit Drogenrausch beschränken sich auf alkoholisierte Nächte und einen Sommerurlaub in Amsterdam.

Die Gestaltung dieses Buches haben zwei Fotografen und ein Kommunikationsdesigner in einem mehrfach bewährten Team gemeinsam konzipiert und umgesetzt: **Kathrine Uldbæk Nielsen** ist Absolventin der Kopenhagener Fotoschule Fatamorgana. Sie beschäftigt sich in ihrer Arbeit vor allem mit Porträts, Dokumentation und Inszenierung. Aktuell arbeitet sie an einer Porträtserie über ihre umfangreiche Familie und einer Dokumentation über den Aufbau einer Künstlerfreistätte. **Fabian Hammerl** arbeitet seit 2000 als Fotograf für deutsche und internationale Kunden und Magazine. Für die Realisierung freier fotografischer Projekte und im Rahmen des Künstleraustausches, u. a. mit der Sichuan University in Chengdu, verbringt er viel Zeit in China und Japan. **Andreas Brüggmann** hat in Werbeagenturen u. a. für VW, *Die Zeit, Stern,* Deutsche Telekom und lange Zeit an Theatern gearbeitet (Deutsches Schauspielhaus in Hamburg, Münchner Kammerspiele, Thalia Theater Hamburg). *High Sein* ist eines von zahlreichen Projekten, die er darüber hinaus gestaltet. Sein Interesse gilt vor allem der Kommunikation, also dem Zusammenspiel von Inhalt, Text, Fotos und Grafik.

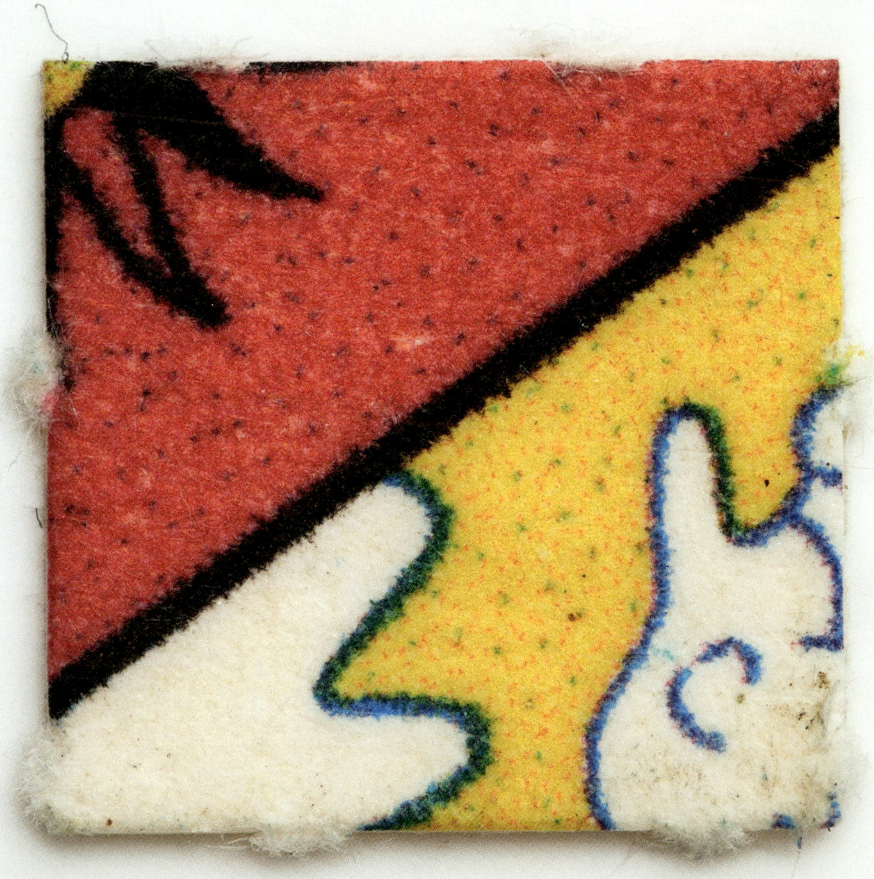

Drogen

Im Frühjahr ist Drogensaison; zumindest in deutschen Medien. Jedes Jahr im Mai legt die Drogenbeauftragte der Bundesregierung den offiziellen Drogen- und Suchtbericht vor. In diesen Wochen sind die Schlagzeilen der Zeitungen dann meist voll von Horrormeldungen, von Drogentoten und Rauschgiftdelikten, von besorgniserregenden Zuwachsraten bei den Erstkonsumenten und von gefährlichen neuen Substanzen, die sich auf dem Vormarsch befinden. Sicher, vieles davon hat seine Berechtigung. Jeder Drogentote ist einer zu viel, das Gleiche gilt für durch Drogen ausgelöste Psychosen, Unfälle unter Drogeneinfluss und vieles mehr. Aber das ist nur eine Seite.

»Der Tanz durch die Nacht kann also schnell zum Tanz in den Tod werden.«

Die *Süddeutsche Zeitung* über die Gefahren von Ecstasy, 28. Oktober 2013

»Alle Dinge sind Gift, und nichts ist ohne Gift; allein die dosis machts, daß ein Ding kein Gift sei.«

Paracelsus (1493–1541), Arzt und Naturforscher

»Die Gefahren des Drogenkonsums können genauso groß sein wie die Gefahren in anderen Lebensbereichen. Es gibt keinen nennenswerten Unterschied zwischen Reiten und Ecstasy.«

David Nutt (*1951), Drogenforscher und bis 2009 Vorsitzender des Drogensachverständigenrats der britischen Regierung

Liest man einige der Schreckensmeldungen in der Presse, drängt sich die Frage auf, ob die Millionen Konsumenten von Cannabis, Ecstasy und Co., die in dem Bericht erfasst werden, alle einen Schaden haben. Sind die vollkommen dämlich, sich auf so etwas einzulassen? Oder krank? Verantwortungslos, im höchsten Maße leichtsinnig oder einfach selbstmordgefährdet? Manche von ihnen sind tatsächlich krank und selbstmordgefährdet, unglücklicherweise. Der weitaus größere Teil aber eher nicht. Im Gegenteil: Vielen gelingt es, Drogen zu nehmen, Spaß damit zu haben und sogar davon zu profitieren, ohne Schaden zu nehmen. So wie Hunderttausende in Deutschland als Hobby Fußball spielen, sich manchmal verletzen, durchaus auch schwer, aber trotzdem unter dem Strich mehr Positives als Negatives aus dem Sport ziehen. Wir glauben, dass man das eine, nämlich ernsthaften Schaden zu nehmen, am ehesten vermeiden kann, wenn man das andere versteht: versteht, wie Menschen funktionieren, weshalb sie tun, was sie tun. Genauso wichtig ist es, Drogen zu verstehen, ihre Wirkungsweisen und Eigenheiten, also was sie tun und wie sie es tun, wodurch Nutzen und Schäden entstehen und auf welche Experimente man besser verzichten sollte. In diesem Kapitel möchten wir deshalb einen Überblick über unterschiedliche Drogen, ihre Wirkungen, Nebenwirkungen und Risiken geben, den wir in den nächsten Kapiteln weiter vertiefen werden.

Rund 35 Prozent aller deutschen Jugendlichen unter 20 Jahren haben Erfahrungen mit illegalen Drogen. Statistisch gesehen gilt Drogenkonsum in der Jugend damit als normales Verhalten.

Was sind Drogen?

Drogen bestehen aus Molekülen, die im menschlichen Körper mit anderen, körpereigenen Molekülen zusammenspielen. Sie bewirken eine zeitweilige Veränderung unserer Wahrnehmung, unseres Erlebens und Verhaltens. Das trifft in verschiedenem Ausmaß auf Kaffee, Alkohol, Cannabis, Heroin, LSD und Hunderte weiterer Stoffe zu.

Schon aus der Zeit, bevor Menschen begonnen haben, ihr Wissen in Bild und Schrift zu dokumentieren, gibt es zahlreiche Hinweise auf die Nutzung von Drogen zur Heilung, zu gesellschaftlichen oder rituellen Zwecken. In den argentinischen Anden wurden bei Höhlengrabungen zwei ausgehöhlte Knochenpfeifen entdeckt *(Chillums)*, in denen DMT-haltige Samen des Busches *Anadenanthera* geraucht worden waren: Ihr Alter konnte auf mindestens 4000 Jahre bestimmt werden. Sie lösen – wie das seit Jahrhunderten im Amazonas dokumentierte halluzinogene Schnupfpulver *Yopo* – vielschichtige, manchmal erschreckende, Aggression und Übelkeit bewirkende Visionen aus. Kulturen wie die der *Tukano*-Indianer haben ganz eigene Erklärungen dafür entwickelt: Bei der Einnahme hoher Dosen verwandeln sich die Schamanen in Jaguare, Tiere, die in der geistigen Welt des südamerikanischen Schamanismus eine wichtige Rolle einnehmen. Niedrige Dosen werden jedoch auch im Rahmen der Jagd und für Wettervorhersagen genutzt (die ja bekanntlich nicht sehr genau sein müssen).

DMT ist ein starkes Halluzinogen, das vor allem tagtraumartige innere Bilder erzeugt.

Anthropologen konnten nachweisen, dass die ausgelösten Rauschzustände auch zur Konfliktlösung genutzt wurden. Rückstände auf 9000 Jahre alter Keramik, die in China gefunden wurde, deuten darauf hin, dass Menschen bereits in der Jungsteinzeit alkoholische Getränke konsumierten. Und ein historisches Bierrezept wurde von Archäologen in Mesopotamien gefunden: Es wird auf 3500 bis 5400 v. Chr. datiert. Drogen begleiten die Menschheit also schon sehr, sehr lange.

In Teilen des Südseeraums wurde und wird aus dem Kava-Kava-Strauch, auch Rauschpfeffer genannt, ein psychoaktives Getränk bereitet. Kava wirkt entspannend, angstlösend, schmerzmindernd. An der Kava-Zeremonie auf Vanatu z. B. nahmen nur Männer teil, die sich im »Nakamal« (Friedensort) trafen, um mit Hilfe der Substanz Streit zu schlichten. Es wurde so lange getrunken, bis einer der Kontrahenten umfiel. Wer durchhielt, hatte gewonnen, der Streit war beendet.

Das Wort *Droge* stammt aus der Pharmakologie, also der Arzneimittellehre, und bezeichnete ursprünglich getrocknete Arzneipflanzen oder tierische Stoffe wie Schlangengifte oder Blutegel, die als Heilmittel verwendet wurden. Aus dieser Zeit stammt auch die Bezeichnung *Drogerie* für ein Geschäft, in dem solche Heilmittel angeboten werden. In England und den USA werden mit dem Wort »drugs« auch heute noch allgemein Medikamente bezeichnet. In Deutschland bezeichnen wir mit dem Wort *Droge* normalerweise eine Substanz, die einen Rausch verursacht oder den Bewusstseinszustand verändert. Folgende Merkmale zeichnen ein *High,* also einen veränderten Bewusstseinszustand, aus. Sie können einzeln auftreten oder auch kombiniert:

- Veränderung des **Denkens:** Denkprozesse werden bildhafter, assoziativer, unzusammenhängender
- Veränderung des **Zeitempfindens:** Die Zeit vergeht subjektiv schnell oder langsam, unabhängig vom tatsächlichen Verstreichen der Zeit
- Teilweiser **Verlust der Kontrolle:** Enthemmung, die unter anderem helfen kann, sexuelle Blockaden zu überwinden, aber auch sexuellen Übergriffen gegenüber wehrlos machen oder zu Aggressivität und höherer Gewaltbereitschaft führen kann
- Veränderung der **Emotionalität:** Gefühle wie Freude, aber auch Angst oder Wut werden intensiviert oder gedämpft
- Veränderung der **Körperwahrnehmung:** Deutlichere oder verminderte Wahrnehmung des eigenen Körpers oder seiner Bedürfnisse nach Schlaf oder Essen, das Gleiche gilt für das Schmerzempfinden
- **Wahrnehmungsveränderungen:** Fokussierung auf Details oder Überfrachtung mit Reizen, Intensivierung der Farbwahrnehmung, Verzerrungen und Illusionen
- Veränderung des **Bedeutungserlebens:** Im Alltag als unwichtig Empfundenes steht plötzlich im Mittelpunkt der Aufmerksamkeit, persönliche Werte und Überzeugungen können in Frage gestellt werden; dies schließt gelegentlich auch spirituelle Erfahrungen ein
- Veränderung der **sprachlichen Ausdrucksfähigkeit:** vermehrtes Sprechbedürfnis oder auch Versagen der Sprachfähigkeit
- **Hypersuggestibilität:** Höhere Beeinflussbarkeit durch andere

Manchmal wird die Bezeichnung *Droge* auch für Tätigkeiten verwendet, die unsere Stimmung positiv beeinflussen, als lustvoll erlebt werden und zu einer Form von Sucht führen können – beispielsweise für Computerspiele, Sport oder Sex. »Musik ist meine Droge« oder »Snowboarden ist meine Droge«, heißt es dann zum Beispiel. Dem liegt der Gedanke zugrunde, dass alles, was Freude macht, dazu führen kann, dass wir nicht genug davon bekommen können und es immer und immer wieder erleben wollen, auch in ungesundem Maß. So kann Sucht entstehen.

Wenn wir in diesem Buch von Drogen sprechen, dann meinen wir allerdings nur psychoaktive Substanzen. Substanzen, die unsere Wahrnehmung, unsere Stimmung und unser Verhalten beeinflussen, indem sie chemische Prozesse in unserem Körper verändern. Darunter fallen auch viele Medikamente wie Schmerz-, Schlaf- und Beruhigungsmittel oder Ritalin, das zur Behandlung von ADHS (Aufmerksamkeitsdefizit- und Hyperaktivitätssyndrom) verwendet wird, und legale Drogen wie Alkohol, Nikotin oder Koffein. Die Wirkung der verschiedenen Substanzen unterscheidet sich stark, da auch die Wirkstoffe und Mechanismen unterschiedlich sind. Verallgemeinernd kann man sagen, dass Drogen an den Synapsen, also den Nervenenden des Gehirns wirken.

Drogen und ihre Wirkung

Folgende Drogengruppen lassen sich mit Blick auf ihre Wirkung unterscheiden:

Aufputschende Substanzen (Stimulanzien) euphorisieren, steigern die Leistungsfähigkeit, machen gesprächiger und verringern das Hungergefühl sowie das Schlafbedürfnis. Zu ihnen zählen Amphetamine (Speed, Crystal Meth), Kokain, Koffein, MDMA (Ecstasy), Nikotin oder Medikamente wie Ritalin.

Beruhigende Substanzen (Sedativa) reduzieren Ängste, euphorisieren, verringern die Leistungs- und Konzentrationsfähigkeit und erhöhen gleichzeitig das Schlafbedürfnis. Zu ihnen zählen Alkohol, Opiate wie Heroin, Methadon oder Tilidin, Schlaf-, Schmerz- oder Beruhigungsmittel wie Tavor oder Valium und auch Cannabis.

Fantasieanregende Substanzen (Halluzinogene) können Wachträume erzeugen, traumähnliche Bilder, Erlebnisse oder Zustände hervorrufen und die Wahrnehmung gravierend verändern – das Sehen, Hören, Riechen, den Tast- und Geschmackssinn sowie das Gefühl für den eigenen Körper. Zu ihnen zählen LSD, Pilze, die den Wirkstoff Psilocybin enthalten, und Cannabis.

Viele Drogen lassen sich nicht eindeutig einer einzigen Kategorie zuordnen. Das gilt bei bekannten Drogen wie Cannabis, aber auch bei den sogenannten *Research Chemicals*, den neueren Substanzen wie Mephedron, die weltweit in Laboren entstehen. Cannabis beispielsweise hat beruhigende Eigenschaften, wirkt aber in höheren Dosen auch wahrnehmungsverändernd und fantasieanregend.

Die Wirkung von Drogen ist immer abhängig von der Dosis, aber auch von der Motivation desjenigen, der sie nimmt, und von der Situation, in der sie genommen werden. Cannabis beispielsweise wird von einigen Menschen als eine Art Liebesdroge (Aphrodisiakum) benutzt und wirkt dann alles andere als beruhigend, sondern eher enthemmend. Ecstasy wirkt in einem Club und im Zusammenspiel mit der passenden Musik aufputschend und euphorisierend, in einem psychotherapeutischen Umfeld dagegen eher beruhigend, es verstärkt dann Gefühle und Erinnerungen.
Ein weiteres Beispiel ist Alkohol: In kleinen Mengen wirkt er eher aufputschend, während größere Mengen meist die gegenteilige Wirkung haben und sogar zum Tod durch Vergiftung führen können. Andere Drogen wie Nikotin besitzen eine eher geringe Rauschwirkung, wenn sie in der üblichen Form als Zigaretten, in einer Shisha oder E-Zigarette geraucht werden. Da aber auch Nikotin nachweisbar das Erleben und Verhalten beeinflusst, vor allem in höherer Dosis und bei ständigem Gebrauch, wird es zu den aufputschenden Drogen gezählt.
Viele User berichten, dass sich die Wirkung von Drogen immer weniger unterscheidet und abflacht, je häufiger sie diese nehmen. Vor allem bei süchtigem Dauergebrauch geht es dann eher um das Wegmachen von negativen Zuständen, den Entzugserscheinungen, als um positive Erlebnisse. Den Rausch zu genießen spielt nur noch eine untergeordnete Rolle. Auf all diese unterschiedlichen Faktoren werden wir in den folgenden Kapiteln noch detaillierter eingehen.

Wie kommen Drogen in den Körper?

Menschen sind sehr erfindungsreich darin, die bewusstseinsverändernden Moleküle an den Ort im Körper zu schicken, an dem sie ihr Werk verrichten sollen. Dazu eignen sich unter anderem die meisten Körperöffnungen, die Schleimhäute und unsere Sinnesorgane, die einen besser, die anderen schlechter. Drogen können inhaliert, geraucht, getrunken, geschluckt, gespritzt, geschnieft, eingerieben, unter die Zunge gelegt oder als Pflaster auf die Haut geklebt werden. Auch über die Augen, den After oder die Vagina können die Substanzen in den Körper gelangen.
Aufgrund zahlreicher hygienischer Probleme und der Gefahr einer akuten Überdosierung ist der Nadelgebrauch, also das Spritzen, die risikoreichste Form der Einnahme von Drogen. Alle Drogen gehen zuerst in den Blutkreislauf, dann ins Gehirn. Dort wirken sie, weil sie die körpereigenen Botenstoffe imitieren, weil sie ihnen ähnlich oder identisch mit ihnen sind oder weil sie deren Aufnahme an den Rezeptoren verhindern oder verstärken.

In der Heroinszene gilt die sogenannte Analinjektion, bei der die verflüssigte Droge mit einer Spritze ohne Nadel anal eingeführt wird, als risikoärmer als die Injektion in die Vene, vor allem im Gefängnis oder in anderen Situationen, in denen sterile Nadeln nicht zur Verfügung stehen.

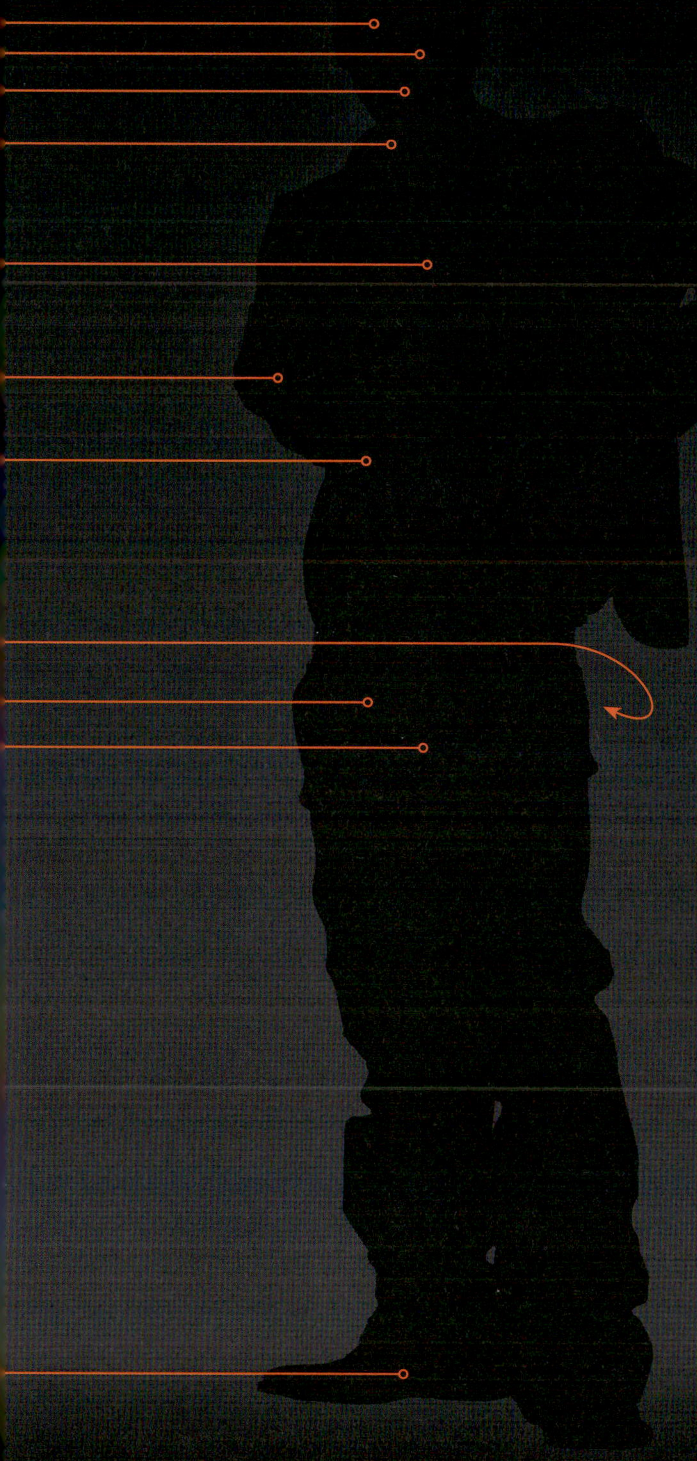

Wege in den Körper

Drogen wie Alkohol, Nikotin, Cannabis oder Kokain kommen üblicherweise durch Trinken, Schlucken, Einatmen, Schnupfen oder Spritzen in den Körper. Manche Drogen können auch über die Haut, die Schleimhäute und die Augen aufgenommen werden. Im Körper werden sie verstoffwechselt und entfalten ihre Wirkung in Gehirn und Körper – um dann wieder abgebaut oder ausgeschieden zu werden.

Was machen Drogen im Gehirn?

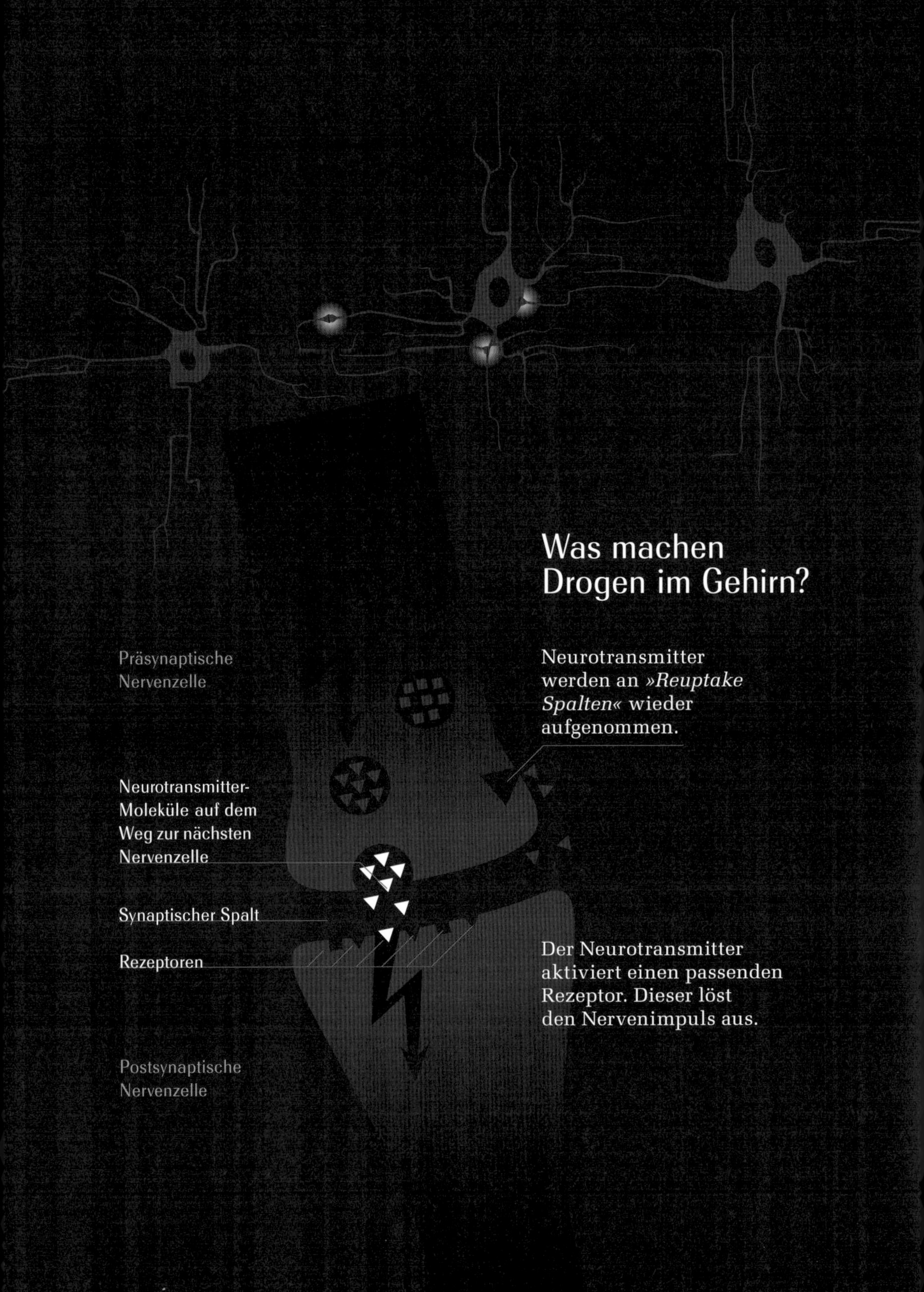

Wie wirken Drogen im Körper?

Warum gibt es Drogen? Und wie kommt es, dass natürliche oder künstlich hergestellte Moleküle das menschliche Bewusstsein so stark beeinflussen? Die Antworten auf diese Fragen finden sich in der Evolutionsgeschichte von Menschen und Tieren: Betrunkene Elche oder Dachse, die sich an gärendem Obst laben, oder auf Müllplätzen randalierende Braunbären – sie alle suchen rauschähnliche Zustände. Elefanten finden in den Rinden des Marulabaumes Käferlarven, deren Alkaloid sie in Trunkenheit versetzt. Die Käfer hatten es im Laufe der Evolution ausgebildet, um sich vor Fressfeinden zu schützen.

Im Herbst 2006 fielen in Wien Vögel vom Himmel: Die Seidenschwänze hatten sich an überreifen Trauben und Beeren satt gefressen, die sich in Alkohol verwandelten, und kamen besoffen an Ästen und Scheiben zu Tode. Wissenschaftler halten den Verzehr der vergorenen Früchte nicht für ein Versehen, wobei die Tiere ihre Abstürze sicher nicht beabsichtigt hatten.

Eine These zur Entstehung von berauschenden Substanzen lautet also: Pflanzen und Pilze entwickelten Stoffe, die ihnen dabei helfen sollten zu überleben. Einige dieser Stoffe imitierten jene chemischen Substanzen, die im Gehirn der Tiere deren Wahrnehmung und Verhalten steuerten. Gelangten sie nun über das Essen in den Organismus, beeinflussten sie das Nervensystem. Die Effekte reichten von tödlichen Vergiftungen bis hin zu allerlei Veränderungen der Wahrnehmung und des Erlebens. Infolgedessen haben sich die Tiere evolutionär an diese Stoffe angepasst; es gibt Tierarten, die selbst solche rauscherzeugenden Stoffe enthalten, und andere, die sie erstaunlich differenziert nutzen: Junge Delfine wurden in einer BBC-Dokumentation dabei gefilmt, wie sie die Giftstoffe des Kugelfisches dosisgenau abmolken, miteinander teilten und den Fisch danach weiterschwimmen ließen. Genau wie Menschen entwickeln manche Tiere offensichtlich das starke Verlangen, Substanzen zu konsumieren, die Rauschzustände auslösen, und auch im Tierreich gibt es Übertreibung und Sucht: Ratten und Mäuse etwa zeigen verblüffend menschenähnliche Reaktionen auf Rauschmittel und werden auch von Kokain, Amphetaminen und Heroin abhängig – viel schneller übrigens unter den tristen, reizarmen Bedingungen eines Labors als in freier Natur.

High durch Krötenlecken: Die mittelamerikanische Aga-Kröte sondert wie ihre Verwandte, die Colorado-River-Kröte, über ihre Haut ein psychedelisch wirkendes Sekret ab. Das Sekret kann direkt von der Haut geleckt oder mit einer Rasierklinge abgeschabt, getrocknet und geraucht werden. Es enthält neben (Nor-)Adrenalin und Bufotenin vor allem 5-Methoxy-DMT, ein schnell und kurz wirkendes Halluzinogen. Da 10 Milligramm für einen ausgewachsenen Trip genügen, kann es zum Tod durch Überdosierung kommen.

Das Gehirn ist bei Tieren wie Menschen die Schaltzentrale, in der rauscherzeugende Stoffe wirken. Die entscheidende Rolle spielen dabei Neurotransmitter und die Rezeptoren, die für die Aufnahme dieser Botenstoffe zuständig sind. Neurotransmitter steuern das Verhalten von Menschen und Tieren auf der Ebene des Gehirns. Sie sind Botenstoffe, die Impulse wie beispielsweise sexuelle Lust, Euphorie oder Hunger auslösen, die dann unser Verhalten beeinflussen. Nervenzellen, sogenannte Neuronen, entlassen die Neurotransmitter in den synaptischen Spalt, der die einzelnen Neuronen voneinander trennt. Die Botenstoffe bewegen sich dann über den Spalt zum nächsten Neuron. Dort werden, abhängig vom jeweiligen Neurotransmitter, bestimmte Rezeptoren aktiviert. Der Effekt im Gehirn entsteht, indem der Rezeptor durch einen passenden Botenstoff aktiviert wird; damit werden indirekt auch Erleben und Verhalten verändert – man wird wach oder müde, sexuell aktiv, einfühlsam oder aggressiv.

Haben die Botenstoffe ihre Signalwirkung entfaltet, werden sie an sogenannten Wiederaufnahme-Stellen (Re-Uptake-Sites) in das Neuron absorbiert. Auf diesen Prozess wirken Drogen ein: Sie verhindern beispielsweise, dass die Transmitter wieder in die Nervenzelle aufgenommen werden, oder verhalten sich selbst wie die körpereigenen Neurotransmitter und imitieren ihre Wirkung.

Die wichtigsten Neurotransmitter und damit die Schlüssel der chemischen Kommunikation im Gehirn sind Glutamat, GABA, die Endocannabinoide, Serotonin, Noradrenalin, Dopamin, Acetylcholine, Adenosine, die Endorphine, die Substanz P und Cholecystokinin. Wer wütend wird, weil der Chef ihn nervt, dessen Gehirn wird mit Noradrenalin geflutet. Erfährt jemand, dass er Millionen im Lotto gewonnen hat, wird in dessen Gehirn der Botenstoff Serotonin ausgeschüttet. Ein Sinken des Cholecystokinin-Spiegels und das damit verbundene Hungergefühl triggert einen Gang zum Kühlschrank. Gewinnt die deutsche Fußballnationalmannschaft nach Jahrzehnten endlich den ersehnten WM-Titel, euphorisieren Endorphine und Dopamin die Fans und verschaffen ihnen ein Hochgefühl, als hätten sie selbst den Pokal gewonnen. Wer eine Treppe hinunterstürzt und sich den Knöchel bricht, darf darauf hoffen, dass Endocannabinoide und Endorphine den Schmerz betäuben. Steigt der GABA- und Adenosin-Level bei gleichzeitigem Fallen des Glutamatspiegels, treibt uns eine wohlige Müdigkeit ins Bett.
Die chemische Kommunikation der Neurotransmitter im Gehirn begleitet also unser gesamtes bewusstes Leben und beeinflusst ebenso unseren Schlaf und unsere Träume. Drogen verändern diese chemische Kommunikation. Psychoaktive Substanzen sind in der Lage, ähnliche Effekte im Gehirn auszulösen wie die im Gehirn vorhandenen Neurotransmitter – sie wirken entweder selbst wie diese Neurotransmitter oder verändern deren Wirkung. Das tun sie, indem sie deren Wiederaufnahme in die Nervenzelle, also das Recycling, verhindern. Das führt dazu, dass mehr Neurotransmitter zur Verfügung stehen und die Nervenzellen mit Signalen überfluten. Man kann sich die Wirkweise einiger Drogen wie beispielsweise Kokain oder Ecstasy wie Türsteher in einem Club vorstellen – die Rezeptoren sind die Tür, die Neurotransmitter die Clubbesucher. Der Türsteher bestimmt, wer durch welche Tür darf, wie weit die Tür geöffnet wird, wie viele Gäste auf einmal hineindürfen und wie voll es im Club wird. Unser Türsteher hat sogar noch mehr Einfluss darauf, was im Inneren des Clubs geschieht – er bestimmt, welcher DJ an die Turntables darf und damit, wie Musik und Stimmung aussehen, ob eher Trance, Heavy Metal, Reggae oder Techno angesagt ist. Ebenso hat es der Türsteher in der Hand, den Laden kollabieren zu lassen, indem er die Tür zu einem schon überfüllten Club weit aufreißt oder einfach niemanden mehr hinauslässt. Andere Substanzen wie Heroin oder Alkohol machen den Türsteher überflüssig, sie rennen die Tür zum Club ein, übernehmen selbst die Arbeit des DJ und bringen die aufgedrehten oder entspannten Gäste gleich mit.

Unterschiedliche Drogen verfolgen also unterschiedliche Strategien: Kokain, MDMA und andere Amphetamine blockieren die Wiederaufnahme der Botenstoffe in die Nervenzelle. Als Folge überschwemmt eine Woge natürlicher Botenstoffe das Gehirn und löst zum Beispiel Euphorie, gesteigerte Wachheit oder ein gesteigertes Redebedürfnis aus.
Opium, Heroin und Alkohol dagegen imitieren die natürlicherweise im Gehirn vorhandenen Neurotransmitter und deren Wirkung. Heroin beispielsweise passt noch besser in die dafür vorgesehenen Rezeptoren der Nervenzelle als das ursprünglich dafür vorgesehene Endorphin und verschafft dem Konsumenten ein Wohlempfinden, wie es ohne Drogen nur schwer zu erreichen ist.
Stimulanzien geben einen Energieschub, erzeugen extreme Wachheit und vermindern das Bedürfnis nach Nahrung und Schlaf, indem sie Dopamin und Noradrenalin freisetzen und damit die »Fight or flight«-Reaktion auslösen – eine Art Notfallsystem des Körpers, das normalerweise bei Bedrohung oder in Stresssituationen anspringt. Tabak und Koffein sind hier am milderen Ende der Skala, während Kokain und (Meth-)Amphetamine den Körper extrem pushen, oft über ein alltagsverträgliches Level hinaus. Der Energieschub entsteht dadurch, dass die Notreserven des Körpers freigesetzt werden, die Substanzen verleihen also keine neue Energie.
Alkohol, GHB und die Benzodiazepine aktivieren die GABA-Rezeptoren, was für das Gehirn bedeutet, dass es sich auf das Schlafen vorbereitet. Es gibt aber auch gegenläufige und ambivalente Effekte, besonders bei Alkohol, der durch die Freisetzung von Noradrenalin auch eine aktivierende Wirkung hat. Insgesamt aber verringern diese Substanzen Angst und auch soziale Scheu. Diese sogenannten »Depressanzien« können in hohen Dosen und unter Dauerkonsum starke körperliche Abhängigkeiten erzeugen.
Schließlich spielen die psychedelischen Substanzen wie Psilocybin, dem Wirkstoff in Magic Mushrooms, LSD und DMT mit sehr komplexen pharmakologischen Prozessen im Gehirn. Im Wesentlichen haben sie Einfluss auf die Serotoninrezeptoren. Dies ist allerdings nur einer von vielen Prozessen, die hinter diesen besonderen Rauschzuständen stecken.

Viele Drogen wie Cannabis oder Ketamin lassen sich nicht so einfach einordnen. MDMA, die reine Form von Ecstasy, liegt irgendwo zwischen einem Psychedelikum und einem Stimulans (dazu gehören die Amphetamine): Neben der typischen Wachheit und Energie verstärkt es prosoziale Verhaltensweisen und steigert das Mitteilungsbedürfnis enorm. Man redet also eventuell wie ein Wasserfall. Noch widersprüchlichere Tendenzen kann man bei Highs beobachten, die durch Cannabis erzeugt werden, der weltweit am häufigsten konsumierten illegalen Droge. Wir besitzen einen speziellen Rezeptor im Gehirn, mit dem die zahlreichen Wirkstoffe dieser Substanz interagieren – das endocannabinoide System. Typische Effekte von Cannabis sind neben Entspannung auch das gesteigerte Mitteilungsbedürfnis, die sogenannten Laberflashs, soziale Öffnung

und intensive Körpergefühle durch sexuelle, aber auch ganz gewöhnliche Berührungen sowie ein gesteigerter Appetit und ebenso gesteigerter Genuss beim Essen.
Alkohol und Cannabis lösen also je nach Dosis und Zeitpunkt ihrer Wirkungsentfaltung andere, oft gegensätzliche Highs aus. Viele Menschen scheinen eine Vorliebe für solche Drogen zu haben, die sowohl beruhigende als auch stimulierende Wirkung besitzen.

Wie (un-)gefährlich sind Drogen?

Der britische Drogenforscher David Nutt, bis 2009 wichtigster Berater der britischen Regierung in Drogenfragen, hat zusammen mit zahlreichen Experten aus verschiedenen Ländern ein System entwickelt, um die Gefahren von Drogen umfassend einzuschätzen und miteinander zu vergleichen. Im Jahr 2013 versammelte er 40 Experten aus 20 europäischen Ländern, um 20 verschiedene psychoaktive Substanzen im Hinblick auf ihr Gefahrenpotenzial bewerten zu lassen. Die Wissenschaftler arbeiteten 16 unterschiedliche Gefahrenkriterien heraus. Die wichtigste Unterscheidung in dieser Liste von Gefahren besteht darin, das Risiko für die User selbst und für andere, also die Gesellschaft oder das direkte soziale Umfeld, getrennt zu betrachten. Das erweitert den Blick vom Einzelnen auf die anderen Menschen, die direkt und indirekt betroffen sind. Die gleiche Betrachtungsweise gilt natürlich auch, wenn man den Nutzen dieser Substanzen einschätzt – nur wurde das noch nie getan. Eine interessante Perspektive ergibt sich, wenn man die Gefahren für einen selbst und für andere zusammenfasst und die Ergebnisse für die einzelnen Drogen einander gegenüberstellt. Hier fällt auf, dass die Experten die Gefahren von Alkoholkonsum für andere als enorm hoch bewerten – verglichen etwa mit dem Konsum von Ecstasy. Nach Ansicht dieser Gruppe von Experten ist Alkohol mit Abstand die gefährlichste Droge. Eine Einschätzung, die angesichts von Schlägereien, Vergewaltigungen, Sachbeschädigungen und nicht zuletzt Autounfällen unter Alkoholeinfluss nachvollziehbar ist.

Mors in coitu oder Tod beim Sex: Von allen plötzlichen Todesfällen treten etwa 0,6 Prozent während des Geschlechtsverkehrs auf. Bei Männern wesentlich häufiger als bei Frauen und deutlich häufiger beim außerehelichen Verkehr, in ungewohnter Umgebung und mit jungen Partnern.

Bei der Risikobewertung von Drogen stellen sich laut Nutt verschiedene Fragen. Eine lautet: Sind Drogen gefährlicher als andere Risiko-Verhaltensweisen wie Bergsteigen, Gleitschirmfliegen, Bouldern, Reiten, Parcouring oder Sex? Das haben die Wissenschaftler den »externen Risikovergleich« genannt. Einen Sturm der Empörung löste Nutt in der britischen Boulevardpresse aus, als er die Gefahren des Reitens mit denen des Ecstasy-Konsums verglich. Er rechnete vor, dass statistisch bei 350 Kontakten mit Pferden ein ernsthafter Zwischenfall vorkäme, während die Risiken bei Ecstasy deutlich darunter lägen – bei einem ernsthaften Zwischenfall pro 10 000 Kontakten. Im externen Risikovergleich schneidet also der Reitsport schlechter ab als Ecstasy-Konsum. Dieser Vergleich kostete Nutt seinen Regierungsposten.

Eine weitere Gefahrendimension ist das »relative Risiko«. Hier haben die Wissenschaftler die Gefahren von Alkohol, Cannabis und Co. miteinander verglichen. Ein Element bei diesem Vergleich ist die Sterblichkeitsrate – wie viele User sterben an den Folgen des Konsums der jeweiligen Droge (siehe Grafik auf S. 29)?
In einem 2008 veröffentlichten Report zeigt das *Advisory Council on the Misuse of Drugs* (Kommission der britischen Regierung zu Drogenfragen) zum Beispiel, dass die Sterblichkeit bei Heroinkonsumenten im Vergleich mit der Allgemeinbevölkerung um das 20- bis 50-Fache höher ist. Warum ist das so?
Bei allen registrierten drogenbezogenen Todesfällen muss man von einer erheblichen Unsicherheit bezüglich der genauen Ursachen ausgehen. Zum Beispiel stellt sich die Frage, ob viele dieser Todesfälle vermeidbar gewesen wären, wenn die Substanzen nicht in verunreinigter Form und unklarer Dosierung auf dem Schwarzmarkt erworben worden wären. Beim Dealer im Park gibt es nun mal keine geprüfte Liste der Inhaltsstoffe. Aber natürlich kann man auch mit sauberen, wohldosierten Substanzen tödliche Unfälle produzieren.

Die Todesursachen sind vielfältig, die akuten unterscheiden sich von den indirekten und langfristigen. Bei einer Überdosis Heroin sterben Menschen meist an Atemdepression und Kreislaufversagen; beispielsweise kann der Blutdruck so weit sinken, dass der Herzschlag aufhört. Häufig ist die Todesursache auch eine Kombination mit Kokain, Cannabis, Alkohol oder Benzodiazepinen; sie kann in einigen Fällen auch mit einem tödlichen allergischen Schock enden. Indirekte Todesursachen sind Infektionen und Suizide. Bei letzteren muss man von einem Teufelskreis ausgehen: Psychisch instabile Menschen neigen eher dazu, Heroin zu konsumieren, und Heroinkonsum kann über den Umweg der gesellschaftlichen Isolation die Neigung erhöhen, das eigene Leben zu beenden. Oft geschieht dies dann bewusst oder halb bewusst auch mit Heroin.
Auch bei Kokain ist die Mischung mit anderen Substanzen, oft mit Heroin und den Lokalanästhetika Lidocain und Tetracain, häufig Todesursache. Die Lähmung des zentralen Nervensystems oder Herzstillstand führen zum Tod, der wahrscheinlicher ist, wenn Kokain oder Kokainmischungen gespritzt werden. Kokainüberdosierungen können außerdem Gehirnblutungen auslösen und Krämpfe erzeugen, die sich in so schneller Abfolge vollziehen, dass Personen nicht wieder zu Bewusstsein kommen. Und wie bei Heroin gibt es auch bei Kokain tödlich verlaufende allergische Reaktionen. Herzprobleme und Blutgefäßkrankheiten können Komplikationen begünstigen. Bei Amphetaminen können vor allem Hirnblutungen und Herzstillstand auftreten, außerdem Hyperexie, eine Erhöhung der Körpertemperatur auf über 41 Grad, also extremes Fieber.
Zu den indirekten Todesursachen gehört auch Leberversagen infolge einer Hepatitis-C-Infektion durch den Gebrauch unsauberer Spritzen beim Konsum von Heroin, Kokain oder Amphetaminen.

2012 starben weltweit 3,3 Millionen Menschen an den Folgen von Alkoholkonsum, mehr als zwei Drittel davon Männer. An Drogen- und Medikamentencocktails oder Kokainmischungen starben beispielsweise die Schauspieler River Phoenix, Heath Ledger und Philip Seymour Hoffman sowie die Musiker Elvis Presley und Michael Jackson.

Im Vergleich zu den Opiaten sind Todesfälle in Zusammenhang mit Ecstasy-Konsum selten, aber es gibt sie. Man muss davon ausgehen, dass häufig unklar ist, ob es sich bei der im Todesschein erwähnten Substanz »Ecstasy« auch tatsächlich um MDMA handelt oder um ein anderes Amphetamin oder eine Mischung verschiedener Substanzen. Wie bei anderen Amphetaminen sind Herzrhythmusstörungen bis zum Herzstillstand möglich. Als häufige Todesursache gilt außerdem Überhitzung, da MDMA entwässernd und temperatursteigernd wirkt, was durch extremes Tanzen unterstützt wird. Die erhöhte Temperatur kann dann zu tödlichem Organversagen führen. Eine seltenere Ursache ist ein durch MDMA bedingtes Abfallen des Natriumspiegels im Blut (Hyponatriämie) mit Todesfolge. Das geschieht häufiger bei Frauen, da diese Nebenwirkung durch Östrogen verstärkt wird.
Umstritten ist, ob Cannabisgebrauch akute Todesfälle auslösen kann. In jedem Fall sind sie äußerst selten und indirekt. Im Jahr 2014 behaupteten deutsche Forscher wohl zu Unrecht, den ersten direkten Todesfall durch Cannabis belegen zu können. Die Todesursache war Herzversagen. Cannabis ist eine der Drogen, bei denen die Wahrscheinlichkeit, durch den Konsum zu sterben, extrem gering bis kaum vorhanden ist.
Bei Heroin dagegen sieht die Sache anders aus: Jeder fünfzigste Heroinkonsument stirbt an den Folgen des Gebrauchs. Stellt man sich eine gewöhnliche Schulklasse mit 25 Schülern vor, dann bedeutet das einen Herointoten auf zwei Schulklassen – natürlich nur dann, wenn alle Schüler Heroin nehmen würden. Das relative Risiko ist also bei Heroinkonsum besonders hoch, bei Cannabiskonsum verhältnismäßig niedrig.

Der »Forever 27 Club« bezeichnet eine Reihe berühmter Musiker, die alle im Alter von 27 Jahren an Drogen starben. Dazu gehören u.a. Jimi Hendrix, Jim Morrison und Amy Winehouse. Auch Kurt Cobain, der sich selbst erschossen hat, wird zu diesem Club gezählt, obwohl sein Drogenmissbrauch nicht die direkte Todesursache war.

Die Möglichkeit, direkt oder indirekt an Drogenkonsum zu sterben, ist wohl die extremste der möglichen negativen Folgen, aber nicht die einzige – Suchtentwicklung mit all ihren negativen Begleiterscheinungen auf Psyche, Körper und Sozialleben gehört ebenso dazu.
Nach dem externen und dem relativen Risikovergleich stellt sich noch die Frage, wie einzelne Drogen abschneiden, wenn man Nutzen und Risiken miteinander abwägt. Zu diesem Thema gibt es leider nur wenige aussagekräftige Studien, so dass wir bei dieser Frage immer wieder auf Einzelfälle und subjektive Aussagen angewiesen sind.

Die Drogen und der Tod

Sterberaten beim Konsum verschiedener Substanzen

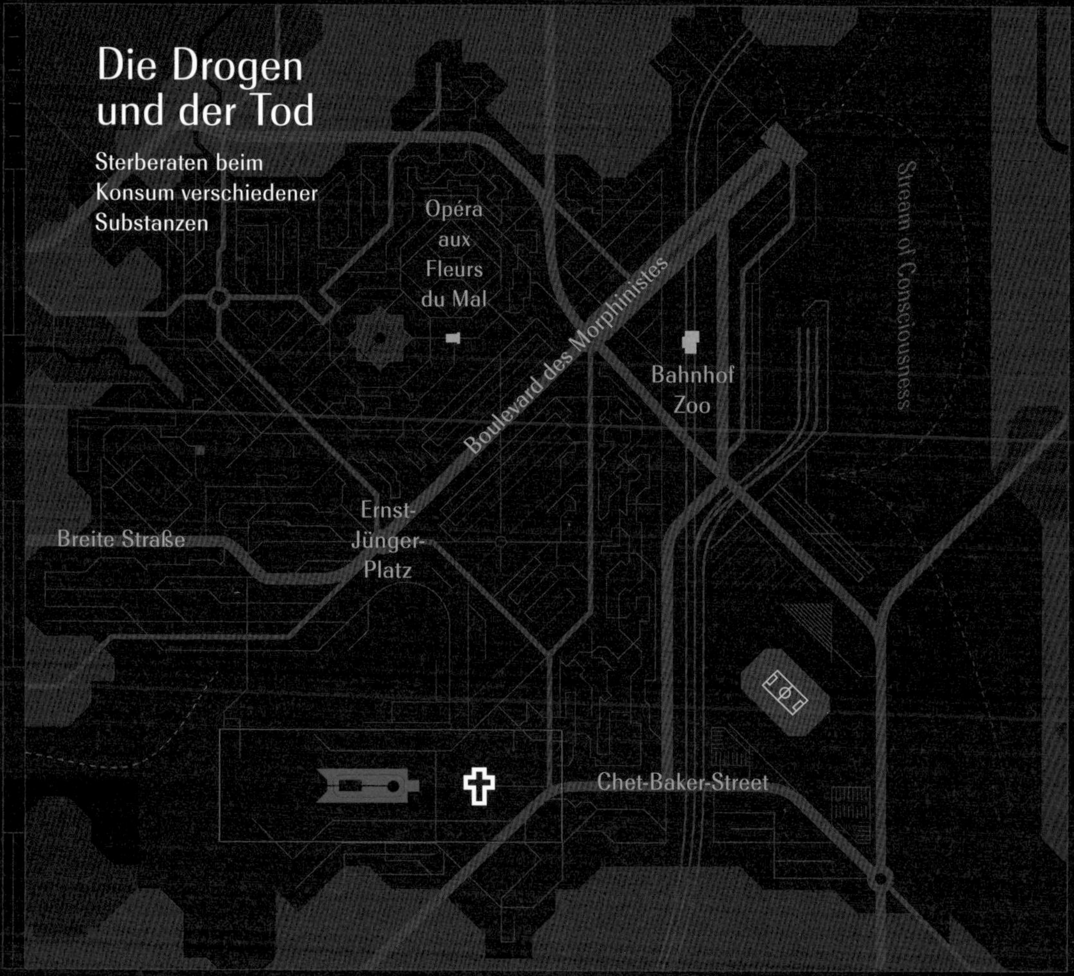

In Dopetown lebten fünf Millionen Menschen. In den fünf Stadtvierteln wohnten je eine Million Drogenbenutzer, in jedem Viertel wird eine andere Droge konsumiert. Nicht jeder Bewohner überlebte jedoch seinen Konsum; manchen kann man nur noch auf dem Friedhof besuchen. Dort sind 20 295 Drogentote zur letzten Ruhe gebettet: Im Mohn-Hain ruhen 20 000 Heroinkonsumenten (grüne Fläche). In 170 Reihengräbern liegen die sterblichen Überreste der Kokainbenutzer (K). Der Amphetamin-Acker (A) beherbergt 70 Ruhestätten, in 50 Gräbern sind Ecstasy-User (E) bestattet, und ein kleines Urnenfeld birgt die Asche von fünf Cannabiskonsumenten.

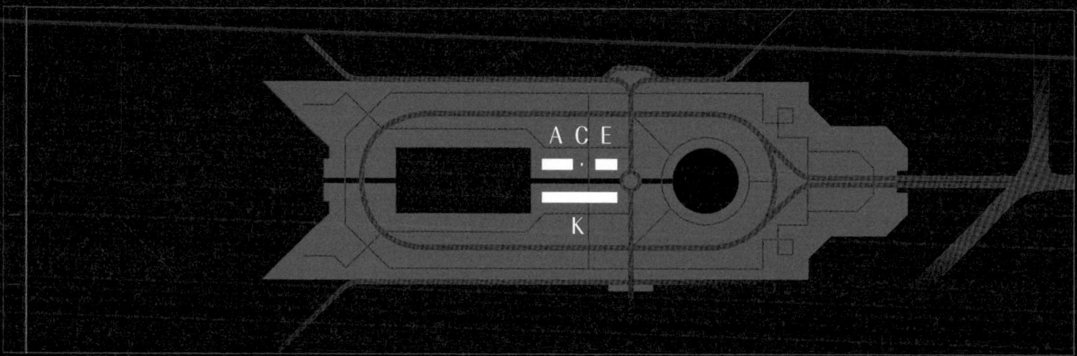

Rangfolge der gefährlichsten Drogen

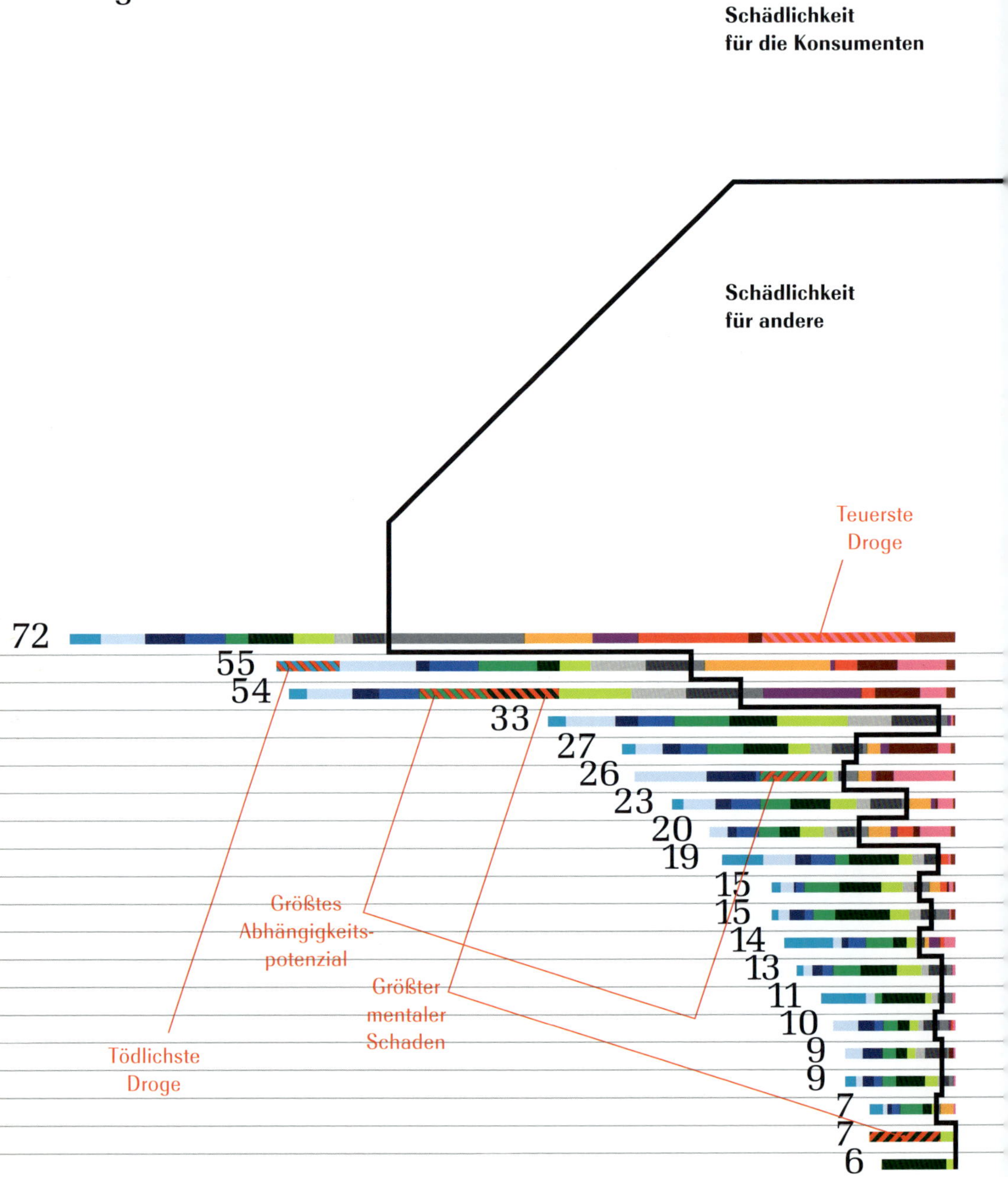

Körperliche Schäden		Von Drogen verursachte Todesfälle (z.B. tödliche Überdosis) Drogenbedingte Sterblichkeit (z.B. Tod infolge Autounfalls unter Drogeneinfluss) Von Drogen verursachte körperliche Schäden (z.B. Leberzirrhose) Drogenbedingte körperliche Schäden (z.B. Organschäden durch Mangelernährung)
Psychologische Schäden		Abhängigkeit Durch Drogen verursachte Beeinträchtigung der mentalen Fähigkeiten Drogenbedingte Beeinträchtigung der mentalen Fähigkeiten
Soziale Schäden		Verlust von Sachvermögen Verlust von Beziehungen
Körperliche und psychologische Schäden		Verletzungen und Beeinträchtigungen (z. B. durch alkoholbedingte Gewalt)
Soziale Schäden		Verbrechen Umweltschäden Familiäre Schäden Internationale Schäden Ökonomische Kosten Schäden für die Gemeinschaft

Alkohol
Heroin
Crack
Methamphetamin
Kokain
Tabak
Amphetamin
Cannabis
GHB
Benzodiazepin
Ketamin
Methadon
Mephedron
Butan
Anabole Steroide
Khat
Ecstasy
Buprenorphin
LSD
Psilocybin-Pilze

Der britische Drogenforscher und Psychiater David Nutt hat zusammen mit 40 Experten aus 20 europäischen Ländern die Schädlichkeit unterschiedlicher Drogen für die Konsumenten und die Gesellschaft verglichen. Die Experten bewerteten dabei die Schäden in den Bereichen Körper, Psyche und Soziales auf einer Skala von 0 bis 100. Danach wurden die einzelnen Risikoaspekte in ihrer Bedeutung gewichtet und auf dieser Basis eine Rangfolge der riskantesten Drogen erstellt.

Laura

16, Patientin im *Come In!*: *Es hat sich angefühlt wie frisch verliebt sein, nur hundertmal stärker.*

Laura ist eine der jungen Frauen und Männer, die wir über ihre Drogenerfahrung befragt haben und die so Beispiele für Wirkungen und Risiken, für gesunden, funktionierenden oder schädlichen Drogenkonsum und seine Folgen geben. Das *Come In!* ist eine Drogentherapieeinrichtung für Jugendliche bei Hamburg.

Mit dreizehn hab ich das erste Mal Drogen genommen, das war Gras. Ach, nein! Mit zwölf! Da hab ich das erste Mal getrunken, am Wochenende nach dem Jugendclub. Ich habe noch mit Kumpels rumgehangen, und die haben sich dann Alkohol geholt. Die waren schon sechzehn, siebzehn oder achtzehn, ich war meistens mit Älteren unterwegs. Wir haben dann »Saure Kirsche« getrunken. Das war mal was anderes, das erste Mal betrunken sein. Mein erster Rausch, ich habe viel geredet, auch über Dinge, über die ich sonst nicht so rede. Das hat mir gut gefallen. Und dann dieses Gefühl, toll! Mit meinem besten Freund, mit dem ich aufgewachsen bin, hab ich dann ein Jahr später im Nachbarort gekifft. Ich war sauneugierig, wollte es einfach ausprobieren. Wir haben dann in der Garage seiner Eltern Eimer geraucht. Der Rausch war besser als Alkohol, auf jeden Fall! Irgendwie entspannter. Wenn man zu viel trinkt, dann ist es auch irgendwie eklig, und man stinkt so nach Alkohol. Mit Gras war das nicht so. Irgendwann hab ich dann jeden Tag gekifft. Das Gefühl gefiel mir gut, ich konnte einfach abschalten und über ganz andere Dinge nachdenken.

Mit vierzehn hab ich auch das erste Mal Ecstasy genommen. In der Scheune. Ich bin in einer Kleinstadt in Thüringen aufgewachsen, in der Nähe von Erfurt. Der Papa eines Kumpels ist Bauunternehmer und hat uns eine alte Scheune überlassen, die wir dann renoviert und ausgebaut haben. Da haben wir häufig gechillt. Die Älteren haben sich dann ab und zu Teile geschmissen. Da ich ein neugieriger Mensch bin, wollte ich wissen, wie das wirkt. Also habe ich dann auch meine erste Ecstasy-Pille bekommen. Das war noch mal was ganz anderes! Wie soll man das beschreiben … Ecstasy halt! Ich war total überschwänglich, alles war einfach total gut und toll und viel schöner als vorher. Und ich hab so viel geredet! Zu der Zeit sind wir auch oft feiern gefahren, auf illegale Technopartys. Auf einer dieser Partys hab ich dann auch Speed gezogen. Um wach zu bleiben, aber auch, weil es alle genommen haben. Danach sind wir wieder in unsere Scheune gefahren und haben eine After-Hour-Party gemacht. Zwei Tage lang. Speed war geil, weil man sofort wieder wach war und so einen Tatendrang und Laberflash hatte, wir haben alle drauflosgequatscht, auch richtig dumme Sachen, ohne darüber nachzudenken oder uns schämen zu müssen.

Speed ist eine Bezeichnung für Amphetamine und gehört wie MDMA in die Gruppe der Stimulanzien, es hat unter anderem enthemmende Wirkung. Crystal Meth gehört ebenfalls zu den Amphetaminen.

Irgendwann hat mir das Speed am Wochenende nicht mehr gereicht. Einige Kumpels von mir nahmen Crystal Meth, das ist ja im Osten sehr weit verbreitet. Ich hatte gehört, die Wirkung sei viel krasser als Speed, und das war es auch! In der Scheune haben an dem Abend zwei Kumpel von mir aufgelegt, und da hab ich dann das erste Mal Meth gezogen. Da war ich gerade fünfzehn. Am Anfang war es nicht wirklich anders als Speed, aber dann hat es sich angefühlt wie frisch verliebt sein, nur hundertmal stärker! Ich habe mich so krass wohlgefühlt in meiner Haut. Ich war so selbstbewusst, ganz ohne Angst und auch viel aktiver. Auch aggressiver, ich habe mir nichts gefallen lassen. Das war gut. Und irgendwann hab ich es dann eben jeden Tag gemacht. Crystal ist deutlich billiger als Speed, zuerst ging das, da ich ziemlich viel Taschengeld bekommen habe. Als es dann immer mehr wurde, bin ich mit meinen Kumpels eingebrochen, in Läden oder die Keller unserer Nachbarn, und haben Kettensägen und Werkzeug verkauft.

Sascha

25, Student aus Mannheim:
Mit Drogen war ich die verbesserte Version von mir.

Alles begann mit einer SMS: »Sascha, Lust, was zu zobbeln?« stand da. Die SMS kam spät am Abend von zwei Freunden, die ich aus der Realschule kannte. Ich war achtzehn Jahre alt und ging auf das Wirtschaftsgymnasium in einer süddeutschen Kleinstadt, die beiden anderen waren zwei Jahre jünger, seit Ende der Realschule hatte ich zu den beiden keinen engen Kontakt mehr. Da ich aus Kasachstan stamme und erst mit neun Jahren nach Deutschland gekommen bin, wurde ich in der Schule ein Jahr zurückgestuft, später bin ich noch einmal sitzen geblieben.

Drogen hatte ich noch nie genommen. Mit vierzehn hatte ich angefangen, Alkohol zu trinken, Bier und Wodka-Red-Bull. Nur hin und wieder an den Wochenenden, vielleicht zweimal im Monat, wenn ich mit Freunden abgehangen habe, oder auf Partys des Tischtennisvereins in unserem Dorf. Der Alkohol half mir, aus mir herauszugehen, mit Menschen ins Gespräch zu kommen und, vor allem, Mädchen anzusprechen. Das Ansprechen hat tatsächlich funktioniert, aber eine Freundin habe ich trotzdem nicht gefunden.

Als Teenager hatte ich nicht viele Freunde, ich bin ein sehr zurückhaltender, schüchterner Mensch. In den ersten Jahren auf der Realschule wurde ich heftig gemobbt – wegen meiner Sprachprobleme, meiner leichten Gehbehinderung, eine Folge der Mangelernährung in meiner Kindheit in Kasachstan, und weil ich übergewichtig war. Umso mehr habe ich mich gefreut, dass die beiden mich gefragt haben, ob ich bei ihren Drogenexperimenten mitmachen würde – es war, als würde ich in einen exklusiven Club eingeladen. Ich hatte keine Ahnung, was mich erwartete, war aber sehr neugierig darauf, neue Bewusstseinszustände kennenzulernen. Wir würden Erfahrungen machen, die andere nicht hatten. Außerdem fühlte ich mich in dieser Gruppe sicher aufgehoben, die beiden waren nicht nur nett, sie waren auch gute Schüler, ernsthaft und verantwortungsbewusst, ihnen konnte ich vertrauen. Außerdem bestand keine Gefahr, mit dem Gesetz in Konflikt zu kommen, wir würden nur legale Substanzen nehmen. Das war uns allen wichtig.

Am Wochenende haben wir uns zu dritt getroffen, in der Gartenlaube von Jakobs Eltern, Johannes hatte aus der Apotheke zwei frei verkäufliche Medikamente besorgt. Ein Hustenblocker und ein Mittel gegen Übelkeit. Johannes wusste, in welcher Dosierung und Mischung wir die beiden Mittel nehmen mussten. Dann haben wir zu dritt getrippt. Bei mir haben die Substanzen extrem eingeschlagen. Mit einem Mal begann der Raum zu morphen, der Baum vor dem Fenster wuchs in das Zimmer, die Gesichter meiner beiden Freunde begannen zu verschmelzen, aus den Wänden klang Musik, ich war komplett verschickt. Total abgefahren! Aber ich habe es nicht als bedrohlich oder so empfunden, im Gegenteil, es war aufregend und spannend. Ich habe mich mit den beiden anderen sehr wohlgefühlt. Der einzige Nachteil war, dass ich irgendwann einen Filmriss hatte und am nächsten Tag einen Mordskater, ich brauchte zwei Tage, um mich davon zu erholen. Aber das war es mir wert. Ich war auf den Geschmack gekommen.

Einige Monate später haben wir die hawaiianische Babyholzrose ausprobiert. Johannes hat die Samen im Internet bestellt. Er hatte sich vorher intensiv mit dem Thema beschäftigt und einen ganz guten Überblick darüber, was man wo bekommen konnte, in welcher Dosierung man es nehmen sollte und welche Wirkungen zu erwarten waren. Dieses Mal war die Wirkung nicht ganz so intensiv, vergleichbar mit einem leichten LSD-Rausch. Bei den anderen beiden hat es gar nicht angeschlagen.

In den Frühlingsferien haben wir dann wieder mit einem Medikamentencocktail experimentiert. Wir waren zu siebt und haben auf einer abgelegenen Wiese, die wir vorher eigens dafür ausgesucht hatten, gezeltet. Unsere Rauschwochenenden haben wir immer intensiv geplant und gut vorbereitet, für uns hatte das Eventcharakter. Etwas ganz Besonderes, das wir uns alle paar Monate gönnten. Im Laufe der Zeit kamen dann noch andere Mittel dazu, die wir im Internet bestellt haben – GBL, BZP, TMFPP und MDMA.

Die Rauschzustände und Bewusstseinsveränderungen, die ich erlebte, waren fantastisch. Die Bilder in meinem Kopf, die verschickten Gefühle, die veränderte Wahrnehmung, das verschobene Zeitempfinden, das Gefühl zu träumen, obwohl ich wach war. Die Euphorie, die Leichtigkeit, der Spaß, den wir miteinander hatten! Die Rauscherfahrung hat uns als Gruppe eng zusammengeschweißt, wir haben sehr viel miteinander geredet, auch über sehr Persönliches. Vor allem das MDMA war eine unglaubliche Erfahrung: Alle in meinem Freundeskreis waren eher verklemmte, verschlossene Typen, die in schwierigen familiären Verhältnissen aufwuchsen. Das MDMA hat alle Wände niedergerissen, plötzlich konnten wir über all unsere Probleme reden, uns austauschen, wir fühlten uns eng verbunden. Außerdem fiel es uns leichter, zu tanzen und aus uns herauszugehen.

GBL, auch bekannt als Liquid Ecstasy, ist wie BZP eine synthetische Droge aus der Gruppe der Stimulanzien. TMFPP erinnert in seiner Wirkung an MDMA, den Wirkstoff in Ecstasy-Pillen.

Drogen waren für mich auch immer ein Mittel, mich selbst zu modifizieren. Wegen der Mobbing-Erfahrungen in meiner Kindheit hatte ich ein Selbstwertproblem, die Drogen halfen mir, Defizite wettzumachen. Mit ihnen war ich die verbesserte Version von mir – der, der ich gerne gewesen wäre.

Nina

23, Studentin aus Göttingen:
Cannabis ist eine großartige Pflanze, die mein Leben bereichert.

Das erste Mal gekifft habe ich mit dreizehn oder vierzehn, so genau weiß ich das nicht mehr. Ein paar Leute, die ich flüchtig kannte, haben gekifft, und ich habe zwei- oder dreimal mitgeraucht, aus Neugier. Aber dabei blieb es dann, an den Rausch kann ich mich kaum erinnern. Kiffen hat mich damals nicht so gereizt. Hauptsächlich deshalb, weil die Leute, mit denen ich gekifft habe, nicht zu meinen engen Freunden gehörten.

Ich bin in einer Kleinstadt im Ruhrgebiet aufgewachsen, in meiner Clique waren Drogen kein Thema. Alkohol dagegen schon. Meinen ersten heftigen Absturz hatte ich mit dreizehn, ich habe damals ziemlich viel getrunken, am liebsten Wodka Energy, das macht gleichzeitig fit, wach und besoffen. Eine krasse Kombi! Außerdem schmeckt der Wodka dann nicht so eklig.

Ich bin Einzelkind und behütet aufgewachsen, mein Vater ist Elektriker, meine Mutter arbeitet als Erzieherin. Zu Hause hatte ich keine großen Probleme, mein Vater war wie ein großer Bruder für mich, er ist ein ziemlicher Kindskopf geblieben. Für meine Mutter war das anstrengend, für mich war das toll.

Die Woche über habe ich nur selten getrunken, ich ging ja noch zur Schule, aber am Wochenende, wenn ich mit meinen Freunden feiern war, habe ich exzessiv gesoffen. Das ging über Jahre so. Ich fand das klasse und habe mir keine Gedanken darum gemacht. All der Blödsinn, den wir besoffen angestellt haben, war ziemlich lustig. Vielleicht wäre mein Abi etwas besser ausgefallen, wenn ich weniger getrunken hätte, wer weiß. Aber das hat mich nicht sonderlich interessiert. Wenn ich voll war, habe ich auch häufig einen Typen mit nach Hause genommen. Sex mit jemandem, den ich vorher nicht kannte, nicht zu wissen, was passiert – die Vorstellung hat mich gekickt!

Als ich nach dem Abitur zum BWL-Studium nach Göttingen gezogen bin, ging mein Leben erst mal so ähnlich weiter. In den ersten Jahren habe ich eher noch mehr getrunken, es war meine Sturm-und-Drang-Phase, ich wollte mich ausprobieren, Spaß haben: so oft wie möglich krass geil feiern gehen, dann war alles cool. Es war eine intensive Zeit. Bis ich irgendwann gemerkt habe, das tut mir nicht gut. Irgendwie wurde es unangenehm, die ständigen Filmrisse, neben jemandem wach zu werden und mich nicht mehr daran zu erinnern, was wir in der Nacht getrieben haben. Der Alkohol hat mich nur noch abgefuckt, auch der Rausch war irgendwie scheiße. Ich dachte immer häufiger: »Wenn ich die letzten fünf Gläser nicht getrunken hätte, wäre der Abend cooler gewesen.« Irgendwie fühlte ich mich immer abgestumpfter, wenn ich besoffen war, und der nächste Tag war zuverlässig im Arsch. Am Ende war es verlorene Zeit. Und der Sex war besoffen eigentlich auch eher unbefriedigend.

Damals habe ich beschlossen, weniger zu trinken. Zu der Zeit hat sich auch mein soziales Umfeld verändert. Für meine neuen Freundinnen stand Feiern und die Sau rauszulassen nicht so im Vordergrund. Eine von ihnen, eine erfahrene Kifferin, hat mich dann ins Kiffen eingeführt.

Es war toll! Und der nächste Morgen war genauso toll, kein Kater, kein Filmriss, nichts! Eine wichtige Erfahrung für mich, die vieles verändert hat. In den ersten Monaten haben wir uns immer wieder an den Wochenenden zu dritt getroffen und gekifft. Erst nach zwei oder drei Monaten habe ich mir zum ersten Mal selbst Gras gekauft und allein gekifft.

Mittlerweile trinke ich nur noch selten, aber Kiff ist ein wichtiger Teil meines Lebens geworden. Zugegeben, eine Zeitlang habe ich es übertrieben. Als ich angefangen habe zu kiffen, habe ich schnell viele andere Kiffer kennengelernt und war bald fast ständig stoned – tagsüber, abends, am Wochenende, mindestens fünf Tage in der Woche. Es gab auch nüchterne Tage, aber die waren eher die Ausnahme. Ich war in einer schwierigen Phase, in einer Art Selbstfindungsprozess, wusste nicht genau, wo es hingehen sollte mit mir, meinem Leben und meinen Beziehungen. Neben dem Studium hatte ich bis zu drei Nebenjobs, ich war ziemlich gestresst. Außerdem war das BWL-Studium scheiße, ich fühlte mich wie ein Alien, gehörte da nicht hin und wollte weg. Wie oft und wie viel ich gekifft habe, war aber immer auch von den Leuten abhängig, mit denen ich zusammen war.

Als ich dann die Fachrichtung wechseln konnte und mit meinem Soziologiestudium anfing, habe ich das Kiffen mehr und mehr zurückgefahren. Die Uni machte mir auf einmal Spaß, ich wollte mein Studium auf die Reihe bekommen. Ich habe dann sogar für drei Monate das Kiffen ganz eingestellt. Das war eine Art Experiment: Ich wollte wissen, was sich in meinem Leben dadurch verändert. Außerdem hatte ich festgestellt, dass der Genuss beim Kiffen auf der Strecke blieb, wenn ich jeden Tag geraucht habe. Bekifft sein war irgendwann der Normalzustand, nichts Besonderes mehr, der Rausch wurde irgendwie stumpf.

Gras ist etwas Großartiges, Tolles, das unser Leben bereichern kann, aber nur, wenn Bekifftsein kein Dauerzustand ist. Nüchtern sein ist eben auch geil, und gerade der Wechsel macht es spannend. Ich will nicht ständig dicht durch die Gegend laufen. Ein Gramm reicht mir in der Regel für eine Woche, und das rauche ich nicht mal allein. Während der Woche steht das Studium im Vordergrund, da kiffe ich nur sehr selten. An unifreien Tagen liege ich dann mal mit einer Freundin in der Sonne und rauche einen Joint. Dann kann ich mich an jedem Blümchen erfreuen, das Gras erweitert meine Wahrnehmung, ich fühle die Natur und kann ihre Energie aufsaugen. Oder es hilft mir, nach einem krass anstrengenden Tag an der Uni abzuschalten. Aber dann rauche ich eben nur einen Joint, und das nicht jeden Tag.

Cannabis: Wer hat schonmal?

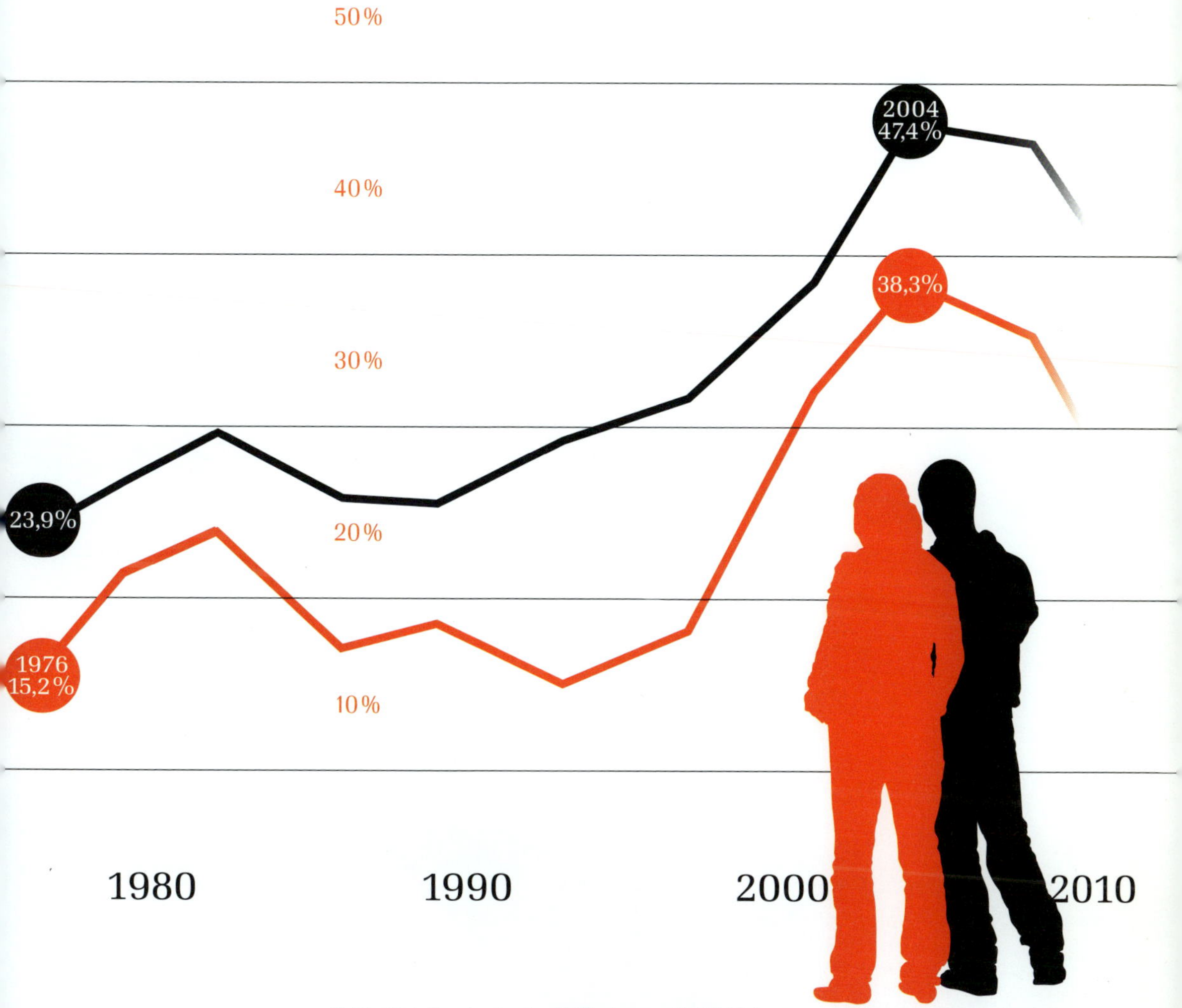

Früh übt die deutsche Kifferjugend? 1973 hatten weniger als ein Drittel der 18- bis 25-jährigen Männer und nicht einmal ein Fünftel der gleichaltrigen Frauen ein- oder mehrmals Cannabis probiert, 2004 waren es schon fast die Hälfte der jungen Männer und mehr als ein Drittel der jungen Frauen – von wegen wilde 70er. Zwischen 2004 und 2010 war die Zahl der Erstkonsumenten bei Männern und Frauen allerdings wieder rückläufig.

2

Wohin soll die Reise gehen?

Eigentlich ist die Sache ganz einfach – wer das Risiko ausschließen will, aufgrund von Drogengebrauch in der Psychiatrie, im Krankenhaus, im Gefängnis oder in der Therapie zu landen, der lässt einfach die Finger von Drogen. Der sicherste Schutz vor Absturz, Sucht, Überdosis, Kontrollverlust und Ähnlichem ist Abstinenz. Punkt. Ist es wirklich so einfach? Der gleichen Logik folgend ist der sicherste Schutz vor Geschlechtskrankheiten und ungewollter Schwangerschaft, auf Sex zu verzichten. Zumindest auf solchen, an dem andere Menschen beteiligt sind. Und wer mit absoluter Sicherheit einen Verkehrsunfall vermeiden will, sollte möglichst sein Zimmer nicht verlassen. Zugegeben, dieser Vergleich ist etwas überzogen, aber ganz abwegig ist er nicht.

»Man geht die gleichen Wege des Denkens wie vorher. Nur scheinen sie mit Rosen bestreut.«

Walter Benjamin (1892–1940), deutscher Philosoph und Literaturkritiker, über seine Haschisch-Erfahrungen

»Man darf Drogen nicht glorifizieren. Ich kenne genug Leute, die von ihren Trips nicht zurückgekehrt sind. Die sprangen aus dem Fenster, mussten feststellen, dass sie keine Flügel hatten, und knallten auf den Bürgersteig.«

Paul McCartney (*1942), Musiker und Ex-Beatle

»Je früher die Menschen erkennen, dass die Mehrheit der Bevölkerung Drogen nimmt, desto besser für uns alle. Es ist dann kein Skandal mehr oder so… Drogen zu nehmen ist, wie morgens nach dem Aufstehen eine Tasse Tee zu trinken.«

Noel Gallagher (*1967), britischer Musiker, ehemals Oasis

Klar, es wird wohl bedeutend weniger Menschen geben, die freiwillig nie Sex haben oder ein Eremitendasein in ihrem Zimmer wählen, als solche, die sich gegen Rauschmittel jeder Art entscheiden – und sowohl Sexverzicht als auch selbst gewählte Isolation sind mit Sicherheit für die weitaus größere Zahl von Menschen, die Autoren dieses Buches eingeschlossen, weniger nachvollziehbar. Abstinenz, keine Drogen zu nehmen, ist eine verantwortungsbewusste, manchmal lebensrettende Entscheidung, die wir keinesfalls gering schätzen möchten; eine Entscheidung, für die es überzeugende Gründe gibt. Aber eben auch eine Entscheidung, die viele Menschen nicht treffen möchten – ebenfalls mit guten Gründen. Diesen anderen möchten wir helfen, die Risiken so weit wie möglich zu reduzieren und zu kontrollieren, so dass sie, anders als Laura, für ihre Rauscherlebnisse möglichst keinen hohen Preis zahlen müssen.

Problematisch ist es aus unserer Sicht vor allem, wenn jemand gar keine Entscheidung trifft, zumindest keine bewusste. Wenn also jemand kifft oder trinkt, weil andere kiffen oder trinken, ohne sich zu fragen, ob es gerade der passende Moment ist, und ohne über die eigenen Motive oder Folgen nachzudenken. Wer sich zuknallt, nur weil die Flasche Wodka oder der Joint gerade rumgereicht wird, oder ohne nachzudenken alles nimmt, was gerade angeboten wird, für den wird es schwierig, Drogen kontrolliert und ohne Schaden zu benutzen.

Sicher, wenn es um Drogen geht, ist Risikovermeidung nicht ganz so einfach wie zum Beispiel beim Sex oder im Straßenverkehr. Sexuell aufgeklärt sind die meisten von uns in der Regel, lange bevor sie überhaupt fremde Geschlechtsorgane näher kennenlernen, und das richtige Verhalten im Straßenverkehr lernen wir schon in der Grundschule. Wer weiß, wie Kondome funktionieren, und die Bedeutung von Verkehrsschildern kennt, ist weitgehend auf der sicheren Seite.

Im Umgang mit Drogen ist das Ganze etwas schwieriger, einfache Hilfsmittel wie Ampeln und Gummis fehlen, und Lehrer – oder Eltern – können einem in Drogenfragen eher selten weiterhelfen. Nebenbei: Es genügt natürlich nicht zu wissen, wie man Kondome nutzt, um großartigen Sex zu haben. Genauso ist die Vermeidung negativer Konsequenzen nur ein Aspekt, wenn es darum geht, aufregende Rauscherfahrungen genießen zu können.

Drogen als Motor oder Bremse

Alkohol und andere Drogen können ein Motor für die persönliche Entwicklung sein, sie können helfen, die eigenen Fähigkeiten zu entdecken und anzuwenden und so Lebensprobleme zu lösen. Mit Hilfe von Substanzen kann man neue Impulse und Ideen für die kreative Arbeit oder ein Projekt entwickeln oder, wie Nina, die Entspannung finden, die es möglich macht, voller Energie weiter daran zu arbeiten. Durch Drogenerfahrungen sich selbst, seine Stärken und Unsicherheiten besser begreifen – das verstehen wir unter positivem Gebrauch. Natürlich nur dann, wenn Drogen nicht der einzige Weg bleiben, all das zu erreichen, sondern uns Impulse geben und Lernerfahrungen ermöglichen, auf denen wir aufbauen können: Wer sich zum Beispiel Mut antrinkt, um ein Mädchen oder einen Jungen anzusprechen, macht vielleicht die Erfahrung, dass die befürchtete Abfuhr ausbleibt, und braucht beim nächsten oder übernächsten Mal kein Bier mehr.

Drogen können auch eine Bremse sein, können Entwicklung und wichtige Lernprozesse verlangsamen oder ganz verhindern und Gesundheit und Beziehungen ruinieren. Wer, um bei unserem Beispiel zu bleiben, meint, sich jedes Mal besaufen zu müssen, wenn er unter Menschen geht, kommt zwar vor die Tür, in seiner Persönlichkeitsentwicklung aber nicht sonderlich weit.

Am Ende dieses Kapitels finden sich eine Reihe von Tipps, die dabei helfen, schädlichen Gebrauch zu vermeiden. Dazu sollte man auch wissen, was man unter der Lösung von Entwicklungsaufgaben versteht und dass langfristig positiver Drogengebrauch mehr ist, als nur die Kontrolle über den Konsum zu behalten. Es geht vielmehr darum, Drogen so in unser Leben einzubauen, dass sie kurz- und langfristig überwiegend positive Konsequenzen für uns und die anderen haben und die Gefahren so gering wie möglich gehalten werden. In der Wissenschaft nennt man das integrativen Umgang mit Drogen. Es bedeutet mehr als nur Kontrolle oder Disziplin, es ist eine große Herausforderung. Dazu gehört, sich die offensichtlichen Nachteile des Drogengebrauchs genauso bewusst zu machen wie die Vorteile.

Der Begriff »Integration« kommt von *integer* (lat.) oder *entagros* (griechisch) und meint »unberührt, unversehrt, ganz«. In der Psychologie wird mit Integration das funktionierende Zusammenspiel verschiedener Teile einer Persönlichkeit benannt. Es geht also darum, dass etwas zusammenpasst und gut funktioniert.

Integration setzt voraus, sich seiner eigenen Werte, Ziele und Fähigkeiten, seiner inneren Konflikte und Schwächen bewusst zu sein, also sich selbst zu kennen. Auf dieser Basis kann man Entscheidungen treffen, die dazu beitragen, dass das eigene Leben gelingt. Auch die Drogen, die man nimmt, sollte man genau kennen, ihre Vorteile ebenso wie ihre Nachteile und Risiken.

Im Zusammenhang mit Rausch und Drogen bedeutet Integration, den Drogenkonsum und den Rausch in unser Leben einzubetten, also in den Alltag mit Freunden, Partnern, Familie, Schule, Studium, Ausbildung, Hobbys und was sonst noch wichtig ist. Das Ziel ist, eine Balance zu finden, in der der Drogenkonsum die anderen Lebensbereiche nicht nachhaltig und negativ beeinflusst. Wenn ich zum Beispiel vor lauter Kiffen nur noch träge auf dem Sofa abhänge oder vor lauter Pillenwerfen und Partymachen Gefahr laufe, meine Lehrstelle zu verlieren oder von meiner Freundin oder meinem Freund verlassen zu werden, dann gibt es offensichtlich in Sachen integrativem Umgang mit Drogen noch deutlich Luft nach oben, und es wäre wohl eine gute Idee, den eigenen Konsum zu überprüfen und zu ändern.

Es gibt drei Ebenen, auf denen Drogen uns und unser Leben beeinflussen. Alle drei sollte man im Umgang mit Drogen und Rausch beachten.

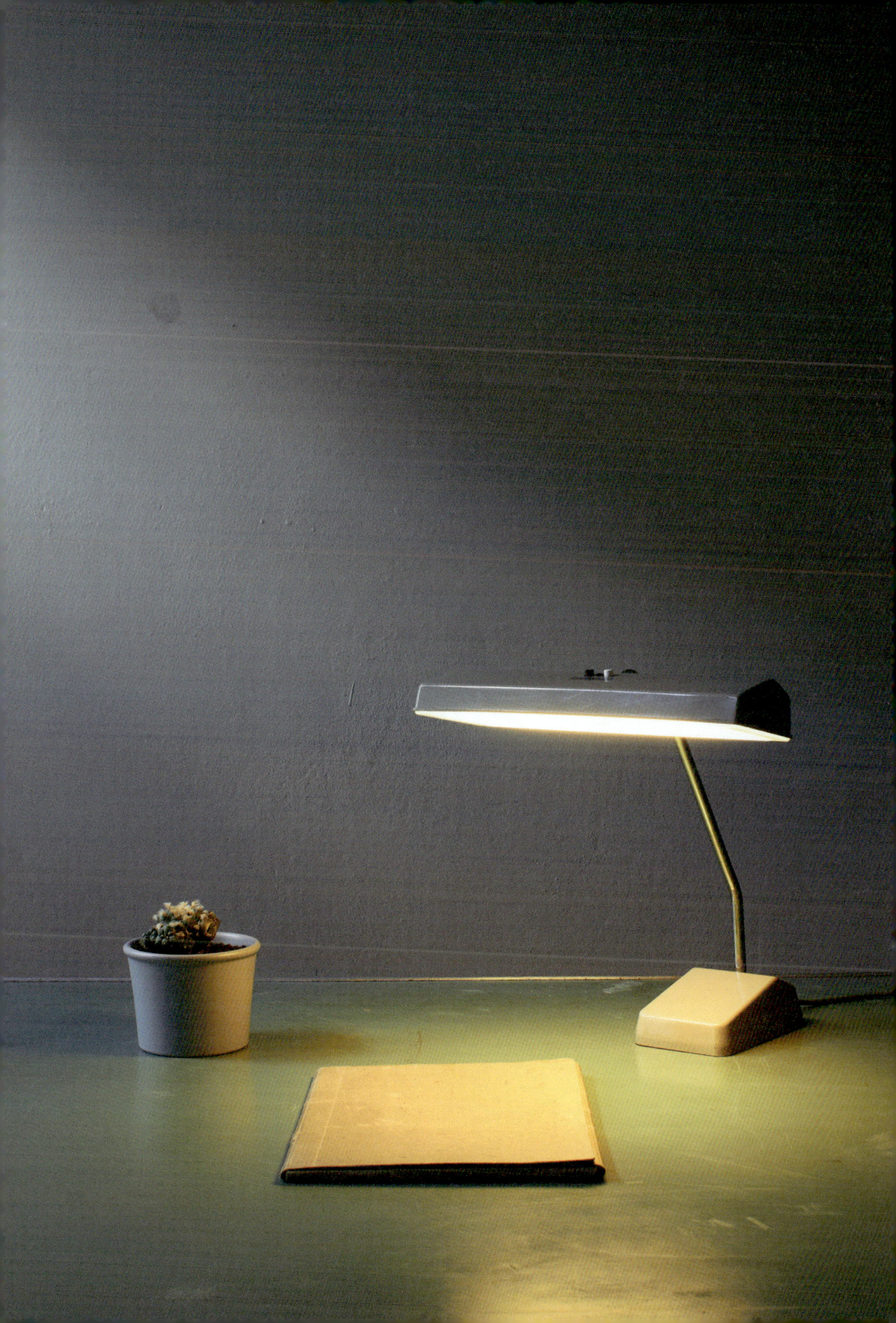

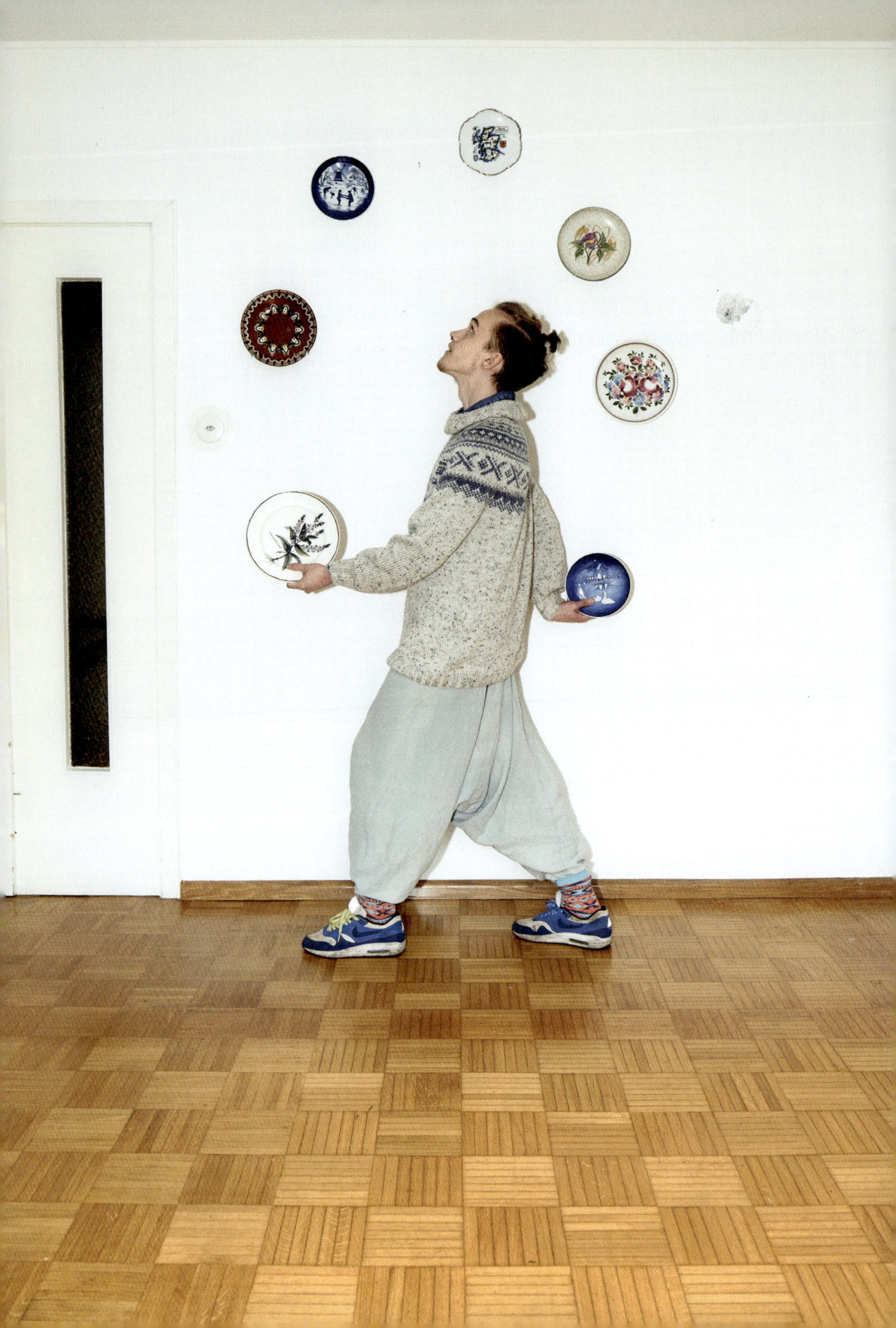

Die körperliche Seite positiver Rauscherfahrungen
Einige Substanzen können Schmerzen dämpfen und vorübergehend die Leistungsfähigkeit und Fitness steigern. Dazu gehören zum Beispiel Opiate, Cannabis und Kokain. Insgesamt fällt die Kosten-Nutzen-Bilanz vieler Drogen auf der körperlichen Seite jedoch nicht so gut aus, Nebenwirkungen und Risiken überwiegen.

Die psychologische Seite positiver Rauscherfahrungen
Drogen können das Gefühlsleben verändern oder die eigenen Gefühle überhaupt erst wahrnehmbar machen. Cannabis entspannt nach einem langen Tag genauso wie das Feierabendbier. Eine gut gestaltete MDMA-Erfahrung kann einem klarmachen, welche Menschen wichtig sind und was einem guttut und was nicht. Drogen können Euphorie auslösen und Ängste zeitweilig verschwinden lassen, sie können unser Leben bereichern und uns voranbringen – wenn man umsichtig mit ihnen umgeht. Daneben gibt es noch zahlreiche andere psychische Funktionen von Rauschmitteln. Dazu gehört zum Beispiel auch sexuelle Enthemmung.

Die soziale Seite positiver Rauscherfahrungen
Einige Drogen haben eine prosoziale Wirkung, das bedeutet, sie können den Kontakt zwischen Menschen vereinfachen und intensivieren. Dafür ist Sascha, der getrunken hat, um lockerer zu werden und Mädchen ansprechen zu können, ein gutes Beispiel. Lockerheit und Freiheit nur durch Alkohol? Nein, aber der Alkohol kann Impulse geben, die jeder dann über den Moment hinaus umsetzen muss, auch ohne Alkohol.

Die Integration der Rauscherfahrungen ist eine lebenslange Aufgabe, deren Gelingen durch negative Lebensumstände erschwert oder sogar verhindert werden kann. Eine 2014 veröffentlichte Studie mit 600 Cannabiskonsumenten zwischen 18 und 30 zeigt, dass die Stärke der Droge (gemessen als Konzentration des Wirkstoffs THC) kaum Einfluss auf die Entwicklung von Abhängigkeit hatte. Was das Pottrauchen der Studienteilnehmer aber stark beeinflusste, waren finanzielle Schwierigkeiten und psychische Probleme – sie kifften mehr und häufiger, wenn sie sich belastet fühlten. Genau das ist aber risikoreich, da Probleme so verdrängt statt gelöst werden.
Ob Drogen zum Motor oder zur Bremse für die eigene Entwicklung werden, hängt davon ab, wie bewusst, kontrolliert und intelligent konsumiert wird, auf welche Weise die positiven Erfahrungen verarbeitet und aus negativen Konsequenzen gezogen werden und wie körperliche, psychische oder soziale Schäden ausgeglichen oder behoben werden können. Eine wichtige Rolle spielen dabei Motive und Ziele, also die Frage, zu welchem Zweck und in welchen Situationen nehme ich Drogen; das soziale Umfeld, also die Familie und der Freundeskreis und diejenigen, mit denen ich Drogen nehme; das biologische Rüstzeug, also die eigene Körperchemie sowie die Anzahl und Art der Reize, mit denen wir Menschen unser Gehirn unabhängig von Rauscherfahrungen trainieren. Hier ist wichtig,

dass Drogenerfahrungen nicht das einzige prägende Element in unserem Leben sind, sondern dass wir auch nüchtern intensive Momente erleben. Und natürlich kommt es auch auf die Wahl der Droge an: Alkohol beispielsweise ist ein Nervengift, das Hirnzellen abtötet. Häufig größere Mengen zu trinken ist also eindeutig schädlich, unabhängig davon, dass Alkohol gesellschaftlich akzeptiert ist.

Zum Abbau von Alkohol benötigt der Körper das Enzym ADH (Alkoholdehydrogenase). Wer mehr davon im Körper hat, verträgt mehr Alkohol. Die Enzymmenge variiert; Frauen haben zum Beispiel genetisch bedingt weniger ADH-1 im Körper als Männer. Ebenso Menschen, die von Aborigines, asiatischen oder indigenen Vorfahren abstammen.

Einige dieser Faktoren, wie die Wahl der Droge, unsere Motive oder unser soziales Umfeld, können wir selbst beeinflussen, andere, unser biologisches Rüstzeug zum Beispiel, nicht. Ein gelungener und offener Umgang mit Drogen erfordert das Wissen um Wirkungen, Nebenwirkungen und Risiken, um geeignete und ungeeignete Orte und Zeiten für den Konsum und um Behandlungsmöglichkeiten im Falle eines Scheiterns sowie, und das ist besonders wichtig, die Fähigkeit zur Selbstreflexion. Dennoch, das möchten wir nicht verschweigen, wird es immer Menschen geben, die Drogen bewusst oder unbewusst benutzen, um sich selbst zu schaden oder gar zu töten.

Entwicklungsaufgaben

Wer stehen bleibt, bleibt zurück. Leben hat immer mit Veränderung und Entwicklung zu tun: Wir lernen Schlucken, Laufen, Sprechen, ein Handy und ein Tablet zu benutzen; wir kommen in die Schule, verlassen sie, wählen einen Beruf, finden Freunde und ziehen aus dem Elternhaus aus.

Solche Schritte zu bewältigen wird als Lösung von Entwicklungsaufgaben bezeichnet. Man kann sich das wie Klettern auf einem Spielplatz vorstellen: Am Anfang bewegen sich Kinder nur im unteren Bereich der Kletterwand, später werden sie geschickter und mutiger und bewältigen mühelos den gesamten Bereich. Einige von ihnen werden sogar Freeclimber oder Bergsteiger. Dazu braucht es Übung, Zeit und die Fähigkeit, aus Fehlern zu lernen.

Oft sind Entwicklungsaufgaben durch Erwartungen von außen geprägt: Man *soll* Abitur machen, einen Beruf finden, Geld verdienen, Beziehungen eingehen, kochen, putzen und waschen lernen, um nicht mit 40 noch von Mama versorgt zu werden (italienische Männer natürlich ausgenommen). Dieses *soll* gefällt nicht jedem, nicht zu jeder Zeit. Es nervt. Und es tut manchmal weh, weil es schwierige Entscheidungen, Anstrengungen und manchmal auch Abschiede nötig macht – zum Beispiel den Abschied von einem Leben voller Spaß und Aufregung und ohne lästige Verpflichtungen.

47 Prozent der italienischen Männer zwischen 25 und 34 wohnen noch bei Mama, bei unverheirateten sind es sogar 83 Prozent. Auch in Deutschland bleiben junge Männer länger im »Hotel Mama« als junge Frauen: 2010 waren es 71 Prozent der Männer zwischen 18 und 24, bei ihren weiblichen Altersgenossinnen 57 Prozent. Bei den über 25-jährigen Männern leben in Deutschland nur noch knapp 30 Prozent bei ihren Eltern.

In unserer Gesellschaft muss niemand jedes *soll* annehmen. Es gibt viel Freiraum für eigene Lebensentscheidungen. Aber wenn man zu viele dieser Schritte verpasst, entsteht in der Regel ein unangenehmer Zustand. Wichtige Entwicklungsschritte zu verpassen macht die meisten Menschen unzufrieden und unglücklich. Es kostet Energie, sie nachzuholen. Viele kennen einen Kiffer oder Säufer, der im Nebel von Chillen und Rausch einen oder mehrere Entwicklungsschritte verpasst hat, den Schulabschluss zum Beispiel oder den Auszug aus dem Elternhaus. Was bedeutet das für den Umgang mit Alkohol und anderen Drogen? Der Wunsch und die Fähigkeit, wichtige Entwicklungsaufgaben zu bewältigen, ermöglicht es uns, Rauschzustände in das eigene Leben einzubauen und davon zu profitieren. Im Zusammenhang mit den Entwicklungsaufgaben, vor denen jeder von uns in seinem Leben steht – unabhängig werden, eigene Wertvorstellungen und Überzeugungen entwickeln, lernen, sein Leben selbst in die Hand zu nehmen und Probleme selbsttätig zu lösen –, können Drogen unterschiedliche Rollen spielen. Sie können Ausdruck des persönlichen Stils oder der Zugehörigkeit zu einer Gruppe sein, eine Form von Protest gegen den Lebensstil der Eltern; sie können dabei helfen, uns selbst anders zu spüren, Unsicherheiten oder Hemmungen zu überwinden und Stress abzubauen. Sie können aber ebenso dazu beitragen, Entwicklungsaufgaben nicht zu lösen – indem sie uns die Kontrolle verlieren lassen, uns betäuben oder antriebslos machen. Ein integrierter Umgang mit Alkohol, Cannabis oder Ecstasy erfordert es, wichtige Entwicklungsaufgaben im Blick zu haben und zu lösen. Wer das mit, trotz und manchmal auch wegen seiner Rauscherfahrungen schafft, hat einen positiven Umgang mit Drogen. Bei den meisten Menschen spielen Drogen aber eine zweideutige Rolle, sind Lösung und Problem zugleich. Die Gefahr, dass der Umgang mit Drogen zeitweise oder ganz misslingt, ist natürlich immer da. Eine Veränderung ist in beide Richtungen möglich – ein zu Anfang problematischer und schädlicher Drogengebrauch kann sich ins Positive wandeln und umgekehrt. Veränderungen der Lebensumstände, Auszug, Probleme in Schule oder Studium, Umzug, Trennung oder ein Wechsel des Freundeskreises können diese Wandlung auslösen oder verstärken. Daran, ob und wie Entwicklungsaufgaben gelöst werden, entscheidet sich, ob jemand den Anschluss an seine Altersgenossen behält oder verliert.

Manchmal schlagen Menschen bei der Lösung ihrer Entwicklungsaufgaben auch ganz unerwartete Wege ein. Manche Kiffer nutzen Cannabis, oft unbewusst, zur Selbstbehandlung: Menschen mit einer Neigung zu ADHS, dem Aufmerksamkeits- und Hyperaktivitätssyndrom, suchen häufig Erleichterung durch Zigaretten, Alkohol und vor allem Cannabis, da es die Symptome lindert.

Es gibt auch extremere Formen der Selbstbehandlung, zum Beispiel bei Menschen, die sich ritzen, also sich selbst verletzen. Ritzen ist meist Ausdruck unerträglicher Spannungszustände oder innerer Leere. Das Ritzen kann helfen, den eigenen Körper zu spüren und mit negativen Emotionen zurechtzukommen, es lindert kurzfristig die Anspannung und Unruhe. Manche entdecken dann das Kiffen als kurzfristig weniger gesundheitsschädliche Alternative für das Ritzen und behandeln sich selbst mit Cannabis. Auch Essgestörte, häufig sind es junge Frauen, setzen immer wieder Drogen wie Heroin oder Amphetamine ein, um ihre Bulimie oder Magersucht in den Griff zu bekommen. Das Verschwinden des Hungergefühls ist dabei eine willkommene Nebenwirkung der Substanz. Eine solche Eigentherapie mit Drogen ist allerdings extrem riskant; die Gefahr, dass ein Teufelskreis von Sucht und Selbstverletzung entsteht, ist sehr groß. Gerade wer psychisch stark belastet ist, sollte sehr vorsichtig mit psychoaktiven Substanzen umgehen.

Tipps für den positiven Gebrauch

Wir möchten das Kapitel mit einigen Hinweisen abschließen. Diese Tipps beruhen auf den jahrzehntelangen Erfahrungen vieler Menschen, die selbst mit Alkohol und anderen Drogen experimentiert oder andere dabei begleitet haben. Eine selbstkritische Auseinandersetzung mit dem eigenen Drogenkonsum kann die Art und Weise verbessern, in der man mit Rauscherfahrungen umgeht. Diese Checkliste bietet konkrete Hinweise.

1 Beschäftige dich mit den Gesundheitsrisiken und Gefahren einer spezifischen psychoaktiven Substanz und der Klasse von Drogen, in die sie gehört.

2 Kenne die Wechselwirkungen mit und Gegenanzeigen zu anderen Drogen, Medikamenten oder Nahrungszusätzen. Mach dir klar, dass nicht alle Drogen zu allen Freizeitaktivitäten, zu Sport, Sex, Entspannung und Erholung passen. Betrunken schwimmen gehen beispielsweise ist sicher keine gute Idee.

3 Kläre dein individuelles gesundheitliches Befinden, deine genetischen Veranlagungen und die familiäre Gesundheitsgeschichte. Wer zum Beispiel Verwandte mit drogenbedingten Psychosen hat, sollte nicht kiffen!

4 Sei dir der relevanten Gesetze und möglicher Strafen bewusst.

5 Wähle Quelle und Produkt sorgsam aus – du willst sicher sein, was und wie viel du konsumierst. Versuche möglichst, Substanzen aus unbekannter Quelle und von unbekannter Qualität zu vermeiden.

6 Viele Substanzen beeinträchtigen deine Fähigkeit, am Straßenverkehr teilzunehmen, mit Maschinen umzugehen oder andere notwendige Dinge zu tun. Mach dir das in jeder Gebrauchssituation neu bewusst.

7 Sorge dafür, dass Verantwortlichkeiten, die sich nicht mit dem Drogenkonsum vereinbaren lassen (deine Arbeit, Fürsorge für Kinder usw.), von anderen übernommen werden.

8 Triff Vorkehrungen für vorhersehbare Risiken – für dich und andere.

9 Wähle einen angemessenen Ort und eine angemessene Gelegenheit für den Gebrauch.

10 Triff eine Entscheidung über die Dosis und messe diese sorgfältig ab.

11 Taste dich von einer niedrigen Dosis ausgehend an deine individuelle Reaktionsweise heran und verwende danach die geringstmögliche Dosis, um den gewünschten Effekt zu erreichen – niedrigere Dosierungen sind sicherer!

12 Passe deinen Gebrauch deinen individuellen körperlichen und psychischen Beeinträchtigungen an.

13 Sei aufmerksam bezüglich gesundheitlicher Veränderungen, die im Laufe der Zeit mit deinem Gebrauch einhergehen können.

14 Verändere deinen Gebrauch, wenn dieser mit deiner Arbeit oder persönlichen Zielen in Konflikt kommt.

15 Ziehe deinen Freundeskreis und/oder deine Familie bezüglich deines Gebrauchs ins Vertrauen und nimm Feedback an.

16 Nimm deine Reaktionen auf spezifische Drogen und Dosierungen wahr, um Fehler nicht zu wiederholen.

17 Entscheide dich gegen den Gebrauch, wenn der Zeitpunkt nicht stimmt, der Substanz nicht vertraut werden kann oder die Situation in irgendeiner anderen Weise problematisch ist.

18 Suche dir, wenn nötig, professionelle Hilfe.

Diese Liste ist angelehnt an die »Grundlagen des verantwortlichen Umgangs mit psychoaktiven Substanzen« auf der Website www.erowid.com unter dem Stichwort *Verantwortlicher Gebrauch.*

Tabak (Nikotin)

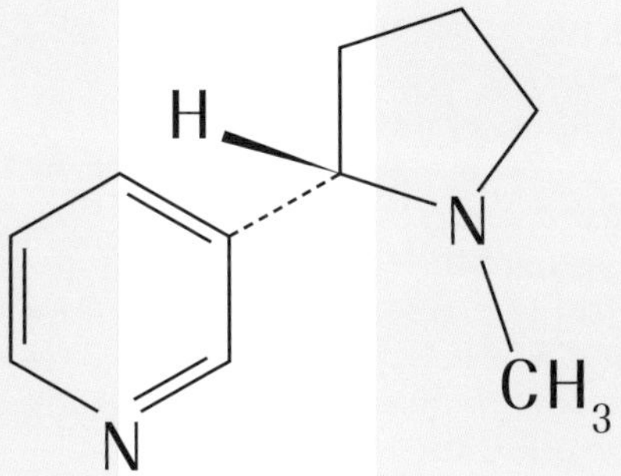

Tabak hat in seiner Verwendung als psychoaktive Substanz eine lange Tradition. Viele indianische Kulturen verwendeten Tabak bereits lange vor der Ankunft der Europäer in Amerika zu rituellen Zwecken. In Europa hat sich das Tabakrauchen seit dem 16. Jahrhundert nach Rückkehr der Spanier aus Amerika verbreitet. *Nicotiana,* so die lateinische Bezeichnung für die Gattung der Tabakpflanzen, erzeugen den Wirkstoff Nikotin in ihren Wurzeln. Bei der Reifung der Pflanze gelangt der Stoff in die Blätter und dient zur Abwehr von Schädlingen.

Konsumformen Tabak wird meistens als Zigarette, Zigarillo oder Zigarre, in der Pfeife oder Wasserpfeife geraucht, kann aber auch als Kautabak oder als Schnupftabak eingenommen werden. Nikotin kann über Kaugummis, Pflaster oder mit Hilfe von Verdampfern wie E-Zigaretten oder E-Shishas in den Körper gelangen.

Wirkung und Risiken Der Rauch einer Zigarette verursacht nur einen leichten Rausch. Nikotin ist ein starkes Nervengift – etwa ein Milligramm Nikotin pro Kilogramm Körpergewicht sind für einen erwachsenen Menschen tödlich. Nikotin wirkt wachmachend und anregend, verbessert die Konzentration und die Gedächtnisleistung und hebt leicht die Stimmung · verursacht Schwindelgefühl und erhöht den Blutdruck · führt zu psychischer und körperlicher Abhängigkeit · Entzugserscheinungen sind Craving, Schlafstörungen, Hunger, innere Unruhe, Konzentrationsstörungen · Aggression, Angst, depressive Stimmung · verursacht Lungen-, Rachen- und Kehlkopfkrebs, Arteriosklerose (Verengung der Blutgefäße) und dadurch bedingte Störungen der Durchblutung · verursacht oder fördert Bronchitis und Asthma. Nikotin gelangt über das Blut in wenigen Sekunden ins Gehirn. Dort werden die Botenstoffe Adrenalin, Dopamin und Serotonin verstärkt freigesetzt, das Belohnungszentrum wird stimuliert.

Medizinischer und kontrollierter Gebrauch Nikotin wird zur Rauchentwöhnung eingesetzt und dämpft die Entzugserscheinungen. Es gibt Gelegenheitsraucher, die nur selten, meist in bestimmten sozialen Situationen, rauchen.

Problematischer Gebrauch Untersuchungen zeigen, dass mehr als die Hälfte aller Raucher süchtig ist, was Nikotin in Form von Zigaretten zu einer der am stärksten Abhängigkeit erzeugenden Substanzen macht, vergleichbar mit Heroin. Für die gravierenden negativen Effekte des Rauchens sorgen auch andere Inhaltsstoffe von Zigaretten wie Teer, Kohlenmonoxid und Ammoniak. Gewohnheitsmäßiges Rauchen ist immer gesundheitsschädlich.

Verbreitung Im Jahr 2012 gaben etwa 29 Prozent der 18- bis 29-Jährigen an, täglich zu rauchen. Bei den 12- bis 17-Jährigen waren es 12 Prozent. Etwa 110 000 Todesfälle in Deutschland werden pro Jahr mittelbar auf Tabakkonsum zurückgeführt, langjähriger chronischer Tabakkonsum verkürzt die Lebenserwartung im Durchschnitt um zehn Jahre.

Martin

21, Student aus Freiburg:
Ich bin in Cannabis-Lethargie verfallen.

Als ich dreizehn war, habe ich mich mit ein paar älteren Jungs aus der Klassenstufe über mir angefreundet. Bis dahin war ich ein ziemlicher Einzelgänger, gezwungenermaßen. Da ich eine Klasse übersprungen hatte, gehörte ich immer zu den Kleinen und Schmächtigen, ich habe nie mit den anderen Jungs Fußball gespielt und stattdessen in der Bibliothek gesessen und gelesen. Meine Klassenkameraden haben mich deshalb gemobbt.
Es war toll, endlich einen Freundeskreis zu haben. Zum ersten Mal habe ich mich akzeptiert und als Teil einer Gruppe gefühlt. Wir haben uns dann regelmäßig unter einer Autobahnbrücke getroffen, bei einer alten Halfpipe. Ich war der Jüngste, die anderen waren zwischen fünfzehn und siebzehn, die meisten waren Punks. Mit denen habe ich dann zum ersten Mal Alkohol getrunken. Der erste Rausch war ziemlich witzig, es war ein warmer Sommertag, wir haben bis in den Abend rumgealbert und Bier getrunken. Ein paar Tage später habe ich es dann übertrieben mit dem Saufen und in die Ecke gekotzt, das war dann nicht mehr so witzig. Einmal habe ich mich auch vor der Schule dermaßen mit Bier und Sangria abgeschossen, dass ich im Unterricht vom Stuhl gekippt und im Krankenhaus mit Alkoholvergiftung wieder zu mir gekommen bin. Aber das war einige Jahre später. Heute mag ich es nicht mehr, betrunken zu sein.

An der Halfpipe habe ich auch das erste Mal gekifft, mit vierzehn. Kiffen hat mich sehr gereizt, es war etwas Verbotenes, ich wollte es unbedingt ausprobieren! Ich war damals in einer Rebellionsphase und habe mich extrem gegen meine Mutter aufgelehnt. Meine Eltern haben sich getrennt, als ich drei war, mein jüngerer Bruder und ich sind bei meiner Mutter in einer Kleinstadt in Nordrhein-Westfalen aufgewachsen. Vor allem mit dem neuen Partner meiner Mutter hatte ich ständig Streit, er hat mich sogar geohrfeigt.
Mein erster Joint war unglaublich lustig! Ich habe die ganze Zeit vor Lachen auf dem Boden gelegen. In den Wochen und Monaten danach habe ich nur sehr unregelmäßig gekifft, es hatte ja nur selten jemand was dabei. Kiffen war etwas Besonderes für mich. Das änderte sich, als ich sechzehn war. Da meine Mutter sich mit mir überfordert fühlte, kam ich auf ein Internat. Dort war es leicht, an Drogen zu kommen, viele haben gekifft, einige haben auch Amphetamine und Ecstasy genommen. Ich habe mit einem Mitschüler gekifft. Abends, nachdem der Erzieher die letzte Kontrollrunde gedreht hatte, haben wir am offenen Badezimmerfenster gestanden und geraucht und dann mit geschlossenen Augen auf dem Bett gelegen und Musik gehört. Damals habe ich angefangen, elektronische Musik zu hören, Drum & Bass und Psytrance. Ein unglaublich angenehmer Zustand, das warme Körpergefühl, dieses Schweifen der Gedanken, das Hineinfallen in die Musik. Im Unterricht hatte ich keine Probleme, ich bin immer ohne große Anstrengungen durch die Schule gekommen.

In der Zeit vor dem Abitur habe ich dann immer mehr geraucht, um den Abi-Stress runterzudimmen. Das Cannabis hat meinen Kopf mit grünem Nebel gefüllt, und ich habe mir keine Sorgen mehr gemacht. Ich hatte immer schon leichte psychische Probleme; wenn mich etwas gestresst hat oder ich mich mit unangenehmen Dingen herumschlagen musste, bin ich in üble Gedankenspiralen geraten, aus denen ich nicht mehr hinausgefunden habe. Mein Kopf hat ständig gerattert. Das Cannabis hat das Rattern angenehm betäubt. Nach dem Abitur wurde es dann richtig übel. Bis zum Studienbeginn waren noch drei Monate Zeit, ich habe wieder bei meiner Mutter gewohnt und hatte nichts zu tun, meine alte Clique war nach dem Abitur auseinandergefallen. Im Internat war der Alltag ziemlich strukturiert gewesen, das fiel jetzt weg. Dazu kam, dass ich keine Ahnung hatte, was ich mit meinem Leben anfangen wollte. Ich bin in ein Loch gefallen. Gut, es war klar, dass ich studieren würde, meine Eltern sind beide Akademiker, für die gab es da keine Diskussion. Mir war das nicht so klar, vor allem nicht, was ich studieren wollte. In den drei Monaten habe ich ständig gekifft und dann dauerstoned im Bett gelegen und TV-Serien geschaut, *Big Bang Theory, How I Met Your Mother, The Walking Dead,* oder mit abgeschaltetem Gehirn vor dem Computer gehockt und *World of Warcraft* gespielt. Im Alltag habe ich mich nicht wohlgefühlt, also bin ich bekifft in die Computer- oder Serienwelt geflohen. Ich bin in die typische Cannabis-Lethargie verfallen, mir war alles egal, alles erschien mir total anstrengend, ich wollte nur in Ruhe gelassen werden.

Als ich mein Studium begonnen habe, ich war gerade achtzehn geworden, habe ich erst mal weiter täglich gekifft. Dann habe ich meinen Führerschein verloren. Die Polizisten haben meinen Speichel und mein Blut bei einer Verkehrskontrolle auf THC gecheckt, ich sah wohl verdächtig aus mit meinen Dreadlocks. Obwohl ich nicht gekifft hatte – ich bin nie bekifft Auto gefahren –, waren Spuren von THC nachweisbar, der Führerschein war weg. Unglücklich verliebt war ich auch noch, den Frust und den Liebeskummer habe ich dann mit Cannabis therapiert. Es wurde immer krasser, irgendwann habe ich morgens auf dem Weg zur Uni den ersten Joint geraucht und dann den ganzen Tag versucht, den Pegel zu halten. Am Ende waren es zwei, drei Gramm am Tag, mein Alltag drehte sich nur noch um die Frage, ob ich genug dahabe. Die Uni lief nur so halbherzig nebenbei. Wirklich wohlgefühlt habe ich mich damit nicht mehr. Aber ich habe einfach immer weitergemacht. Auch die Gedankenschleifen, die ich mit dem Cannabis betäuben wollte, wurden trotz des Kiffens immer heftiger und meine Probleme immer größer. Und ultrateuer war es auf die Dauer auch. Sicher, es gab Momente, in denen ich gemerkt habe, dass mir das nicht guttut und ich mich nicht mehr wirklich wohlfühle damit. Jeden Abend habe ich mir bei meinem letzten Joint vorgenommen: »Danach höre ich auf.« Kurze Zeit später stand ich dann wieder bei meinem Dealer vor der Tür …

In Deutschland existiert bei Cannabis, anders als bei Alkohol, keine allgemeingültige Grenze für Fahrtüchtigkeit. Laut einem Urteil des Bundesverwaltungsgerichtes aus 2014 genügt allerdings ein Nanogramm THC pro Milliliter Blut für einen Führerscheinentzug und die Anordnung einer Medizinisch-Psychologischen Untersuchung, dem sogenannten »Idiotentest«. Da Cannabisspuren in so geringer Konzentration noch bis zu 36 Stunden im Blut und einige Tage im Urin nachweisbar sind, kann man seinen Führerschein verlieren, obwohl man völlig nüchtern hinter dem Steuer saß, wenn man am Tag zuvor gekifft hat.

Silvester letzten Jahres habe ich es dann geschafft, mit dem Kiffen aufzuhören. Ich bin aus dem grünen Nebel aufgetaucht. Ich habe mit meinem Bruder gewettet, dass ich es schaffe, sechs Wochen nicht zu kiffen. Ansonsten würde ich mir meinen Bart abrasieren – und ich mag meinen Bart! Von der Wette habe ich dann auch Freunden erzählt, wenn ich also ohne Bart aufgetaucht wäre, hätte jeder sofort gewusst, was los ist. Die Wette und die soziale Kontrolle haben mir tatsächlich geholfen aufzuhören. Außerdem will ich meinen Führerschein zurück, und dafür muss ich sechs Monate Abstinenz nachweisen. Jetzt sind es schon zehn Wochen, das erste Mal seit drei oder vier Jahren, dass ich so lange nichts geraucht habe.

Carl

19, Insasse der Jugendanstalt Schleswig, Haftanstalt für jugendliche Straftäter: *Das Kiffen hat meine Probleme weggeschossen.*

Das mit der Kriminalität ging bei mir früh los, die Drogen kamen erst später. Ich bin in Berlin geboren; nachdem meine Eltern bei einem Autounfall gestorben waren, kam ich in ein Heim in Schleswig-Holstein. Da war ich acht. Eine Zeitlang war ich dann bei einer Pflegefamilie, aber die haben uns Kinder nicht gut behandelt, und ich bin dann zurück ins Heim gekommen. Mit zehn habe ich angefangen zu klauen; ich habe meinen Mitschülern ihr Essensgeld abgenommen und so und mich in der Schule oft geschlagen. Mit zwölf habe ich angefangen, zu trinken und zu rauchen. Ich wollte cool sein und dazugehören; die Älteren im Heim waren meine Vorbilder.

Das erste Mal gekifft habe ich mit fünfzehn. In der Schule hat mich jemand angesprochen, ob ich was haben will. Damals hatte ich ein bisschen Angst vor Drogen, ich wollte keine rosa Elefanten sehen oder so. Aber so war das dann gar nicht! Wir haben in der Pause gekifft, vor der letzten Stunde. Das war Mathe, Mathe habe ich immer schon gehasst. Zuerst war mir ziemlich übel. Ich kam gar nicht mehr klar, war total blass im Gesicht und so. Aber irgendwie hat mich das Gefühl auch angetörnt. Ich habe mich krass entspannt gefühlt. Das Kiffen hat meine Probleme weggeschossen, die Wolken in meinem Kopf sind weggezogen, und die Sonne hat gestrahlt. Zuerst habe ich nur am Wochenende gekifft, dann jeden Tag, schon morgens vor der Schule. Ich konnte gar nicht mehr ohne. Vom Unterricht habe ich nicht viel mitbekommen, meistens lag ich mit dem Kopf auf dem Tisch. Meinen Hauptschulabschluss habe ich gerade eben noch geschafft. Danach habe ich eine Lehre als Dachdecker angefangen. Von anderen Drogen wollte ich damals nichts wissen.

Als ich siebzehn war, hat mir ein Kollege Speed angeboten. »Das ist gutes Zeug, das musst du probieren«, hat er gesagt. Zuerst war ich mir nicht sicher. Dann hat er was gezogen und ich dann auch. Das war was ganz anderes, das Gegenteil von Gras, ziemlich aufputschend, aber das fand ich auch cool. Ich fand dann irgendwie alle Drogen cool. Die Rapper haben ja auch alle Drogen genommen und so, das wusste ich. Rap war meine Musik, Tupac, DMX, aber auch deutscher Rap. Ich habe dann alles Mögliche genommen, im Wechsel oder auch durcheinander, Cannabis, Speed, Ecstasy, später Koks und Opiate wie Tramadol, Tillidin oder Oxikodon. Ich habe genommen, was da war. Nur LSD habe ich nie angefasst, davor hatte ich zu doll Angst. Meine Lieblingsdroge war Ecstasy. Das war einfach das Geilste! Auf Partys total abdrehen, mit Freunden durch eine total geil beleuchtete Stadt laufen, einfach das beste Gefühl! Man hat keine Feinde mehr, da waren keine aggressiven Gedanken, nur positive Gefühle.

Tupac Amaru Shakur (1971–1996) war einer erfolgreichsten Rapper der USA; vor seiner Karriere verdiente er – wie auch einige seiner Musikerkollegen – sein Geld als Drogendealer. Überhaupt spielen Drogen wie Kokain und Crack im US-Hip-Hop eine große Rolle. Stars wie Notorious B.I.G. (erschossen 1997), DMX, Eminem, 50Cent und der an einer Überdosis gestorbene Ol' Dirty Bastard thematisieren und romantisieren in Texten und Interviews ihre Drogenerfahrungen.

Finanziert habe ich die Drogen mit Einbrüchen und Überfällen, auf Supermärkte oder eine Spielhalle. Mein erster Einbruch war mit siebzehn, in einer Schule. Vorher hatte ich nur geklaut, vor allem Zigaretten und Alkohol. Alk und Kippen waren teuer, und ich wollte mein Geld lieber für Drogen ausgeben. Ich lebte von Hartz IV und brauchte immer Geld – für Drogen, Klamotten, Essen, Partys und so.

Meine Lehre habe ich nach der Zwischenprüfung geschmissen, Drogen, Party und Mädchen waren mir wichtiger, als für einen mickrigen Lohn arbeiten zu gehen. Ich bin einfach irgendwann nicht mehr zur Arbeit gegangen. Das bereue ich bis heute. Mein Chef hat mich noch ein paar Mal angerufen, er wollte, dass ich wiederkomme, ich war ein guter Arbeiter. Aber ich war immer total breit, irgendwann bin ich gar nicht mehr ans Telefon gegangen, weil ich mich geschämt habe.

Parallel zu meinen Überfällen habe ich auch immer nach Jobs gesucht. Aber ich habe nichts gefunden, nicht mal ein unbezahltes Praktikum oder einen Aushilfsjob. Niemand wollte mich. Vielleicht weil mein Schulabschluss nicht so gut war. Oder wegen meiner dunklen Hautfarbe, keine Ahnung. Jedenfalls habe ich totalen Hass geschoben! Da hat sich eine riesige Wut in mir aufgestaut. Also habe ich weiter Überfälle gemacht. Das konnte ich wenigstens.

An meinem neunzehnten Geburtstag bin ich in eine eigene Wohnung gezogen. Da habe ich mit Kollegen abgehangen, gefeiert und Drogen genommen. Nach ein paar Monaten musste ich ausziehen, der Vermieter hat sich beschwert, ich würde zu viel Party machen und es seien zu viele komische, kaputte Leute in meiner Wohnung.

3

Die Drogen und ich

Kaum jemand nimmt Drogen, um auf schnellstem Weg in der Psychiatrie, in der Entzugsklinik, auf der Straße oder im Gefängnis zu landen. Im Gegenteil, wer Drogen nimmt, möchte in der Regel die angenehmen Seiten des Rausches genießen und negative Begleitumstände eher vermeiden. Damit das klappt, muss man nicht nur die Droge seiner Wahl kennen, sondern auch sich selbst. Denn der Umgang mit Drogen gelingt eher, wenn wir unsere Motive und Ziele kennen, uns selbstkritisch beobachten und auf der Grundlage dieses Wissens und von korrekten Informationen handeln.

»Nüchtern sein ist viel zu langweilig. Ich habe Alkohol getrunken und Drogen genommen, weil sie wirken. Dadurch bekomme ich eine andere Sichtweise auf die Dinge.«

Charly Sheen (*1965), Schauspieler, u.a. in *Two And A Half Men*

»Auf Alkohol! Den Ursprung – und die Lösung – sämtlicher Lebensprobleme!«

Homer Simpson, gelber Familienvater und Alltagsphilosoph

»Wenn man von einem unerträglichen Druck loskommen will, dann hat man Haschisch nötig.«

Friedrich Nietzsche (1844–1900), deutscher Philosoph

»There's a hole in our soul
That we're fillin' with dope
And we're feeling fine
I don't like the drugs
but the drugs like me«

Marilyn Manson (*1969), amerikanischer Musiker, »I Don't Like the Drugs«

Wer Rauscherfahrungen macht, sollte zunächst in regelmäßigen Abständen seinen Drogenkonsum und dessen Auswirkungen auf das eigene Leben überprüfen. Dabei hilft schon ein einfacher Selbstcheck anhand von fünf Fragen: *Warum nehme ich Drogen? Was machen Drogen mit mir? Was mache ich mit Drogen? Wie gut bin ich informiert? Wie sehen die langfristigen Folgen aus?*

Diese Fragen sollte man sich regelmäßig stellen, da die Antworten helfen können, Entwicklungen zum Positiven oder Negativen zu erkennen und darauf mit Veränderungen zu reagieren. Also an den Stellschrauben zu drehen, die dafür sorgen, dass sich der eigene Umgang mit Drogen und Rausch in eine bessere Richtung entwickelt. Dafür, dass so etwas gelingen kann, sind Nina und Martin gute Beispiele. Laura dagegen, die sich durch Speed und später Crystal zunächst selbstbewusster und freier gefühlt hat, hätte möglicherweise bessere Chancen gehabt, das Abrutschen in die Sucht zu vermeiden, wenn sie früher die Reißleine gezogen hätte. Und Carl wäre möglicherweise nicht im Gefängnis gelandet, wenn es ihm gelungen wäre, seinen Drogenkonsum zu reduzieren und seinen Job zu behalten.

Menschen neigen zu Bequemlichkeit und Selbsttäuschung. Deshalb ist es wichtig, unsere Selbsteinschätzung hin und wieder zu überprüfen – auch indem wir Freunde oder Vertraute nach deren Einschätzung fragen. Wer seinerseits seine Freunde in ihrem Drogenkonsum unterstützen möchte, sollte sie ebenso kritisch begleiten und sie beispielsweise darauf hinweisen, wenn sie sich betrunken verhalten wie der letzte Idiot. Oder dass sie zugekokst nicht so unwiderstehlich sind, wie sie selbst glauben.

Wer sich selbst aufmerksam beobachtet, sowohl sein Verhalten als auch Motive und Gefühle, hat einen klaren Vorteil im Leben, nicht nur, wenn es um Drogen geht. Das eigene Innenleben zu hinterfragen und zu beschreiben ist kein sinnloses Um-sich-selbst-Kreisen. Im Gegenteil: Wer sich selbst kennt, kann besser mit Stress und Problemen umgehen, auch weil er sie früher bemerkt und so rechtzeitig darauf reagieren kann. Man kann bessere Entscheidungen treffen, wenn man sich seiner Stärken und Schwächen bewusst ist; schließlich beginnt man auch kein Mathestudium, wenn man Zahlen hasst. Und wer sich selbst richtig einschätzt, der kann sich auch mit anderen vergleichen und einen kritischen Blick von außen zulassen – bei Drogenkonsum ein wichtiger Kontrollmechanismus. Konkret heißt das:

Vergleiche dich mit dem objektiven Durchschnitt: *Weicht mein Drogenkonsum vom statistischen Durchschnittskonsum meiner Altersgenossen ab? Trinke und kiffe ich mehr oder weniger?*

Such das Gespräch mit Freunden und Bekannten: *Was mache ich anders, besser, schlechter als meine Freunde? Was denken Menschen über mich, die mich lange kennen und mögen?*

Vergleiche dich mit anderen Menschen, die Alkohol und andere Drogen benutzen: *Wo liegen Ähnlichkeiten, wo Unterschiede?*

Ein anderes Instrument der Selbstbeobachtung besteht darin, immer wieder auf die Gedanken, Gefühle und Körperempfindungen im jeweiligen Moment zu achten und diese anzunehmen. Egal, ob wir uns glücklich, verwirrt, unglücklich, zufrieden oder ängstlich fühlen. Da wir dazu neigen, uns mit Plänen, Träumen, Fantasien, mit der Vergangenheit oder der Zukunft zu beschäftigen, ist es eine interessante Aufgabe, sich dem Augenblick zuzuwenden.
Diese Methode führt bei regelmäßiger Übung zu größerer Gelassenheit, wir lernen, nicht gleich bei dem erstbesten Impuls zu handeln. Denn das geht häufig schief: Wer um sich schlägt, wenn er wütend ist, tut sich selbst und anderen keinen Gefallen. Und seine Beziehung sofort zu beenden, wenn es Streit mit dem Partner gibt, ist ebenfalls keine gute Idee. Die Methode lässt sich überall üben, wo uns andere Menschen oder die Umwelt nerven oder herausfordern: in der Straßenbahn, im Unterricht, an der Werkbank, im Streit mit den Eltern oder in der Liebe. Und sie ist auch hilfreich während eines Rauschzustandes. Wer etwas Übung darin hat wahrzunehmen, was die Substanz in ihm auslöst, profitiert stärker von einer einzelnen Rauscherfahrung, weil es sehr viel zu entdecken gibt, das sonst nie in den Scheinwerfer der Aufmerksamkeit geraten würde. Auch der Rausch verdient Aufmerksamkeit, wie alle intensiven Erfahrungen.

Die Kehrseite der Selbstbeobachtung ist die Selbsttäuschung. Wir neigen dazu, uns selbst weniger kritisch oder, was seltener vorkommt, auch kritischer zu beurteilen, als andere das tun. Wir vergeben uns eigene Fehler eher als anderen deren Fehler. Deshalb sind objektive Vergleiche und der Austausch mit Freunden oder Familie wichtig.

Abgrenzung und Austausch: Ich und die anderen

Im Internet finden sich Selbstchecks und Online-Fragebögen, die einen Vergleich der eigenen Konsumgewohnheiten mit denen des statistischen Durchschnitts der Gleichaltrigen ermöglichen. Empfehlenswert sind z. B. die Tests auf www.drugsmeter.com oder www.drinksmeter.com (beide in Englisch). Hier findet man auch zahlreiche Tipps zu Safer Use.

Es gibt viele Arten, anders zu sein als der Durchschnitt. Man kann Musik mögen, die niemals in die Charts kommen wird, ein ungewöhnliches Hobby haben, seine Haare pink färben oder jeden Tag Schwarz tragen. Diese Andersartigkeit kann auch der Grund dafür sein, Drogen zu nehmen und sich für Rauschzustände zu begeistern. Kein Problem. Bei aller Abweichung von der Norm sollte man das Risiko für sich selbst (und andere) aber minimieren, soweit es geht. Anders zu sein ist gut, aber sich selbst deshalb auf Dauer Schäden zuzufügen eher nicht. Deshalb ist es wichtig, die eigene Haltung und den eigenen Rauschmittelkonsum immer wieder zu hinterfragen.
Ein ebenso wichtiges wie manchmal schwieriges Mittel dazu sind Gespräche mit Freunden oder Familienmitgliedern. Ist es tatsächlich klug und sinnvoll, mit Freunden oder Geschwistern über Rauscherfahrungen zu reden? Ja, das ist es: Einen Freund und Vertrauten zu haben, mit dem man seine wichtigsten Erfahrungen teilt, hilft, weil man nicht mehr nur um die eigenen Erlebnisse und Sichtweisen kreist. Wer im eigenen Sud

kocht, alles nur mit sich selbst abmacht und allein lösen möchte, schränkt sich ein und macht sich das Leben schwerer als nötig. Wer intensive und regelmäßige Erfahrungen mit Drogen macht, kann von so einem Vertrauten besonders profitieren. Allerdings sind damit nicht in erster Linie Trink- oder Kiffkumpane gemeint, sondern vor allem auch Menschen, die anders leben, weniger oder nicht konsumieren und daher eine andere Perspektive oder einen kritischeren Blick haben.

Offen sein für den Blick von außen ist gerade im Umgang mit Drogen wichtig. Wir Menschen sind nicht gut darin, uns ohne Feedback und Unterstützung von außen weiterzuentwickeln. Wir sind häufig selbstverliebt oder unsicher, es mangelt uns an Selbstbewusstsein, oder wir sind so überheblich zu denken, als Einzige zu wissen, wie die Dinge laufen. Dann kann es passieren, dass der eigene Konsum uns sehr viel harmloser erscheint, als er sich von außen betrachtet darstellt. Wir verändern uns mit oder manchmal auch durch die psychoaktiven Substanzen: Im positiven Fall werden wir offener und zugewandter, gehen aufmerksamer mit der Natur, anderen Menschen und unserem Körper um und haben besseren Sex. Im negativen Fall engen wir uns, unsere Interessen und Bedürfnisse, ein, werden gierig und selbstsüchtig oder verlieren den Kontakt zum alltäglichen Leben und zu den Menschen, die unsere Erfahrungen mit Alkohol und anderen Drogen nicht teilen.

Deshalb ist der Austausch mit Freunden und Familienmitgliedern wichtig; mit Menschen, die uns im Idealfall kennen und verstehen, ohne uns bevormunden oder kontrollieren zu wollen. Es schützt uns, Freunde zu haben, bei denen sich nicht alles um Alkohol und Drogen dreht und denen andere Beschäftigungen und Interessen wichtig sind. Es ist spannend, gerade auch mit Menschen, die wenig oder keine Drogenerfahrungen haben, darüber zu reden, was einen antreibt, was die rauscherzeugenden Moleküle mit einem machen und was man mit ihnen macht; was man über deren Natur und Wirkung weiß und welche längerfristigen Veränderungen man an sich beobachtet.

Genauso spannend ist es natürlich, seine Freunde danach zu fragen, wie sie mit alldem umgehen und, vor allem, welche Veränderungen, angenehme oder weniger erfreuliche, sie an einem beobachten. Eine gute Portion Gelassenheit kann da beim Zuhören nicht schaden – nicht gleich mit Ärger und Ablehnung auf Kritik reagieren, sondern erst zuhören, nachdenken und sich dann eine Meinung bilden.

Wie oft ist zu oft? Wie viel ist zu viel?

Ein Kriterium, den Gebrauch von Drogen einzuschätzen, ist die Häufigkeit. Eine grundsätzliche Unterscheidung ist die zwischen Gelegenheits- und Gewohnheitskonsumenten. Häufiger Konsum birgt besondere Risiken: Das menschliche Gehirn bildet bei Gewohnheitskonsum Mechanismen aus, die den freien Willen einschränken und Abhängigkeit wahrscheinlicher machen. Natürlich

Was dürfen wir trinken, sieben Tage lang?

Obergrenzen für verantwortungsvollen Alkoholkonsum

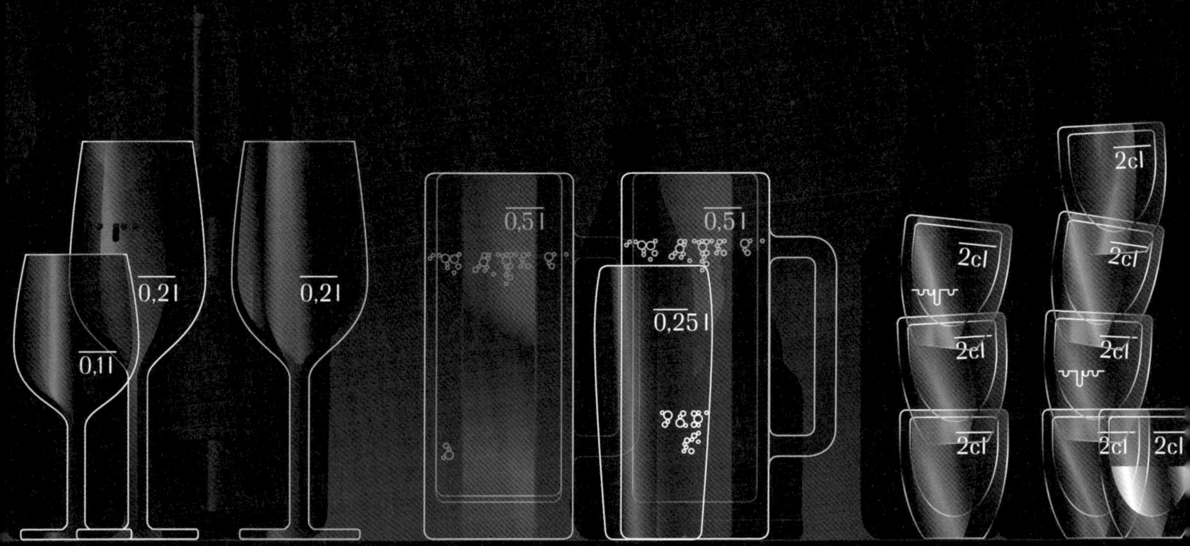

In der »*TrinkBar*« treffen sich Max und Lisa, Manuel und Katharina, Pete und Lara und schenken sich dort eine laut WHO, der Weltgesundheitsorganisation, gerade noch vertretbare Tagesration Alkohol ein. Die Männer vertragen anderthalb Mal so viel wie die Frauen.

Max hat am Ende des Abends 0,3 l vom offenen Roten getrunken, während es Lisa bei einem 0,2 l-Glas belässt. Manuel und Katharina bevorzugen Bier; beide haben je einen halben Liter intus. Manuel gönnt sich kurz vor dem Nachhausegehen noch ein kleines Pils. Lara hat nach drei Kurzen genug, Pete bestellt noch den vierten und den fünften Wodka. Den letzten leert er aber nur zur Hälfte, genug ist laut WHO genug. Na, dann bis morgen? Nein, nicht unbedingt: Mindestens ein bis zwei Tage in der Woche machen die Freunde eine Alkohol-Pause – auf Empfehlung der britischen Ärztevereinigung.

Alkohol

Alkoholische Getränke sind seit Jahrtausenden fester Bestandteil der westlichen Kultur. In der islamischen Welt ist der Konsum von Alkohol nicht so verbreitet. In Saudi-Arabien ist der Besitz von Alkohol verboten, und der Handel kann mit dem Tod bestraft werden. Alkohol wird in seiner Reinform als Ethanol bezeichnet und in der Chemie mit EtOH abgekürzt. Ethanol wird hauptsächlich für die Trinkalkoholproduktion verwendet und ist Bestandteil in beispielsweise Wein, Bier, Likör und Schnaps. Neben der Verwendung als Rausch- und Genussmittel wird Ethanol auch in der Medizin und Industrie verwendet. Herstellung von Trinkalkohol: Gärung – Ein biochemischer Prozess, bei dem Kohlenhydrate zu Ethanol und Kohlenstoffdioxid abgebaut werden, so entstehen Bier, Wein und Sekt. Destillation – Ein chemischer Vorgang, bei dem Wasser entzogen wird, um den Alkoholgehalt zu erhöhen. Das gilt für verschiedene Schnäpse, beispielsweise Wodka. Daneben gibt es Mischungen aus verschiedenen Inhaltsstoffen, wie Liköre, die aus Früchten oder Kräutern hergestellt werden, oder Cocktails und branntweinhaltige Getränke wie Alcopops.

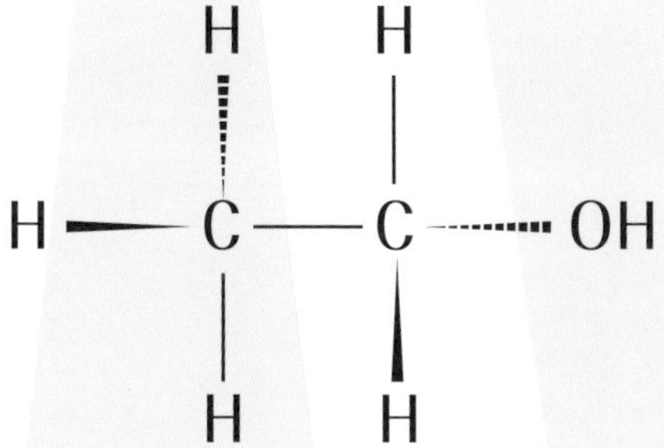

Konsumformen Alkohol wird in der Regel getrunken und gelangt schnell in den Blutkreislauf. Die Alkoholkonzentration im Blut wird in Promille angegeben. Der Körper baut etwa 0,1 Promille pro Stunde ab. Die Zeit, bis man wieder nüchtern ist, kann also relativ leicht errechnet werden. Der Alkoholgehalt eines Getränks wird in Volumenprozent (Vol. %) angegeben. Für den Verkauf gelten in Deutschland unterschiedliche Altersgrenzen: · Bier, Wein, Sekt ab 16 Jahre · Schnaps ab 18 Jahre · Branntwein und Alcopops ab 18 Jahre

Wirkung und Risiken Aus pharmakologischer Perspektive ist Alkohol ein Zellgift mit einem hohen Abhängigkeitspotenzial. Es kann bereits in kleinen Mengen bei Kindern und Jugendlichen Schäden anrichten. Alkohol stimuliert die GABA-Rezeptoren und hemmt die NMDA-Rezeptoren im Gehirn. Bei Alkoholkonsum wird außerdem die Ausschüttung von Dopamin im Nucleus accumbens erhöht. Dosisabhängig steigert Alkohol die Durchlässigkeit der Blut-Hirn-Schranke. Dadurch wird die Entstehung von Nervenkrankheiten begünstigt. Der Körper braucht bestimmte Enzyme zum Abbau des Alkohols. Diese stellt er erst dann vermehrt her, wenn häufiger eine größere Menge Alkohol getrunken wurde. Für Kinder und Jugendliche ist die Gefahr einer Vergiftung deshalb größer. Mögliche Wirkungen von Alkohol sind: · Entspannung und Enthemmung, gesteigertes Redebedürfnis · Reduzierung von Ängsten · bei hoher Dosierung Müdigkeit, Verlust der Kontrolle über Gliedmaßen und Sprachfähigkeit, Verlust der Impulskontrolle und Inkontinenz · gesteigerte, bei hoher Dosierung verringerte Libido · bei riskantem Konsum Schädigung des Gehirns, der inneren Organe, besonders der Leber, und des Nervensystems · Konzentrationsschwäche und Gedächtnisverlust · starke psychische und körperliche Abhängigkeit mit Entzugssymptomen wie Zittern, starkem Schwitzen, erhöhtem Pulsschlag und

Blutdruckschwankungen sowie bei Vorschädigung Krampfanfälle
· langfristig Veränderung der Persönlichkeit und Wahnvorstellungen
· bei Überdosierung Atemlähmung und Tod.
Die Alkoholwirkung kann individuell sehr unterschiedlich sein, Dosis, Art der Einnahme, psychische Verfassung, Stimmung, Persönlichkeit und Umgebung spielen eine Rolle.

Problematischer Gebrauch Problematisch ist Alkoholkonsum im Straßenverkehr und kann bei einer Verkehrskontrolle vor Ort innerhalb kürzester Zeit nachgewiesen werden. Das völlige Alkoholverbot für Fahranfänger gilt für Fahrer bis zum 21. Lebensjahr und für alle Fahranfänger während der gesamten Probezeit. Für alle anderen Verkehrsteilnehmer gilt: · ab 0,5 Promille kann ein Bußgeld anfallen und die Fahrerlaubnis entzogen werden · ab 0,3 Promille macht man sich strafbar, wenn während der Fahrt alkoholbedingte Fahrfehler auftreten oder es zu einem Unfall kommt · im Falle eines Unfalls kann einem alkoholisierten Fahrer auch bei weniger als 0,5 Promille eine Teilschuld zugesprochen werden, auch wenn er/sie den Unfall nicht verursacht hat · ab 1,1 Promille ist man absolut fahruntüchtig und begeht eine Straftat, die Fahrerlaubnis wird sofort entzogen. Generell drohen · Entzug des Führerscheins oder Führerscheinsperre von bis zu fünf Jahren, bis zu sieben Punkte im Verkehrszentralregister Flensburg · Medizinisch-Psychologische Untersuchung (MPU) · um zwei Jahre verlängerte Probezeit für Fahranfänger. Alkoholkonsum ist während der Arbeit und beim Sport aufgrund der erhöhten Verletzungsgefahr sowie bei gleichzeitiger Einnahme von manchen Medikamenten und in Kombination mit anderen Drogen problematisch. Bei exzessivem Konsum wie dem Komasaufen ist das Gesundheitsrisiko extrem erhöht.

Verbreitung Der durchschnittliche Pro-Kopf-Alkoholkonsum in Deutschland beträgt 2014 etwa 9,6 Liter pro Jahr. Bei 15,6 Prozent der Jugendlichen im Alter von 11 bis 17 Jahren ist laut Studie zur Gesundheit von Kindern und Jugendlichen in Deutschland (KiGGS) ein riskanter Alkoholkonsum festzustellen (Mädchen: 16,2 Prozent, Jungen: 15,1 Prozent). Laut Bundeszentrale für gesundheitliche Aufklärung (BZgA) trinkt jeder zweite junge Mann (52,3 Prozent) und jede vierte junge Frau (23,8 Prozent) zwischen 18 und 25 regelmäßig Alkohol. Die große Mehrheit der 12- bis 17-Jährigen verfügt über ein gesundheitlich risikoarmes Konsummuster. Aktuell konsumieren 6,2 Prozent der Jugendlichen eine riskante Menge an Alkohol. Der Anteil von Jugendlichen, die einen gefährlichen Konsum aufweisen, liegt bei 2 Prozent. Männliche Jugendliche weisen einen höheren Alkoholkonsum auf als weibliche Jugendliche.

hängt das auch von der konsumierten Menge ab, der Dosis. Die Häufigkeit ist neben der Dosis eines der wichtigsten Kriterien bei der Frage, wie kontrolliert oder integriert der eigene Konsum ist. Aber Häufigkeit ist nicht so einfach zu bewerten, wie man auf den ersten Blick denken würde. Die Kategorie ist umstritten, weil hier neben objektiven Maßstäben immer auch moralische Urteile einfließen. Das zeigt sich schon bei der Frage, ob das tägliche Feierabendbier eine tolerierbare Dosis Alkohol darstellt oder nicht.

Bei allen Substanzen gilt: Wer häufig konsumiert, braucht größere Kontrollfähigkeiten und setzt sich einem größeren Risiko aus. Allerdings sind diese Kontrollfähigkeiten individuell sehr unterschiedlich ausgeprägt. Es gibt Menschen, die mit größeren Alkoholmengen jahrelang gut zurechtkommen, und solche, denen ein tägliches Glas Sekt Schwierigkeiten bereitet. Die individuellen Voraussetzungen jedes Menschen spielen eine große Rolle. Deshalb ist es so wichtig, sich selbst im Umgang mit Drogen realistisch einschätzen zu lernen.

Eine nützliche Daumenregel lautet: Wer ein- oder zweimal pro Woche kifft oder Alkohol trinkt, gilt als Gewohnheitskonsument mit einer mittleren Konsumfrequenz; alles, was darüber hinausgeht, gilt als hohe, möglicherweise problematische Konsumfrequenz. Bei täglichem oder sogar mehrfachem täglichem Konsum steigt die Wahrscheinlichkeit rapide, Schaden zu nehmen. Als Gelegenheitskonsument mit einer niedrigen und damit wenig riskanten Konsumfrequenz gilt, wer ein- bis zweimal im Monat oder seltener kifft oder Alkohol trinkt.

In einigen Fällen, etwa bei älteren Männern mit Herzerkrankungen, könnten 30 Gramm Alkohol pro Tag (etwa 300 bis 400 Milligramm) eine positive Wirkung auf die Gesundheit haben. Allerdings schlägt diese Wirkung ins Gegenteil um, wenn man zuviel trinkt.

Bei anderen Substanzen sind die Grenzwerte unterschiedlich. Bei einem starken Halluzinogen wie LSD gilt als Gewohnheitskonsument mit einer hohen Konsumfrequenz, wer häufiger als ein- bis zweimal pro Monat einen Trip wirft, als Gelegenheitskonsument mit niedriger Konsumfrequenz, wer das ein- oder zweimal im Jahr tut. Ein täglicher oder mehrfacher täglicher Konsum von LSD ist sinnlos, da sich rasch eine hohe Toleranz entwickelt: Nach wenigen Tagen lässt die Wirkung stark nach oder verschwindet ganz.

Die genannten Grenzen sind eher niedrig festgelegt, da es darum geht, das Bewusstsein für den Umgang mit Rauschmitteln zu schärfen. Grundsätzlich gilt, dass bei Gelegenheitskonsumenten ein geringeres Risiko für Abhängigkeitsentwicklung besteht als bei Gewohnheitskonsumenten mit hoher Konsumfrequenz. Bei jeder psychoaktiven Substanz ist es wichtig, konsumfreie Zeiten einzulegen, je nach Droge und persönlicher Lebenssituation können das Tage, Wochen oder Monate sein. Nur so kann man spüren, welche Auswirkungen die Droge auf die Stimmung und den Körper hat und ob man seinen Drogengebrauch unter Kontrolle hat oder nicht.

Neben der Häufigkeit und der damit verbundenen Dosis-Frage gibt es noch zahlreiche weitere Faktoren, die Gewohnheitskonsumenten voneinander unterscheiden. In einer Cannabis-Studie aus den 1990er Jahren wurden Gewohnheitskonsumenten beispielsweise unterschieden nach:

- gewohnheitsmäßigen **Individualkonsumenten**, die überwiegend allein und zu Hause Cannabisprodukte konsumieren,
- gewohnheitsmäßigen **Freizeitkonsumenten**, die an durchschnittlich sechs Tagen pro Woche in sozialen Freizeitkontexten konsumieren, also mit Freunden, und die hinsichtlich ihres Konsums Arbeit und Freizeit strikt voneinander trennen, und
- gewohnheitsmäßigen **Dauerkonsumenten**, die überall, also auch bei der Arbeit oder in der Schule, Cannabis konsumieren und deren Konsum sich durch eine häufigere Wahl riskanter Konsumformen auszeichnet.

Riskante Konsumformen werden von Droge zu Droge unterschieden, bei Heroin wäre es das Spritzen, bei Kokain Rauchen oder Spritzen. Bei Cannabis ist das Rauchen von purem Haschisch riskanter als ein mit Tabak und Gras gedrehter Joint. Cannabis als Tee zu trinken oder in Form von Space-Cookies zu essen ist ebenfalls riskanter Konsum.

Vor allem bei letzteren ist von einem unschädlichen Drogengebrauch kaum auszugehen. Freizeitkonsumenten dagegen haben, trotz des relativ hohen Konsums, aufgrund der Trennung von Arbeit (beziehungsweise Schule) und Freizeit eine bessere Chance, keinen oder wenig Schaden zu nehmen. Diese Unterscheidung zeigt sehr deutlich, dass neben Häufigkeit und Menge auch das Umfeld und die Situation, in der man konsumiert, einen wichtigen Einfluss haben. Es lohnt sich also, darüber nachzudenken, wie oft, wie viel und bei welchen Gelegenheiten man Drogen nimmt, wenn man seinen Konsum im Griff behalten möchte.

Motivation und Risiko: Welcher Typ bin ich?

Oft begegnen wir Menschen, die uns faszinieren oder mit denen wir uns identifizieren, nicht nur auf der Straße, sondern in Büchern, auf der Konzertbühne, in Filmen und Computerspielen. Ein Beispiel ist der *Dude*, eine Figur aus dem Film *The Big Lebowski* der Cohen-Brüder, gespielt von Jeff Bridges. Generationen von Kiffern haben sich seit Erscheinen des Films im Jahr 1998 über diese Figur amüsiert, die einen bestimmten Typus von Kiffer verkörpert: cool, nicht aus der Ruhe zu bringen, schlagfertig, schräg, verpeilt, liebenswert, egozentrisch. Filme wie *So High* oder *Ananas Express* zeigen ähnliche Kiffertypen, zahlreiche andere porträtieren den typischen Trinker, Kokser oder Junkie. Solche Filmfiguren sind Fiktion, trotzdem beeinflussen sie uns. Wir vergleichen uns mit ihnen, idealisieren sie, eifern ihnen nach oder grenzen uns von ihnen ab. Sich mit anderen zu vergleichen macht es einfacher, sich selbst, die eigene Persönlichkeit mit all ihren Träumen, Sehnsüchten, Idealen und Wertvorstellungen einzuschätzen. Das wiederum hilft dabei, kontrolliert mit Drogen umgehen zu lernen.
Neben fiktiven und realen Personen existiert noch eine dritte Kategorie von Typen, die dabei helfen können, sich selbst und seinen Drogenkonsum besser einzuschätzen: Konsum-, Motiv- und Risikotypen, die aus der Drogenforschung stammen (die Konsumtypen haben wir ja in diesem Kapitel schon vorgestellt). Sie sind weniger konkret als eine Filmfigur wie der *Dude*, aber genau deshalb vielleicht

sogar nützlicher. Insbesondere die Motivtypen sind eine Art stilisierte Personen, bei denen bestimmte Charaktereigenschaften hervorgehoben sind, zum Beispiel ihre Abenteuerlust oder ihre Neugier. Das entspricht real existierenden Menschen in sozialen Situationen eher als der Vergleich mit statistischen Durchschnittswerten – Max Mustermann begegnet man ja eher selten. Frauen und Männer, die den Motiv- und Risikotypen entsprechen, mal mehr, mal weniger, begegnen wir im Alltag dagegen ständig: dem »Vorsichtigen«, der »Risikosucherin«, dem »Selbstbehandler«, der »Spaßsucherin«, dem »Grenzgänger«, dem »Provokateur«. Diese Motivtypen stellen wir auf den folgenden Seiten vor.

Es gibt zahlreiche Gründe, Drogen zu nehmen, gute und weniger gute. Die einen trinken Alkohol, weil es Spaß macht. Oder weil es schmeckt. Die anderen, weil sie dann lockerer sind oder es ihnen leichter fällt, Mädchen anzusprechen. Manche, weil sie dazugehören wollen. Der eine oder andere braucht Alkohol oder Cannabis, um sein Leben zu bewältigen und nicht unter seinen Problemen zusammenzubrechen. Oder weil das Leben ohne Drogen langweilig und öde erscheint. Wieder andere trinken oder kiffen gar nicht, weil sie sich auch ohne Rausch gut fühlen und einen klaren Kopf behalten wollen, um ihre Ideen und Projekte zu verwirklichen. »Was treibt uns an?« lautet eine zentrale Frage bei der Beschäftigung mit Drogen. Wozu das Ganze? Was lässt die einen trinken, die anderen kiffen, und wieso lassen wieder andere ganz die Finger von Drogen? Die Antwort ist nicht ganz einfach. Ob der Umgang mit Drogen das Beste oder das Schlechteste zum Vorschein bringt, ist abhängig von zahlreichen Faktoren: von Motiven, also dem »Wozu«, vom sozialen Umfeld und den Ideen, durch die ein Mensch beeinflusst wird. Außerdem spielt auch die genetische Veranlagung eine Rolle. Und es kommt darauf an, wie das Gehirn eines Menschen sich im Laufe seiner Lebensgeschichte entwickelt hat und sein Verhalten steuert. Nicht jede Konsumentscheidung ist eine bewusste Entscheidung, oft werden wir von Gewohnheiten oder Impulsen beeinflusst. Die meisten Menschen trinken morgens einen Kaffee, ohne sich die Motive dafür bewusst zu machen. Sicher, alles andere wäre auch anstrengend und bei dem geringen Risiko, dem man sich mit der Droge Kaffee aussetzt, auch unnötig. Der Morgenkaffee ist ein Ritual, mit dem die allermeisten Menschen hervorragend leben können. Bei anderen Ritualen, wie dem Feierabendbier oder dem Entspannungsjoint, kann es dagegen ratsam sein, ab und zu seine Gründe zu hinterfragen.
In einem Langzeitforschungsprojekt an der Universität Heidelberg wurden aus Interviews mit 318 Jugendlichen verschiedene Motive beim Umgang mit psychoaktiven Substanzen herausgearbeitet – die Suche nach Gruppenzugehörigkeit und Identität, Auflehnung, Hedonismus, Neugier oder Problembewältigung sind einige Beispiele. Niemand ist auf ein einziges Motiv festgelegt. Jeder Mensch hat von jedem der hier beschriebenen Motive Anteile in sich. Wichtig ist, welche sich im Laufe der Zeit durchsetzen und unsere Entscheidun-

Welcher Risikotyp bin ich?

Der **Risikosucher** ist neugierig und manchmal impulsiv, er sucht den Nervenkitzel.

Der **Risikovermeider** ist vorsichtig und geht Gefahren aus dem Weg.

Wozu nehme ich Drogen?

Hedonismus versus Problembewältigung – **Der Spaßtyp und der Selbstbehandler**: Spaß zu haben und seine Freizeit aufregender gestalten zu wollen, ist das am häufigsten genannte Motiv für den Konsum von Alkohol oder anderen Drogen. Aber auch Trinken oder Kiffen zur Bewältigung oder Verdrängung von Problemen ist weit verbreitet.

Grenzen setzen versus Grenzen überschreiten – **Der Kontrollierer und der Grenzgänger**: Dem einen ist es wichtig, seine Grenzen zu kennen und die Kontrolle zu bewahren. Der andere geht bewusst über seine Grenzen hinaus, um neue und intensive Erfahrungen zu machen.

Der **Risikokontrollierer** wägt ab, beschäftigt sich mit den Gefahren, bevor er eine Entscheidung trifft.

Der **Risikoverursacher** bringt vor allem andere in Gefahr.

Dazugehören wollen versus seine Freiheit suchen – **Der Szenetyp und der Unabhängige**: Der eine trinkt oder kifft, um dazuzugehören und so zu sein wie die Älteren, Cooleren oder andere Vorbilder. Der andere sucht nach Individualität und Unabhängigkeit, das kann sowohl durch Verzicht auf Drogen als auch durch den Konsum geschehen.

Vorsicht versus Neugier – **Der Abstinente und der Probiertyp**: Der eine lehnt Drogenerfahrungen ab, um sich zu schützen, der andere ist neugierig und möchte diese Erfahrungen machen, bevor er sich grundsätzlich für oder gegen den Konsum entscheidet.

Auflehnung versus Anpassung – **Der Rebell und der Mitläufer**: Was verboten ist, ist besonders reizvoll – die einen nehmen Drogen, um gezielt Regeln und Gesetze, Vorschriften und Erwartungen in Frage zu stellen und zu unterlaufen. Die anderen passen sich den Normen und Konsumgewohnheiten der Mehrheit an.

gen und unser Handeln bestimmen. Außerdem unterscheiden und verändern sich die Motive für den Drogenkonsum häufig, wenn jemand zum ersten Mal trinkt oder kifft oder wenn er schon erfahren darin ist.

Die Motivtypen bezeichnen ein Spektrum, in dem wir uns bewegen. So lange, bis wir unseren eigenen Weg gefunden haben und die eigene Persönlichkeit gefestigt ist. So kann beispielsweise aus jemandem, der mit 14 extrem neugierig war und alles ausprobieren wollte, im Laufe der Zeit jemand werden, der sich und anderen Grenzen setzt – weil die eigene Erfahrung ihn genau das gelehrt hat.

Die verschiedenen Motive finden sich auch in den Lebensgeschichten von Laura, Sascha, Nina, Martin, Carl und den anderen jungen Frauen und Männern in diesem Buch wieder. Genau genommen ist jede oder jeder von ihnen eine eigenwillige, individuelle Mischung aus verschiedenen Typen – so wie die meisten Menschen. Ihre Geschichten zeigen auch, dass Menschen in unterschiedlichen sozialen Situationen unterschiedliche Beweggründe haben, manchmal steht Neugier im Mittelpunkt und manchmal Vorsicht.

Außerdem können sich die Motive verändern, wenn sich die Lebensumstände verändern, ein Umzug, ein Schulwechsel, eine Trennung, ein neuer Partner oder neue Freunde können auch den Blick auf und den Umgang mit Drogen verändern. Auch kann ein Motiv zu unterschiedlichen Reaktionen führen: Wer sich an Älteren oder Vorbildern orientiert oder sich an eine soziale Gruppe anpassen möchte, nimmt, abhängig von diesen Vorbildern oder Gruppen, die gleichen Drogen wie diese oder eben keine, wenn diese keine nehmen. Auch die Zugehörigkeit zu einer bestimmten Szene spielt eine Rolle – wer Bands wie *Rise Against* bewundert und wie die Bandmitglieder mit der Straight-Edge-Szene sympathisiert, wird wahrscheinlich deutlich weniger Drogen nehmen als ein, sagen wir, *Alligatoah*-Fan. Und wer sich gegen seine kiffenden Hippie-Eltern auflehnen will, verzichtet vielleicht ganz auf Drogen, bei abstinenten Eltern dagegen kann Abgrenzung und das Überschreiten von Regeln eher im Kiffen oder Saufen Ausdruck finden.

Don't smoke. Don't drink. Don't fuck – was wie der Kodex für ein langweiliges Spießerleben klingt, ist die Grundregel der Straight-Edge-Szene, die sich in den 80er Jahren aus der Punk- und Hardcore-Bewegung entwickelt hat. Straight-Edge-Anhänger trinken keinen Alkohol, nehmen keine Drogen und rauchen nicht, sie lehnen unverbindlichen Sex mit häufig wechselnden Partnern ab und sind oft Vegetarier. Dahinter steht die Idee einer bewussten Lebensführung sowie des Protests gegen gesellschaftliche Missstände.

Natürlich sind einige dieser Motive riskanter als andere. Wer nur dann Spaß haben kann, wenn er besoffen ist, asphaltiert sich eine breite Straße geradewegs in Richtung Sucht. Unser Gehirn ist biologisch darauf geeicht, angenehme Zustände immer wieder erleben zu wollen, es gewöhnt sich daran und reagiert mit einer Reihe von Nebenwirkungen, wenn diese Reize ausbleiben. Es entsteht Abhängigkeit, körperlich oder psychisch. Die Symptome sind sehr unangenehm, dazu gehören Craving, Kontrollverlust, körperliche Entzugserscheinungen wie Gliederschmerzen oder Schlafstörungen und Stimmungsschwankungen.

Genauso ungünstig ist es, Probleme wie Einsamkeit, Beziehungsstress oder Überforderung in der Schule dauerhaft wegzukiffen oder mit anderen Substanzen zu bekämpfen. Zugegeben, kurzfristig stellt sich ein wunderbares Gefühl von Entspannung ein, man

fühlt sich wie in Watte gepackt, der Stress ist angenehm heruntergedimmt. Langfristig löst die Flucht in den Drogenrausch allerdings keine Probleme, auf Dauer verstärkt es sie eher oder schafft neue. Regelmäßige Problembewältigung mit Hilfe von psychoaktiven Substanzen ist einer der riskantesten Beweggründe für Konsum, da sich schwierige und belastende Situationen, auch wenn man sie subjektiv als weniger bedrückend erlebt, objektiv dadurch nicht verbessern. Wer den ganzen Tag kifft, weil seine Freundin ihn verlassen hat, wird sie auf dem Weg wohl weder zurückgewinnen noch eine neue finden. Und Schulstress mit Dauerkiffen zu bekämpfen führt auch eher zu Apathie, damit zu schlechteren Leistungen und schließlich zu noch mehr Ärger mit Lehrern und Eltern.
Aber auch hier spielen Häufigkeit und Dosis eine große Rolle: Gelegentlich nach einem anstrengenden Tag in der Schule zur Entspannung einen Joint zu rauchen oder den Trennungsschmerz ein oder zwei Nächte lang mit Alkohol oder anderen Drogen zu bekämpfen muss nicht zwangsläufig zu Problemen führen, im Gegenteil, es kann sogar hilfreich und entlastend sein. Zumindest wenn es nicht die einzige Lösungsstrategie darstellt und nicht dauernd wiederholt werden muss. Grundsätzlich kommt es darauf an, dass Konsumenten sich selbst kritisch beobachten und darauf achten, dass sie über den Substanzkonsum hinaus über möglichst viele andere Strategien verfügen, ihre Freizeit zu genießen und Probleme zu bewältigen.
Eng mit den Konsum- und Motivtypen verbunden sind die Risikotypen: Eine gute Risikoeinschätzung ist die Voraussetzung für einen langfristig positiven Konsum – und manchmal sogar die Voraussetzung dafür, den Drogengebrauch zu überleben. Aber Risikoeinschätzung ist schwierig und komplex. Risiko ist keine klare, objektive Größe, wie hoch oder niedrig jemandem ein Risiko erscheint, wird stark von dessen Erfahrungen, aber auch von den eigenen Überzeugungen und denen anderer Menschen beeinflusst. Wer Höhenangst hat, wird zum Beispiel niemals zum Fallschirmspringen oder Freeclimben zu bewegen sein. Wer als Kind von einem Hund gebissen wurde, wird wohl im Park keine Bullterrier streicheln, wer selbst einen besitzt, möglicherweise schon. Wer sich nur mit Leuten trifft, die ständig kiffen, wird das für weniger riskant halten als jemand mit einem abstinenten Freundeskreis.
Diese subjektive Seite des Umgangs mit Risiko nennt man Risikowahrnehmung. Sie wird nicht nur von gesellschaftlichen Normen und Vorurteilen beeinflusst, sondern auch durch unsere Biologie. Einige Menschen zeigten bei Hirnscans in bestimmten Gehirnregionen, die mit Erregung und Verhaltensverstärkung verknüpft sind, stärkere Reaktionen auf Reize. Diese Menschen, die den Nervenkitzel und die Aufregung suchen, nennt man Sensation Seeker oder umgangssprachlich auch Adrenalinjunkies. Sie neigen dazu, größere Risiken einzugehen als andere. Sie suchen Stimulierung, also Extremerfahrungen, die neu oder besonders intensiv sind. Dazu gehören neben sexuellen Erfahrungen und Extremsport auch Glücksspiel und Drogen.

Männer neigen eher zum Sensation Seeking als Frauen, 20- bis 25-Jährige eher als ältere Menschen.

Die Frage nach dem eigenen Risikotyp ist ein weiterer Baustein eines gelungenen Umgangs mit Drogen. Wie bei den Motivtypen ist auch hier die Zuordnung nicht immer ganz eindeutig, viele von uns vereinen unterschiedliche Anteile, wobei auch hier wichtig ist einzuschätzen, welcher Anteil prägend ist und unser Handeln bestimmt. Auch das Risikoverhalten kann sich verändern, wie unter anderem Saschas Beispiel zeigt, dessen Umgang mit Drogen zuerst sehr kontrolliert war, der später jedoch jede Kontrolle aufgab.

Die besten Chancen, in Sachen Drogenkonsum nicht in Schwierigkeiten zu geraten, haben der *Risikokontrollierer* und, klar, der *Risikovermeider.* Wer in erster Linie ein *Risikosucher* ist, setzt sich eher größerer Gefahr aus und sollte sich besonders gründlich mit den Tipps am Ende des vorherigen Kapitels beschäftigen. Der *Risikoverursacher* fällt etwas aus dem Raster, weil es ihm darum geht, andere in Gefahr zu bringen. Das kann damit einhergehen, dass er selbst ein Risikosucher ist und andere mitziehen will. Manchmal aber vermeidet der Risikoverursacher das Risiko für sich selbst und bringt nur andere in Gefahr. Im Umgang mit Drogen kommt das nicht selten vor – einige haben Spaß daran zu sehen, wie es anderen schlecht geht oder dass sie sich lächerlich machen. Solche Typen sollte man definitiv meiden.

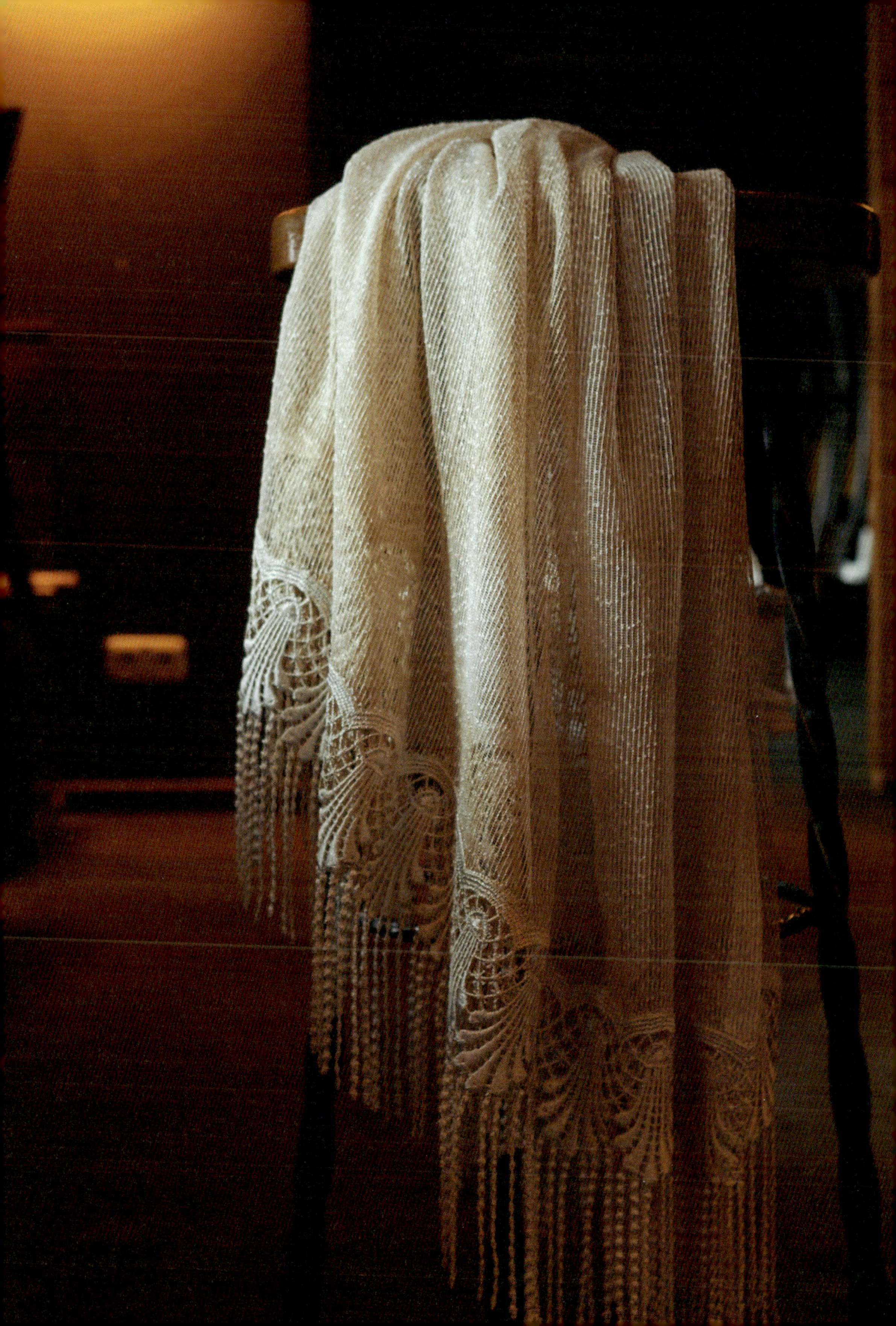

Elena

20, Studentin aus Dresden:
Mit LSD kann ich alles aus einer neuen Perspektive betrachten.

Als ich dreizehn war, haben mich meine Eltern zu meiner Kinderärztin in unserem Dorf geschleift. Da musste ich dann in einen Becher mit einem Bärchen darauf pinkeln. Zu der Zeit war ich gerade Punk und fand das natürlich ziemlich scheiße. Durch das Screening haben meine Eltern erfahren, dass ich kiffe. Für sie war das schlimm. Mein Vater ist Feuerwehrmann und in einfachen Verhältnissen aufgewachsen, auf einem kleinen Bauernhof, die Mutter meiner Mama war Putzfrau und ihr Vater LKW-Fahrer. Sie stammen aus der Arbeiterschicht und haben sich mit viel Arbeit und Mühe ihren Traum vom Eigenheim verwirklicht. Und dann liest ihnen die dreizehnjährige Tochter bei der Gartenarbeit Artikel vor, in denen steht, dass Gras weniger schädlich sei als Alkohol! Sie konnten das einfach nicht verstehen, für sie waren Drogen eben Rauschgift und Gras dasselbe wie Crystal Meth. Aber verbieten lassen habe ich es mir eben auch nicht.

Mit fünfzehn, sechzehn hab ich dann täglich gekifft. Auch in der Schule. Da ich eine Klasse übersprungen hatte, habe ich schon immer mit den älteren Jungs rumgehangen und fand halt die Kiffer aus dem Abiturjahrgang viel cooler als die, die sich nur stumpf besoffen haben. Vor der Schule war ein öffentlicher Park, in dem die Penner unter den Trauerweiden schliefen, da haben wir geraucht. Es gab einen Schuldealer, der kam immer zur großen Pause – er war Bäcker und hatte früh Feierabend. Wir haben uns dann in der Pause einen gerollt, manchmal haben die Lehrer das auch mitbekommen; ein Englischlehrer hat sogar von uns Gras geschnorrt oder gekauft. Irgendwie war das Kiffen halbwegs akzeptiert, zumindest wusste jeder Bescheid.

Später war ich dann Skaterpunk. In Saarbrücken gab es einen Club, in dem Dancehall Reggae und Drum'n'Bass liefen, das hat mich auch krass beeinflusst. Ich trug karierte Vans, Leinenhosen und immer eines meiner tollen Accessoires: Pali-Tuch und Nietengürtel. Pinki-Punki-kariert-schwarz-weiß. Hauptsache, gegen den Mainstream, und da gehörte Gras eben dazu, auch wenn ich gegen alle anderen Drogen war. Für mich waren chemische Drogen der Weg in die Gosse. Ich kannte ja nur das Gerede, das in der Öffentlichkeit verbreitet wurde: »Das macht dich kaputt und ist schlecht!«

Nachdem mein bester Freund nach Saarbrücken gezogen war, waren wir dann viel häufiger bei ihm in der Wohnung als bei mir auf dem Dorf. Er und seine Freunde haben immer mal wieder Teile geworfen oder auch mal in einem Club Speed gezogen, aber immer nur zum Feiern. Oft auf Drum'n'Bass-Partys, die Jungs mit Baggy Pants und total verschwitzt in »Ey, voll krass, Alter!«-Stimmung. Am Anfang fand ich das nicht so geil und wollte nichts damit zu tun haben. Ich dachte: Wenn man chemische Drogen nimmt, rutscht man schnell ab. Für mich gab es zwischen MDMA und Meth keinen Unterschied. Ich hatte eben keine Ahnung. Meine Kumpels waren auch unbedarft und haben auch schon mal lustig viel zu viel genommen. Lukas, der mittlerweile Psychologie studiert, hat an einem Abend fünf LSD-Pappen genommen, er war total drauf und ist zwei Tage in ganz anderen Sphären gewesen, nicht mehr wirklich in dieser Welt. Das war schon krass und eher abschreckend zu sehen, ich war ja erst sechzehn.

Ein Jahr später, mit siebzehn, habe ich dann zusammen mit meinem damaligen Freund selbst LSD genommen. Für mich war das eine bewusstseinserweiternde Erfahrung. Danach hat sich meine Einstellung zu Drogen komplett gewandelt! Der Rausch war so beeindruckend, ich war unglaublich zufrieden. Paul hat supergut auf mich aufgepasst. Ich hatte nur eine kleine Dosis, also auch kaum Optics, war aber trotzdem total im Reinen mit mir und glücklich. Alles war plötzlich anders, besonders, nicht mehr banal oder selbstverständlich. Wenn ich mich auf ein Sofa gesetzt habe, war ich überwältigt, wie krass bequem das war oder wie schön sich meine Haut anfühlte. Ich werde wohl mein ganzes Leben lang LSD nehmen. Aber eben nur einmal im halben Jahr. Irgendwo draußen in der Natur oder in einem tollen Zimmer. LSD ist bewusstseinserweiternd, eine Art Reset-Button, mit dem ich die ganzen Raster in meinem Kopf, diese vorgefertigten Denkmuster, loslassen und alles aus einer neuen Perspektive betrachten und neu darüber nachdenken kann.

Auch mit 2C-B habe ich schon einige Male experimentiert. Es fühlte sich an, als könnte ich die Musik sehen, Farben und plötzlich auftauchende Oberflächenmuster spüren. Ich würde allerdings psychedelische Substanzen niemals leichtfertig nehmen! Weil ich weiß, dass ich dazu Vor- und Nachbereitung brauche. Ein LSD- oder Nexus-Trip hat für mich nichts mit Partyspaß zu tun, es ist eher eine ganz persönliche Erfahrung, weitab von fremden Leuten, sonst bekomme ich ganz schnell eine Sozialphobie, weil die ganzen Mechanismen im Kopf fehlen, die den Alltag filtern. Ich kann dann einen Gesichtsausdruck nicht mehr interpretieren, wenn ich den Menschen nicht gut kenne. Andererseits habe ich mich einmal mit einem Freund zwei Stunden lang unterhalten, ohne zu sprechen. Wir saßen uns im Schneidersitz gegenüber und haben echt krass kommuniziert. Er war irgendwie tief mit mir verbunden, auf einer Ebene, die ich nicht beschreiben kann.

2C-B oder Nexus ist eine mit dem Meskalin verwandte synthetische Droge mit halluzinogener, euphorisierender und manchmal auch sexuell stimulierender Wirkung.

Martin

21, Student aus Freiburg:
Ich habe die Erde zu meinen Füßen atmen sehen.

In meiner Zeit im Internat habe ich auch ein- oder zweimal Speed genommen. Ich kannte ein paar Leute, die das ständig nahmen, und wollte es einfach ausprobieren. Speed fand ich ekelhaft! Ich fühlte mich fürchterlich aufgedreht, so als hätte ich viel zu viel Kaffee getrunken. Ich habe mich nicht wohl in meiner Haut gefühlt, alles fühlte sich irgendwie rotzig an, gar nicht schön. Das war nicht meins.

Mir wurde auch Kokain und Ketamin angeboten, aber das hat mich nicht interessiert. Vor allem Kokain schreckt mich eher ab. Ich habe Leute auf Koks erlebt, die Art und Weise, wie sie miteinander umgegangen sind, wie sie sich aufgeführt haben, das ultraaufgeblasene Ego, nein danke!

Zu Beginn meines Studiums habe ich die ersten Erfahrungen mit MDMA, also Ecstasy, gemacht, auf einer Goa-Party in Freiburg, zusammen mit meinem besten Freund, der MDMA schon kannte. Ich war völlig begeistert davon, wie gut ich mich fühlte, wie nett alle waren, wie wunderschön die Party war und wie leicht mir das Tanzen auf einmal fiel! Mein Körper hat sich wie von allein zur Musik bewegt. Ein anderes Mal haben wir nach einer ähnlichen Party mit einigen Freunden ein großes Kuschelknäuel gebildet, das war sehr schön. Leider war der nächste Morgen eher unschön, ich fühlte mich müde, ausgelaugt und etwas deprimiert, irgendwie grau. Zum Glück hatte ich genug zu kiffen da.

Kurz darauf habe ich zum ersten Mal LSD probiert. Ich wusste, dass einige in meinem Umfeld das gelegentlich nahmen, und war sehr neugierig darauf. Gleichzeitig hatte ich auch Angst, ich hatte gelesen, dass man auf einem LSD-Trip hängen bleiben konnte, und ich bin psychisch nicht der Stabilste. Vor meinem ersten LSD-Trip war ich zufällig an ein Teilchen gekommen, in dem neben MDMA wohl auch 2C-B, ein Halluzinogen, enthalten war, das kommt bei Ecstasy schon mal vor. Das war total spannend und hatte eine starke optische Wirkung. Der Fernseher begann zu wabern, die Muster des Teppichs wurden dreidimensional und bewegten sich durch den Raum. Das war klasse und hat mir die Angst vor LSD genommen.

Mein erster Trip war nach einer Goa-Party. Der war ultraschön! Meine Wahrnehmung veränderte sich, es war, als würde ich durch ein Fischaugenobjektiv sehen. Ich habe barfuß getanzt und die Erde zu meinen Füßen atmen sehen, der Boden hob und senkte sich. Überall waren fraktale Muster, in der Luft, auf den Feldern. Meine Gedanken veränderten sich, zerfaserten. Irgendwann saß ich nur da, sah in den Wald und in den Himmel und war fasziniert davon, wie deutlich ich alles wahrnahm, wie wunderschön alles war. Dieses Naturerlebnis hat mich sehr geprägt, schade, dass ich dafür eine Drogenerfahrung brauchte. Früher war ich ein ziemlicher Stubenhocker, heute freue ich mich bei ausgedehnten Spaziergängen darüber, wie unglaublich schön die Natur ist. Das verdanke ich dem LSD.

Ich habe auch mit psychedelischen Pilzen und DMT, einem Halluzinogen, experimentiert. Vor allem die DMT-Erfahrung war sehr intensiv, ich habe einmal an der Pfeife gezogen, und PLING! war ich woanders! Ich habe spiralförmige Muster gesehen, ähnlich einer DNA-Helix, die sich zu einer Entität zusammengefügt und mich umfangen haben. Während dieses DMT-Rauschs sind dann alle Emotionen aus mir herausgebrochen, die sich in den Monaten vorher angestaut hatten und die ich bis dahin unterdrückt hatte: Ein Freund hat mich in den Arm genommen, ich habe geheult wie ein Schlosshund und laut geschrien, vor meinen geschlossenen Augen habe ich einen schwarzen Knoten mit zuckenden dunkelroten Blitzen gesehen, mit jedem Schrei, jedem Schluchzen wurde der Knoten kleiner, heller und irgendwie durchsichtiger. Irgendwann hatte er sich fast vollständig aufgelöst. Danach fühlte ich mich richtig gut! Wie auseinandergenommen, sauber gemacht und wieder neu zusammengesetzt. Das lag wohl nicht in erster Linie an dem DMT, sondern daran, dass es mich in die Lage versetzt hatte, mich auszuheulen, alles rauszulassen. Ich denke, der schwarze Knoten war die Trauer über eine gescheiterte Beziehung, die ich noch nicht verarbeitet und bis dahin mit Cannabis weggeraucht hatte.

Meine Erfahrungen mit MDMA und DMT haben mir dabei geholfen, mich mit den Erfahrungen und Gefühlen, die ich früher weggeraucht habe, auseinanderzusetzen. Im Moment befinde ich mich in einer Abstinenzphase, aber LSD, Ecstasy oder DMT werde ich in Zukunft bestimmt noch hin und wieder nehmen, ich warte noch auf die richtige Gelegenheit. Drogen sind keine Sakramente oder Wundermittel, die automatisch alles besser machen. Sie lösen keine Probleme. Aber sie können mir dabei helfen, an mir zu arbeiten und mich mit meinen Emotionen auseinanderzusetzen. Ich habe durch den Drogenrausch vieles gelernt, das Naturerleben, aber auch, dass es gut und tröstlich ist, meine Gefühle rauszulassen und darüber zu reden, was in meinem Kopf los ist. Drogenrausch ist toll, wenn ich ihn bewusst genießen kann, wenn die Umstände stimmen und ich mit Menschen zusammen bin, mit denen ich mich wohlfühle. Sich einfach wegzuballern, wie ich es längere Zeit mit Cannabis getan habe, ist dagegen unglaublich uncool.

In den 70er Jahren wurde MDMA, wie auch LSD oder Psilocybin, in der Psychotherapie eingesetzt. Als MDMA 1985 verboten wurde, endete auch der therapeutische Gebrauch – zumindest offiziell. Manche Therapeuten haben es dennoch weiter benutzt (in einer gesetzlichen und medizinischen Grauzone). Seit 2004 laufen wieder wissenschaftliche Studien, in denen MDMA und LSD erfolgreich im therapeutischen Setting eingesetzt werden.

4

High sein

Das *High* ist das Auge des Hurrikans, der Fixpunkt, um den sich beim Thema Drogen alles dreht. Damit werden nicht einfach nur Glücksgefühle beschrieben – obwohl die auf die eine oder andere Weise natürlich immer wichtig sind. Ein *High* kann sich deutlich vom anderen unterscheiden, etwa so, wie sich verschiedene Kuchensorten im Geschmack unterscheiden: Vergleicht man einen einfachen Rührkuchen mit einer exquisiten Limonen-Joghurt-Pistazien-Torte oder einem verbrannten Brownie, wird klar, dass es sehr gelungene, extrem leckere wie auch recht gewöhnliche oder sogar eklige Exemplare gibt.

»Drogen sind ein Kulturgut.«

Jack Nicholson (*1937), Schauspieler

»Haschisch erweitert Ihr Bewusstsein – aber nur, wenn Sie vorher eines hatten!«

Harald Schmidt (*1957), Moderator und Entertainer

»LSD ist nicht für jedes Gehirn geeignet – nur die Gesunden, Glücklichen, Schönen, Hoffnungsvollen, Humorvollen und Energischen sollten solche Erfahrungen suchen. Dieser Elitismus ist gänzlich selbstbestimmt. Wenn du nicht selbstbewusst, selbstgesteuert, selbstbestimmt bist, lass es bitte.«

Timothy Leary (1920–1996), amerikanischer Psychologe und Drogenaktivist

»Ich werd higher, higher,
und immer higher.
Yeah, ich bin hier oben
und hab Höhenangst.«

Cro (*1990), deutscher Hip-Hopper mit Pandamaske, »Höhenangst«

Für den Drogenrausch gilt dasselbe wie für Kuchen: Manche Highs sind großartig, sie lassen uns den Stress und die Herausforderungen in unserem Leben leichter nehmen, wir empfinden sie als weniger belastend; es gibt positive Highs, die uns ein besseres Gefühl für uns selbst und unseren Körper verschaffen, das Zusammensein mit Freunden besonders lustig oder entspannt werden lassen, die Konzentration beim Arbeiten oder den Geschmack der Schokolade verbessern oder uns dabei helfen, Sex anders zu genießen. Sie können unsere Kreativität befeuern, uns dabei unterstützen, zu schreiben, zu malen oder Musik zu machen. Sie verbessern unsere Introspektion, also die Art und Weise, wie wir uns selbst wahrnehmen. Andere Highs wiederum sind verwirrend, anstrengend, benebelnd, erzeugen Übelkeit, stumpfen uns ab, auch gegenüber Freunden und Partnern, oder hinterlassen wirre, unverdaubare Bilder, Assoziationen und Gedanken in unserem Kopf. Vor allem wenn man eine Droge dauerhaft dazu einsetzt, seine negativen Gefühle nicht spüren zu müssen, besteht die Gefahr, dass sich das High in eine zähe Pampe aus Betäubung oder flüchtigen, unwirklichen Glücksmomenten verwandelt, die kaum noch etwas mit dem Leben zu tun haben.

Manchmal sind Essen und Rausch auch im Tierreich eng verknüpft: Die Nilgauantilopen in Indien haben Geschmack an Opium gefunden; 2012 fingen die ersten an, Opium zu fressen. Nun laufen die rund 300 Kilogramm schweren Tiere jede Nacht auf die Felder und fressen Schlafmohn-Samenkapseln – sie sind süchtig. Berauscht zeigen sie untypische Reaktionen, rennen beispielsweise wild über die angrenzenden Zuckererbsenfelder und zerstören sie.

Highs sind eben so verschieden wie Mahlzeiten – es gibt köstliche Feinschmeckermenüs, es gibt Fast Food oder auch Gammelfleisch. Und wie gute Rezepte für eine gelungene Mahlzeit sorgen können, so gibt es auch Regeln, die helfen, dass ein High nicht danebengeht. Sicher, man muss nicht für jeden Rausch so einen Aufwand betreiben, aber es bereitet einen besonderen Genuss, ein High auf diese Weise zu erleben.

Kleine Drogen-Kochstunde

Planung

Sorge für eine passende Gelegenheit: Geht es um Zweisamkeit? Um einen Abend allein in den eigenen vier Wänden? Oder um eine Party? Bei der Vorbereitung spielen diese Fragen eine wichtige Rolle. Im letzten Fall ist es zum Beispiel wichtig, die passenden Menschen um sich zu haben.
Such dein Rezept aus: Welches Gericht möchtest du zubereiten, etwas Altbewährtes oder eine originelle, neue Kreation? Und – entspricht das Rezept auch deinen Kochkünsten?
Plane den Einkauf: Wo sind die Zutaten erhältlich, kannst du dem Händler vertrauen? Sind sie hochwertig und frisch – und bezahlbar?
Sorge für die passenden Küchengeräte: Was nützen dir die besten Zutaten, wenn du sie nicht schneiden, portionieren und zubereiten kannst?

Zubereitung

Wiege und miss die Zutaten genau ab! Das ist entscheidend für das Gelingen des Gerichts. Beginne mit kleinen Mengen – zu viel Salz hat noch jedes Essen ruiniert, Nachsalzen funktioniert fast immer.
Bereite das Gericht zu und portioniere es: Manche Gerichte bestehen aus einer oder wenigen Zutaten, die leicht zusammenzufügen sind, andere sind komplexer. Bereite die Portionen so vor, dass jeder weiß, was und wie viel für ihn bestimmt ist. Lass dir bei der Zubereitung eventuell von jemandem mit Erfahrung helfen.
Decke den Tisch und gestalte den Raum, in dem du deine Gäste empfängst: Was ist ein tolles Gastmahl ohne einen festlichen Rahmen oder einen ansprechend gestalteten Raum?

Genuss

Nimm dir Zeit, bewusst zu genießen: Aufmerksamkeit steigert den Genuss! Die Freude am Geschmack dieser besonderen, intensiven Mahlzeit, die du zubereitet hast, leidet, wenn man sie gedankenlos runterschlingt.
Reden bei Tisch: Hier sind die Menschen sehr verschieden. Für manche vermindert das Reden bei Tisch den Genuss, andere mögen es. Das sollte jeder für sich selbst herausfinden.
Mobiltelefone ausschalten: Ständig auf das Smartphone zu starren kann einen Abend ruinieren und die Freude an der Mahlzeit verderben. Die Aufmerksamkeit sollte unbedingt dem Essen gelten und den Menschen, die mit am Tisch sitzen.

Abwasch

Reden nach dem Essen: Auch hier sind die Menschen sehr verschieden, die meisten sind jedoch der Auffassung, dass eine Unterhaltung nach einem guten Essen dazugehört und den Abend abrundet: War die Mahlzeit gelungen, was soll das nächste Mal noch besser gemacht werden? Was hat am besten geschmeckt?
Führe dein eigenes Kochbuch: Die meisten Menschen vergessen schnell, was und wie viel sie gegessen haben, was ihnen besonders gut geschmeckt hat oder schwer im Magen lag und auch, welcher Gast besser nicht wieder eingeladen wird. Hier hilft es, die wichtigsten Erkenntnisse in einem Kochbuch zu notieren. Dann wird es das nächste Mal noch besser schmecken!

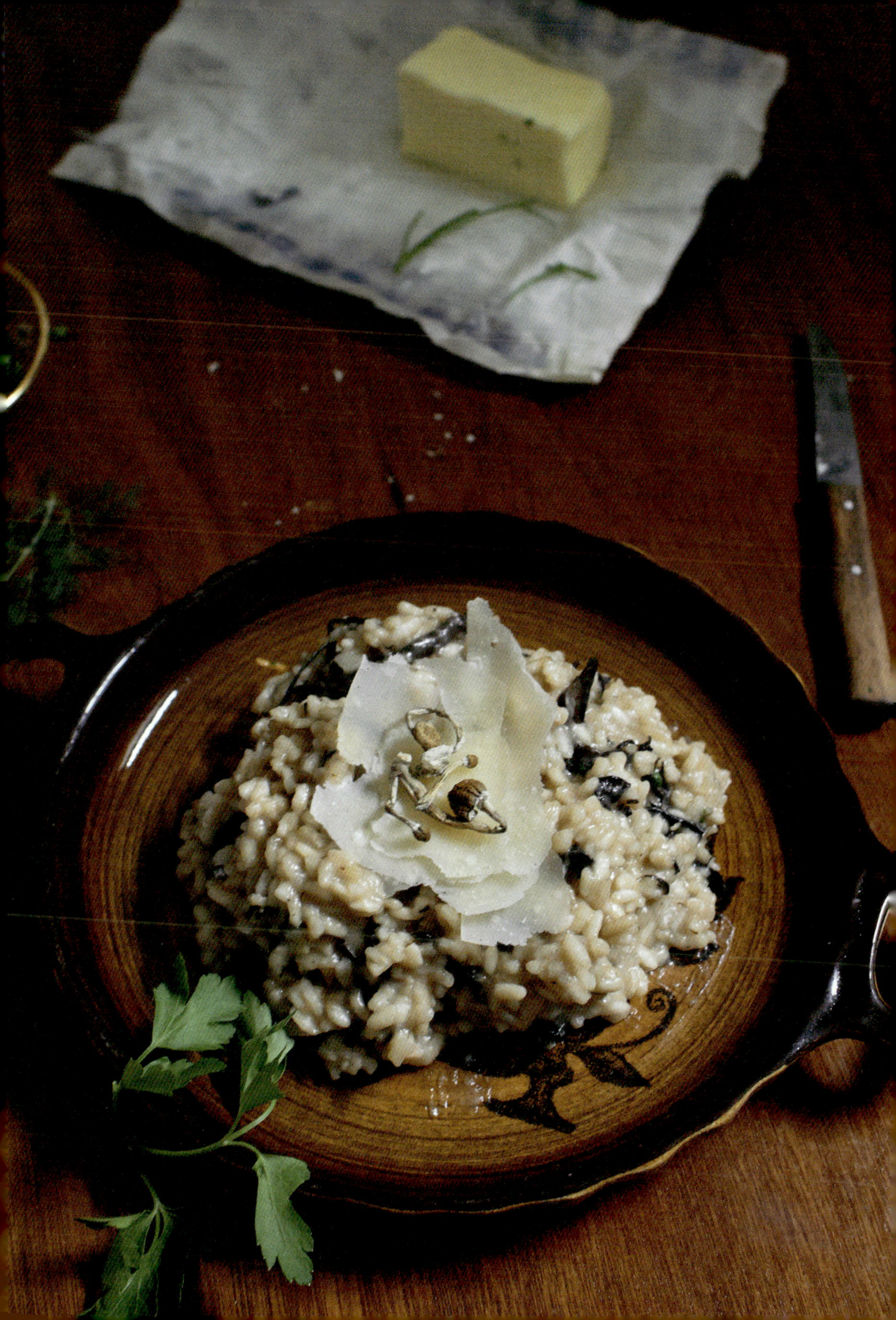

Das High ist in aller Regel der Grund dafür, überhaupt Drogen zu nehmen. Jedes High, das gelungene ebenso wie das misslungene, verdient Aufmerksamkeit. Je weniger Aufmerksamkeit man seinen Highs schenkt, desto alltäglicher, gewöhnlicher und selbstverständlicher werden sie. Die bewusste Gestaltung eines Highs ist nicht immer so ausführlich möglich oder nötig wie in unserem Kochkurs beschrieben, es ist aber immer möglich, sich bewusst mit der Situation, in der Alkohol, Cannabis oder eine andere Substanz konsumiert wird, zu beschäftigen.
Der wissenschaftliche Hintergrund zu unserer Koch-Kunde nennt sich *Drug, Set-and-Setting*-Theorie. Der Psychoanalytiker und Psychiater Norman E. Zinberg hat in den 1980er Jahren darin seine Jahrzehnte dauernden Forschungen mit abhängigen und nichtabhängigen Konsumenten von Heroin und anderen Substanzen zusammengefasst. Seine Ideen waren durch einen Pionier der psychedelischen Forschung, Timothy Leary, beeinflusst.

Obwohl man in den 80er Jahren noch wenig von den neurobiologischen Prozessen bei der Verarbeitung der Drogen im Gehirn wusste, gilt Zinbergs Theorie noch heute als grundlegend. Sie erklärt vor allem, wie ein und dieselbe Substanz zu verschiedenen Zeiten unterschiedlichste Effekte bei verschiedenen Menschen, aber auch bei derselben Person auslösen kann. Im Schaubild auf Seite 88 sind die verschiedenen Faktoren, die Einfluss auf ein High haben können, zusammengefasst. Diese Aspekte sind von entscheidender Bedeutung für ein gutes High. Denkt man noch einen Schritt weiter, vom einzelnen High zu der grundsätzlichen Art und Weise, in der wir Alkohol und andere Drogen längerfristig in unser Leben einbauen, nähert man sich der Antwort auf die Frage, ob und wie der eigene Umgang mit Drogen integriert und positiv gestaltet werden kann.

Der US-amerikanische Psychologe und Autor Timothy Leary hat den Gebrauch von Psychedelika wie LSD, Psilocybinpilzen und DMT erforscht und nach seinem Rauswurf aus der Universität Harvard als Instrument für gesellschaftliche und politische Veränderung propagiert. Er war ein umstrittener, origineller und radikaler Denker, der den Zeitgeist der 60er Jahre mitgeprägt und zahlreiche Musiker, Künstler und Autoren beeinflusst hat.

Ein bewusster Umgang mit Droge, Set und Setting macht den Unterschied zwischen Saufen und Trinken, zwischen Berauschen und Wegknallen, zwischen Highsein oder Zugedröhntsein aus. Positive Highs sind wichtig und nützlich, aber auch negative können uns die Augen öffnen – dafür, was wir falsch machen, in der Wahl des Augenblicks, des Ortes, der Droge oder der beteiligten Menschen. Auch in Sachen Drogen gilt, dass wir aus Fehlern und schlechten Erfahrungen lernen können, es beim nächsten Mal besser zu machen. Zu einem bewussten Umgang gehören immer und absolut grundlegend die einfachen Regeln des *Safer Use*, die für alle Substanzen gelten.

Psilocybin (Pilze)

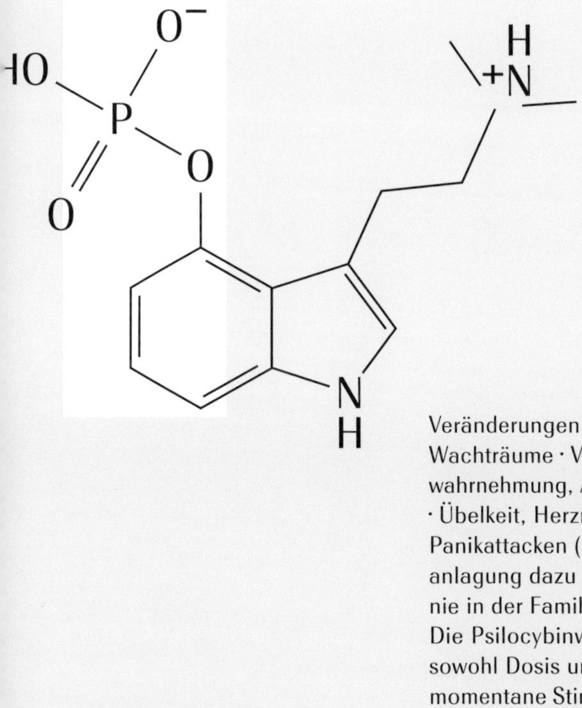

Psilocybin ist der Hauptwirkstoff verschiedener Pilzsorten, in Europa kommt Psilocybin beispielsweise im Spitzkegeligen Kahlkopf vor. Die rituelle Verwendung dieser halluzinogenen Pilze hat in den Kulturen der Ureinwohner Mittel- und Südamerikas eine lange Tradition. Die von Gordon Wasson aus Mittelamerika nach Europa gebrachten Pilze wurden von Albert Hofmann, dem Entdecker von LSD, auf ihre Inhaltsstoffe hin analysiert. Dabei wurden zwei neue Substanzen gefunden, die Hofmann Psilocybin und Psilocin nannte. Beide gehören wie LSD zu der im Tier- und Pflanzenreich vorkommenden Stoffklasse der Indolverbindungen (Tryptamine). Sie sind mit LSD sowohl in ihrer psychoaktiven Wirkung als auch in ihrem chemischen Aufbau nah verwandt.
Die mittlere wirksame Dosis von Psilocybin beträgt 10 Milligramm, somit ist der Stoff hundertmal weniger wirksam als LSD, bei dem 0,1 Milligramm eine starke Dosis darstellt. Zudem hält die Wirkung des Psilocybin mit vier bis sechs Stunden weniger lange an als die von LSD, die bei acht bis zwölf Stunden liegt. Herstellung, Erwerb und Handel von Organismen, die Psilocybin und/oder Psilocin enthalten, sind gemäß dem deutschen Betäubungsmittelgesetz (BtMG) verboten.
Konsumformen Psilocybinhaltige Pilze, auch Psilos oder Magic Mushrooms genannt, werden im getrockneten Zustand verkauft und besitzen eine bräunliche Färbung. Sie werden geraucht oder oral eingenommen. Bei oraler Einnahme ist die Gefahr einer Überdosierung höher. Bei frischen Pilzen wird meist etwa die zehnfache Menge konsumiert, um eine ähnliche Wirkung zu erzielen.
Wirkung und Risiken Psilocybinhaltige Pilze zählen wie LSD zu den Halluzinogenen. Psilocybin wird nach der Einnahme im Körper in Psilocin umgewandelt, das hauptsächlich an Serotonin-Rezeptoren des Typs 5-HT_{2A} andockt. Sie wirken stark wahrnehmungsverändernd, alle Sinne sind davon betroffen. Mögliche Wirkungen sind · Veränderung des Hörens, Sehens, Fühlens und Denkens, intensivierte Wahrnehmung von Farben, Musik, Berührungen oder Geschmack, Veränderungen des Raum- und Zeiterlebens, Sinnestäuschungen und Wachträume · Veränderung oder Auflösungen der Eigen- oder Umweltwahrnehmung, Auflösung der Grenzen von Ich und Außenwelt · Euphorie · Übelkeit, Herzrasen und Schweißausbrüche · Verwirrtheit, Angst- und Panikattacken (Horrortrip), Wahnvorstellungen · Psychose (falls eine Veranlagung dazu vorhanden ist, zum Beispiel bei Fällen von Schizophrenie in der Familie) · Flashbacks (seltener als beim Gebrauch von LSD). Die Psilocybinwirkung kann individuell sehr unterschiedlich sein, sowohl Dosis und Art der Einnahme als auch psychische Verfassung, momentane Stimmung und Persönlichkeit des Konsumenten sowie die Umgebung spielen dabei eine Rolle. Psilocybin führt nicht zur körperlichen Abhängigkeit, die Substanz ist für den Körper nicht giftig. Die Risiken sind hauptsächlich kurzfristig eintretende psychische Folgen.

Kontrollierter und medizinischer Gebrauch In der Medizin wird Psilocybin aktuell nicht verwendet. Die Substanz wurde und wird aber im Rahmen psychotherapeutischer Anwendungen untersucht. Einige Studien berichten von positiver Wirkung bei der Behandlung von Cluster-Kopfschmerzen. Ergebnisse zur Wirksamkeit bei der Behandlung von Depression im Rahmen unheilbarer Erkrankungen und bei psychischen Traumata stehen noch aus. Zahlreiche Gelegenheitskonsumenten nehmen psilocybinhaltige Pilze ein, ohne eine psychische Störung zu entwickeln. Die Übergänge zum problematischen Konsum sind fließend.
Problematischer Gebrauch Psilocybin führt schnell zu Toleranz- beziehungsweise Gewöhnungseffekten und zeigt bereits bei einer erneuten Einnahme am Folgetag eine deutlich reduzierte Wirkung. Werden Pilze in der Natur gesammelt, besteht das Risiko der Verwechslung mit anderen Pilzen, es droht eine Vergiftung. Problematisch ist Psilocybinkonsum immer dann, wenn Konzentration und Reaktionsfähigkeit nötig sind, während der Arbeit und beim Sport aufgrund von erhöhter Verletzungsgefahr sowie bei gleichzeitiger Einnahme von manchen Medikamenten und in Kombination mit anderen Drogen. MAO-Hemmer können das Psilocybin-High verlängern und intensivieren, sie beeinflussen es aber auch unberechenbar.
Verbreitung Der auch gehandelte reine Wirkstoff Psilocybin wird in Statistiken selten erfasst. Etwa 2,8 Prozent der Allgemeinbevölkerung haben in ihrem Leben psilocybinhaltige Pilze konsumiert. 2013 wurden laut Bundeskriminalamt in 506 Fällen psilocybinhaltige Pilze aufgegriffen.

Einfache Regeln des *Safer Use*

1 Eine Droge nie in schlechter Stimmung konsumieren

2 Einer bleibt immer nüchtern, als Aufpasser und Fahrer

3 Alle anderen lassen die Hände vom Steuer, das gilt auch für den Fahrradlenker

4 Keine Substanzen gemischt oder parallel einnehmen

5 Keine Substanzen einnehmen, wenn die Dosierung unklar ist

Wie kann ich mein High positiv beeinflussen?

Droge

Art (stimulierend, beruhigend oder halluzinogen), Dosis, Reinheit, Konsumform (Rauchen, Essen, Spritzen …)

Set

Persönliche Ausgangslage: genetische Veranlagung, Stimmung, Wirkerwartung, Motive und Vorbereitung

Setting

Ort, an dem das High erlebt wird, anwesende Personen, Tageszeit, Licht, Musik, Atmosphäre usw.

Die Summe aller Highs hat einen langfristigen Einfluss auf uns. Die Häufigkeit (wie oft?) und die Funktion (wozu?) dieser Highs entscheiden über positive oder negative Auswirkungen auf unser Leben.

Das High

Eine einzigartige Veränderung von Wahrnehmung, Denken, Fühlen, Zeit- und Raumgefühl über einen kurzen Zeitraum (Sekunden bis mehrere Tage)

Sascha

25, Student aus Mannheim: *Gelegenheit macht druff.*

Der Sommer 2009 war der längste meines Lebens. Meine letzte Abiturprüfung war im Juli, das erste Semester an der Uni sollte erst im Oktober losgehen. Schon im Jahr davor hatte alles begonnen, den Bach hinunterzugehen, aber 2009 nahm der Absturz richtig Fahrt auf.

Das GBL war zwei Jahre zuvor ins Spiel gekommen, ebenfalls in den Sommerferien. Ein Freund hatte es im Internet bestellt, wir haben es dann zusammen ausprobiert. Es war toll, aufregend und euphorisierend. In etwa wie die Wirkung von Alkohol, aber nur der angenehme Teil davon, ohne das Verplante, Verballerte – also genau das, was ich gesucht hatte. Alles fühlte sich so leicht und gut an, meine Ängste und Hemmungen waren verschwunden, ich hatte einen regelrechten Laberflash. Und das schon fünfzehn Minuten nach der Einnahme, von anderen Substanzen war ich Anflutungszeiten von mehr als einer Stunde gewohnt. Wir sind dann in einen Club gefahren, die anderen dort haben hauptsächlich getrunken und wussten nicht, was wir genommen hatten. Aber das hat gut gepasst, wir hatten großen Spaß zusammen. Im Club haben wir dann noch mal nachdosiert, ich war überrascht, wie klar mein Kopf trotzdem war, vor allem im Vergleich mit den Betrunkenen um mich herum, die immer verballerter wurden. Als ich dann am nächsten Morgen wach wurde, munter, erfrischt, ohne Kater oder irgendwelche anderen Nachwirkungen, habe ich gedacht: »Wow, das ist der Shit!« Und dann war es auch noch billig, billiger als Alkohol, eine Dosis kostete nicht mal 50 Cent.

GBL, Gamma-Butyrolacton, ist ursprünglich eine Industriechemikalie, die unter anderem in Lösungsmitteln und Reinigern verwendet wird. Im Körper wird GBL zu GHB, auch bekannt als Liquid Ecstasy, umgewandelt. Die Rauschwirkung ist stark euphorisierend und ähnelt der von Alkohol. GBL hat ein hohes Abhängigkeitspotenzial. Eine normale Dosis beträgt ungefähr 2 Milliliter.

Trotzdem habe ich zu Anfang meinen Rhythmus beibehalten und nur alle ein oder zwei Monate etwas genommen, ich hatte trotz aller positiven Erfahrungen großen Respekt vor diesen Substanzen. Für meine Freunde und mich war jeder Rausch etwas Besonderes, wir wollten nicht, dass dieses Erlebnis alltäglich und damit banal wird. Es waren besondere Momente, wir haben uns nachts in einer Kapelle inmitten der Weinberge getroffen, in der Wohnung von Freunden oder auf einer kleinen, fast familiären Goa-Party auf einer abgelegenen Waldlichtung. Auf der Party habe ich zum ersten Mal MDMA und Amphetamine genommen, es war toll, alles passte, das Wetter, die Stimmung, die Musik, die Menschen. An diesem Wochenende haben wir richtig auf den Putz gehauen.

Im Sommer des darauffolgenden Jahres tauchte dann ein riesiger GBL-Vorrat auf. Ein Bekannter hatte einen ganzen Liter bestellt, ich kaufte ihm zweihundertfünfzig Milliliter davon ab.

Zuerst habe ich es nur ab und zu genommen. Aber ich hatte ja so viel da, und es kostete fast nichts, also hab ich es immer häufiger genommen. Kein Problem, dachte ich mir. Nach kurzer Zeit habe ich jeden Abend nach der Schule und am Wochenende gegöbelt, so nannten wir es in unserer Gruppe, GBL zu nehmen. Irgendwann

Koffein

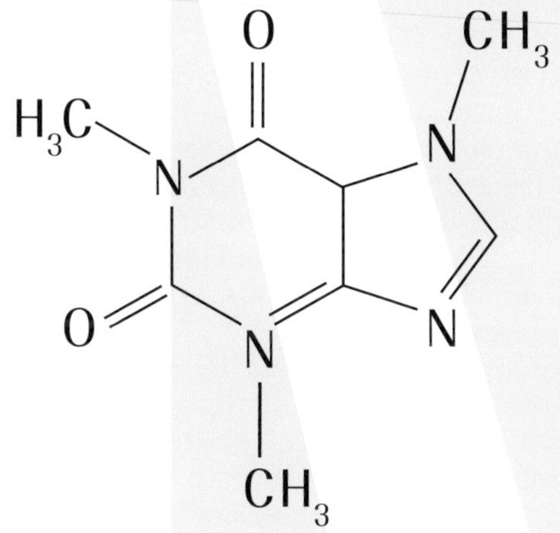

Das Wort »Kaffee« kommt vom arabischen *qahwa*, was »anregendes Getränk« bedeutet. Der Hauptwirkstoff von Kaffee ist das Koffein. Das heute weltweit verbreitete Heiß- oder Kaltgetränk wird aus den gerösteten und gemahlenen Samen der Kaffeepflanze hergestellt. Die stammt ursprünglich aus Äthiopien und gelangte durch Sklavenhändler nach Arabien, wo erstmals im 15. Jahrhundert Kaffee, wie wir ihn heute kennen, zubereitet wurde. Im 17. Jahrhundert wurden Kaffeebohnen zu einem wichtigen Handelsgut. Heute wird die Kaffeepflanze vor allem in Südamerika, Afrika und Südostasien angebaut. In vielen Ländern bildete sich im 19. Jahrhundert eine Kaffeekultur, der Kaffee am Nachmittag wurde zu einem gesellschaftlichen Ritual. Koffein gehört in die Gruppe der Stimulanzien und ist die weltweit am häufigsten konsumierte psychoaktive Substanz. Die Deutschen trinken im Schnitt etwa zwei Tassen pro Tag. Obwohl früher rechtlich strenger reguliert, ist Kaffee heute überall legal.

Wirkung und Risiken In einer Tasse Kaffee befinden sich etwa 80 bis 120 Milligramm Koffein. Dieser Wirkstoff wird nicht nur von der Kaffeepflanze gebildet, er kommt zum Beispiel auch in Tee vor. Koffein wird auch als Reinstoff in Koffeintabletten verkauft. Es wirkt stimulierend auf das zentrale Nervensystem; Koffein wirkt in geringen Mengen wachmachend · verbessert leicht Konzentration und Stimmung · regt die Darmtätigkeit an · führt in großen Dosen zu Konzentrationsstörungen, Unruhe, Herzrasen, Zittern, Angstzuständen und Schlaflosigkeit, schon etwa zehn Tassen können ernsthafte Vergiftungssymptome bewirken · führt in extrem hohen Dosen, etwa 100 Tassen Kaffee, sogar zum Tod.

Medizinischer und kontrollierter Gebrauch In der Medizin wird Koffein zur Behandlung von kurzfristigen Ermüdungszuständen und zur Steigerung der Wirksamkeit von Schmerzmitteln wie Acetylsalicylsäure (Aspirin) und Paracetamol eingesetzt. Viele Forscher gehen davon aus, dass Kaffee und die in ihm enthaltenen Antioxidanzien gesundheitsförderliche Eigenschaften haben.

Problematischer Gebrauch Regelmäßiger Kaffeekonsum bewirkt eine Toleranzentwicklung, man benötigt immer größere Dosen, um die gewünschte Wirkung zu erzielen. So kann Abhängigkeit mit Entzugssymptomen wie Kopfschmerzen, depressiver Verstimmung, Konzentrationsstörungen, Reizbarkeit oder Schläfrigkeit entstehen; die Symptome können bis zu neun Tage andauern. Dauerhafter Kaffeekonsum kann zu chronischen Erschöpfungszuständen führen. Menschen mit Herzrhythmusstörungen, Leberschäden, Schilddrüsenüberfunktion oder Angststörungen sollten Koffein und damit Kaffee generell meiden. Die Kombination von Kaffee mit Schmerzmitteln kann zu unvorhersehbaren Wirkungsverstärkungen führen.

wurden die Dosen immer höher, ich brauchte immer mehr. Kein Problem, einige in meinem Umfeld waren auf den Geschmack gekommen und hatten einige Liter bestellt, die Quelle schien nie zu versiegen. Weil wir so gierig und unersättlich wurden, nannten wir das GBL »Möhr«, von »mehr« – ständig fragte jemand: »Hast du mehr?« Mittlerweile hatte ich auch immer häufiger einen leichten Kater, aber das war kein Problem angesichts der angenehmen Wirkung.
Mein Konsum stieg immer weiter. Sobald ich nach Hause kam, nahm ich eine Dosis, ich ging mit GBL schlafen, und morgens zum Aufwachen nahm ich die nächste Dosis. Es war eine Art Ritual geworden. Die Freunde, mit denen ich meine ersten Drogenexperimente gemacht hatte, stiegen nach und nach aus, was das GBL betraf. Bald traf ich mich mit zwei anderen Freunden täglich in der Bude des einen, es war eine Art Absteige für alle GBL-Konsumenten der Gegend geworden. Wir göbelten, hingen ab, hörten Musik, schliefen ein oder wurden bewusstlos, wieder wach und gingen irgendwann nach Hause. Abgesehen vom GBL verband uns eigentlich nichts.
Nach dem Abitur wurde es immer extremer. Ich nahm immer mehr und wurde immer paranoider. Ich litt unter Angstzuständen, konnte nicht einmal vor die Tür gehen und die Post aus dem Briefkasten holen, aus Angst, irgendjemand könnte mich sehen. Auch körperlich ging es mir immer schlechter. Wenn ich kein GBL hatte, litt ich unter heftigen Entzugserscheinungen, Zittern, Schwitzen, Durchfall, Kotzen, ich erlitt sogar epileptische Anfälle und fiel ins Delirium. In meinem Umfeld wurde es auch immer desaströser – zwei meiner Freunde kollabierten regelmäßig und landeten im Krankenhaus, ein anderer belästigte im GBL-Rausch die Freundin seines besten Freundes sexuell. Ans Aufhören dachte trotzdem keiner von uns. Das GBL hatte sämtliche Hemmschwellen weggespült und uns den Blick auf uns selbst verstellt.
Im Studium wurde es nicht einfacher. Die Leerstellen zwischen den Vorlesungen füllte ich mit GBL, Gelegenheit macht druff … Das GBL gab mir in gewisser Weise Halt und Struktur. Auf Knopfdruck fühlte ich mich selbstsicherer, auf andere zuzugehen war mit einem Mal kein Problem mehr. Geil. Vor allem fand ich mich selbst geil, wenn ich auf GBL war. Nüchtern war das nie so.
Anfang 2013 dann habe ich mir einen Liter bestellt. Ich war unersättlich und nur noch druff, 24/7. Ich verbrauchte täglich vierzig bis sechzig Milliliter. Als ich mit dem GBL angefangen hatte, war eine Druffeinheit knapp zwei Milliliter gewesen. Jeden Tag dachte ich »Heute noch, dann steige ich aus«. Der Vorsatz hielt bis zum nächsten Morgen. Irgendwann fiel meinen Eltern auf, dass ich nachts im GBL-Koma seltsame Laute von mir gab oder völlig verkrampft durch die Gegend lief. Meine Mutter durchsuchte mein Zimmer und schüttete das restliche GBL ins Klo. Ich dachte, jetzt sei es vorbei mit mir. Der Entzug hat mich voll umgehauen, ich brach im Badezimmer zusammen und erlitt einen epileptischen Anfall. Als ich wieder zu mir kam, lag ich fixiert in einem Krankenhausbett. Ich hatte keine Erinnerung daran, was passiert war. Im Delirium sei ich auf einen Pfleger losgegangen, hieß es.

Elena

20, Studentin aus Dresden: *Ich konnte mich nirgendwo festhalten, es war alles zu schnell und finster.*

Seit Jahren fahren meine Freunde und ich immer wieder zur *Fusion*, dem größten und geilsten Festival, das ich kenne! Die *Fusion* ist ein scheinbar zwangloser Raum. Du fühlst dich nicht so, als wärest du überhaupt noch in Deutschland, weil irgendwie alle Normen und Wertvorstellungen, alle Klischees und Typisierungen draußen bleiben müssen. Es ist natürlich nicht wirklich rechtsfrei oder regellos, niemand würde den anderen so einfach abstechen oder so etwas, aber man fühlt sich freier und gelöster. Da läuft dann halt um neun Uhr morgens ein nackter, geiler Kerl mit einem Schild an dir vorbei, auf dem steht, dass er Brötchen gegen LSD tauschen will. Es ist irgendwie eine andere Realität, die Leute sind viel offener, viel feinfühliger und tauschen und handeln und quatschen und singen und feiern rund um die Uhr. Sogar 2012, als das Wetter scheiße war, war es trotzdem einfach nur geil. Scheißegal, wer im Nachbarzelt wohnt, es herrscht ein bedingungsloser Zusammenhalt, und wenn einer umkippt und ins Sani-Zelt muss, packen drei mit an, die ihn kaum kennen, halten Händchen, machen Löffelchen und warten, bis es ihm wieder besser geht.

Aber 2012 hatte ich auch eine der schlimmsten Erfahrungen meines Lebens. Ich war im K-Hole. Wie es dazu kam? Bei Nieselregen, drei Tage lang in einem viel zu kleinen Zelt mit dauerdurchgeweichten Klamotten und Matschpfützen tiefer als der Titicacasee, haben wir im Dreck getanzt, stundenlang und jeden Regenguss genossen, als wäre er 30 Grad warm. Obwohl wir durchgefroren ohne Ende waren, war uns das scheißegal. Ich habe so viele Leute kennengelernt! Und an einem Nachmittag haben wir eine Line Ketamin gezogen. Ich habe nichts gespürt und war zu faul, mir noch eine Line zu legen, und hab einfach direkt aus dem Tütchen gezogen. Natürlich viel zu viel. Dann bin ich noch drei Schritte gegangen und habe gesagt: »Ich glaube, das war zu aaaarh…« und bin zusammengesackt. Ich kann mich an nichts mehr erinnern, was um mich herum passiert ist, ich war ganz weit draußen. Es war wie ein Tunnel, ich bin immer weiter rausgerast und wollte nur noch zu meiner Mom, aber ich konnte mich nirgendwo festhalten, und es war alles zu schnell und finster.

Ketamin ist ein Kurzzeit-Narkosemittel, das bei Operationen eingesetzt wird. Seit Anfang der 70er Jahre wird es auch als Partydroge benutzt, vor allem in der Techno- und Rave-Szene. Der Ausdruck K-Hole bezeichnet eine Ketaminüberdosis.

Mein Freund hat mir erzählt, dass ich im Schlamm lag und gezuckt habe. Er hat sich ebenfalls in den Schlamm gelegt und mich auf sich gerollt und festgehalten. Er hat die ganze Zeit auf mich eingeredet, gesagt, dass er da sei und dass er mich lieb habe und alles gut sei. Er sagte später, ich hätte nur geheult und nach meiner Mom gerufen, aber daran erinnere ich mich nicht. Und dann war ich im Sani-Zelt, als es vorbei war, und habe eine Kochsalzlösung durchgejagt bekommen, und eine halbe Stunde später ging es mir wieder gut. Das will ich nie wieder erleben!

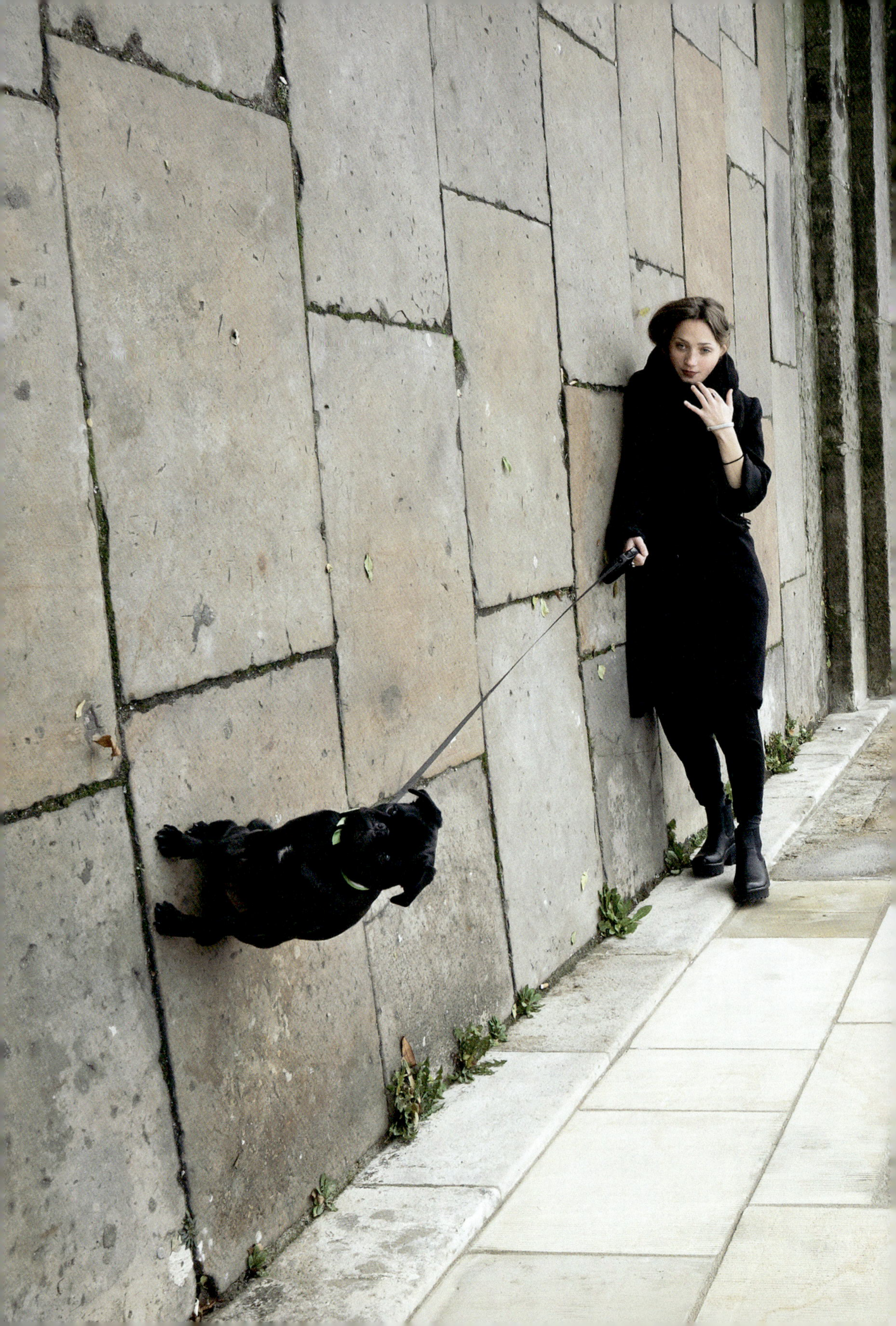

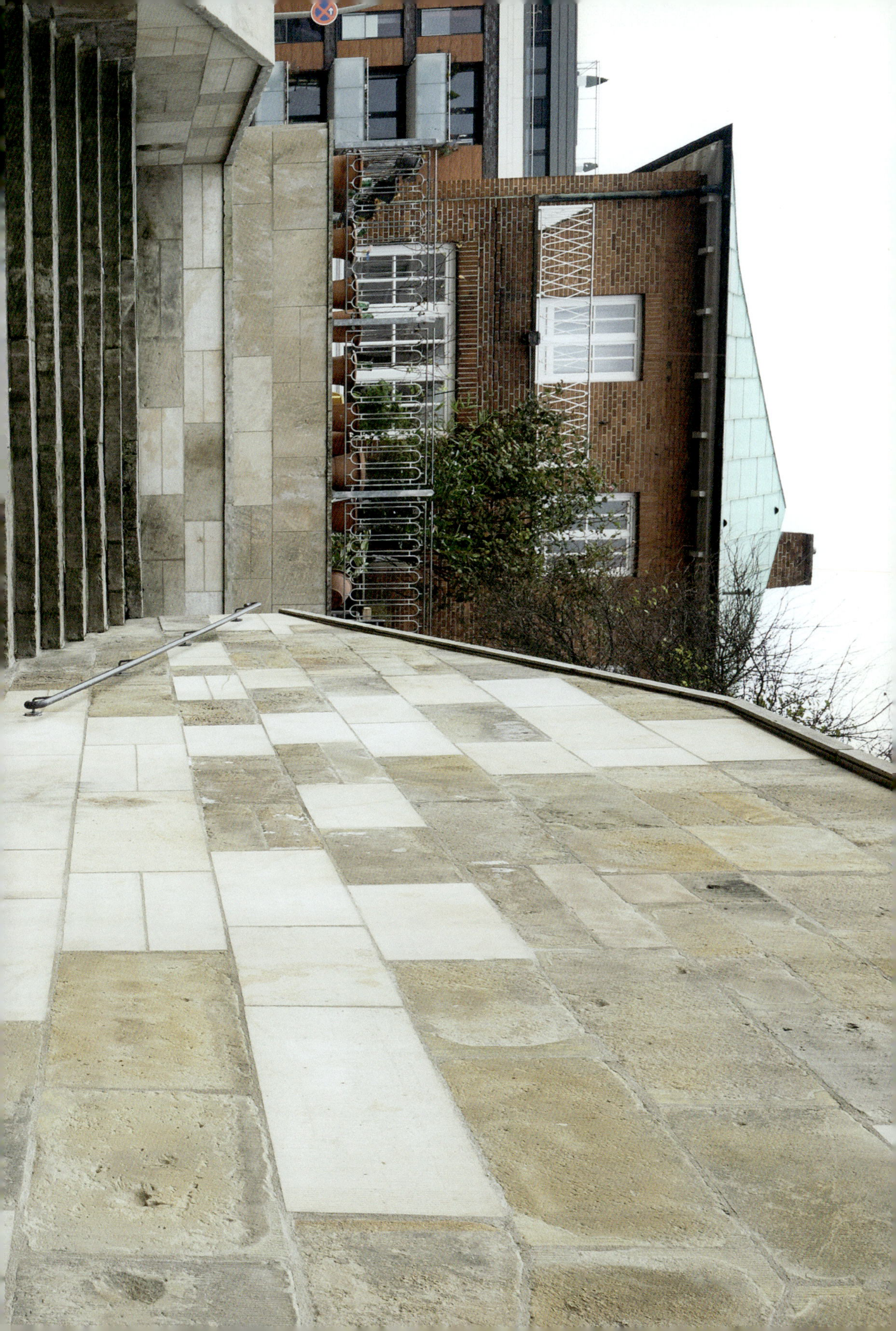

5

Down sein

Menschen nehmen Drogen, um positive Zustände zu erfahren und um negative zu vermeiden. Ist es so einfach? Ja. Funktioniert es so einfach? Nein. Das *Down* ist das Schattental, das jeder bei seinem Abstieg vom Gipfel des Rausches durchqueren muss. Manchmal kann auch schon der Weg auf den Gipfel durch so ein Tal führen.

»So geht es mit Tabak und Rum:
Erst bist du froh, dann fällst du um.«

Wilhelm Busch (1832–1908), deutscher Dichter
und Zeichner, Erfinder von *Max und Moritz*

»Mir tun Menschen leid, die nicht trinken. Wenn sie morgens aufwachen, fühlen sie sich bereits so gut wie am restlichen Tag.«

Frank Sinatra (1915–1998), amerikanischer
Entertainer, Sänger und Schauspieler

»Man ist so lange nicht betrunken, wie man am Boden liegen kann, ohne sich festhalten zu müssen.«

Dean Martin (1917–1995), amerikanischer
Entertainer, Sänger und Schauspieler
Vergleiche Seite 251, Stabile Seitenlage

»Each day, I cry
Oh, I feel so low
from living high«

Lady Gaga (*1986), amerikanische
Popsängerin, »Dope«

Die Begegnung mit Rauschmitteln endet immer wieder in kleinen oder größeren Katastrophen: Die ersten Alkoholerfahrungen sind oft mit Überdosierungen und Exzessen verbunden, mit Kotzen, Übelkeit, Schwindel oder Filmriss, mit peinlichen Selfies oder sexuellen Erfahrungen, die man schnell wieder vergessen möchte. Jeder Kiffer erlebt früher oder später, dass es auch sehr unangenehme Bewusstseinszustände gibt – Verfolgungswahn, Paranoia oder Gedankenschleifen, in denen man sich ungewollt und wie zwanghaft immer wieder mit denselben Gefühlen, Vorstellungen oder Ängsten beschäftigt. Andere mögliche Ausdrucksformen des Downs sind epileptische Anfälle und Delirium oder sogar ein Kreislaufkollaps. Wer Ketamin als Partydroge benutzt, erlebt manchmal das etwa halbstündige *K-Hole.* Dieser Zustand, den Elena eindrücklich geschildert hat, kann zu völliger Bewegungsunfähigkeit, unkontrollierten Muskelzuckungen, Visionen oder Halluzinationen führen, die in der Regel als beängstigend, aber manchmal auch als interessant erlebt werden. Es gibt die kleinen, kurzfristigen, akuten Downs. Sie können während und nach einer Rauscherfahrung auftreten und sind auf den ersten Blick als unangenehme Folgen des Drogenkonsums zu erkennen, wie zum Beispiel der klassische Kater, nachdem man zu viel getrunken hat. Und es gibt die langwierigen, chronischen Downs – häufig in Verbindung mit jenem allmählich einsetzenden Kontrollverlust, der in die Abhängigkeit mündet. Das Tückische ist, dass viele Downs sich oft leise anschleichen und gar nicht als solche erkannt oder einfach verdrängt werden.

Viele Menschen lernen schnell aus Downs, sie sind in der Lage, nach schlechten Erfahrungen ihren Umgang mit Drogen zu verbessern und gesündere Konsummuster zu entwickeln. Die meisten Menschen, die Drogen nehmen, wollen schließlich nicht ihr Leben ruinieren, sondern intensive, bereichernde, aufregende Erfahrungen machen. Oder einfach nur Spaß haben. Aber manchmal lernt man spät, reagiert verzögert oder auch gar nicht. Dann kann oft ein Impuls von außen helfen oder auch die Erfahrung, auf dem Boden aufzuschlagen – nichts geht mehr, alles ist gescheitert. Danach kann man sich wieder aufrappeln, den Staub abklopfen und es beim nächsten Mal besser machen. Eine Lektion, die auch Kampfsportler kennen: Fallen muss nicht das Ende einer Bewegung sein, es kann sogar ein wichtiger und hilfreicher Teil davon sein – wenn wir unseren Fall so abfangen können, dass wir keinen langfristigen Schaden nehmen und es danach schaffen, wieder aufzustehen und weiterzugehen. Downs können also auch eine wichtige Lektion sein. Wir können durch sie unsere Grenzen erkennen und einen Anreiz erhalten, unsere Strategien und Überzeugungen zu überdenken und zu verbessern. Sie sind wie die erste schlechte Schulnote, der erste Freund oder die erste Freundin, die uns verlässt; ein Unfall oder eine Krankheit, die uns erkennen lassen, dass wir nicht unverletzlich oder unsterblich sind. Downs sind manchmal Teil eines Trips, manchmal tauchen sie nach einem Trip auf. Gelegentlich können sie Tage und Wochen andauern. Grundsätzlich neigen wir Menschen allerdings dazu, schlechte Erfahrungen schnell zu vergessen. Auch Alkoholwerbung und Hollywoodfilme mit all den verpeilten, aber urkomischen Kiffern zeigen in der Regel die Highs, die positiven Seiten des Rausches. Aber auch der Rausch hat zwei Seiten: Wer das High will, bekommt das Down gratis dazu, in der einen oder anderen Weise, unweigerlich. Man sollte sich dessen bewusst sein und sich auch auf das Down vorbereiten. Denn das Down ist wichtig, um den Umgang mit Drogen und Rausch zu lernen, und auch oft ein Signal dafür, dass eine Erholungspause angesagt ist.

In den Hangover-Kinofilmen werden sogar unerwünschte Nebenwirkungen wie übler Kater und totaler Kontrollverlust ziemlich lustig dargestellt.

Die dunkle Seite des Rausches

Die Natur der negativen Zustände ist genauso komplex wie die ihrer Geschwister, der Highs. Während Neurowissenschaftler einen Rausch auf der Ebene von Gehirnstrukturen und Botenstoffen betrachten und beschreiben können, welche organischen Prozesse in unseren Köpfen ablaufen, ist der individuelle Eindruck des Berauschten viel komplexer und von vielen anderen Faktoren abhängig. Wie auch beim High spielen beim Down neben der Droge selbst eben auch *Set* und *Setting* eine Rolle. Der schieflaufende Pilztrip einer 20-jährigen Clubgängerin aus Deutschland wird sich anders anfühlen als der Psilocybinabsturz eines mexikanischen Botanikers im Regenwald, auch wenn im Gehirn aus neurologischer Sicht Ähnliches geschieht.
Das Gehirn ist ein Organ, das mit Lust und Unlust auf angenehme und unangenehme Reize reagiert. Bei angenehmen Reizen möchte es Wiederholung, unangenehme möchte es vermeiden. Das ist der einfache Teil der Geschichte. Aber das Gehirn ist auch ein Organ, in dem komplexeste Gedanken-, Gefühls- und Bewusstseinsprozesse wirken. Da wird es schwieriger.

Am Beispiel einer Ecstasy- oder Ketaminerfahrung, wie sie Martin oder Elena beschrieben haben, sieht man, wie unterschiedlich sich ein Down gestalten kann. Die meisten Menschen suchen die Ecstasy(MDMA-)Erfahrung, weil das High von friedlicher Selbstakzeptanz, verbesserter Selbsterkenntnis, zeitweiliger Euphorie, Angstminderung und gesteigerter Einfühlungsfähigkeit geprägt ist. Diese Theorie deckt sich mit der Erfahrung von Millionen Usern.
Die mentale Wachheit wird schon bei einer geringen Dosierung verändert. Das kann bedeuten, dass Aufmerksamkeit und Energie erhöht sind und damit auch Aktivitäten wie ekstatisches Tanzen angeregt werden. MDMA kann aber auch die Aufmerksamkeit so erhöhen, dass sie in einen entspannten, meditationsähnlichen Zustand führt. Selten erleben Menschen auch eine große innere Ruhe.
Bereits bei Eintritt der Wirkung, typischerweise nach 15 bis 60 Minuten, erleben manche Menschen allerdings auch Phasen von Übelkeit, Beschleunigung des Pulses und Atems oder Unruhe. Das liegt daran, dass MDMA einen Teil des Nervensystems, den Sympathikus, aktiviert. Der Sympathikus ist eigentlich für nach außen gerichtete

Handlungen zuständig, zum Beispiel für die Kampf- oder Fluchtimpulse in Bedrohungssituationen. Auch während der Rauscherfahrung können unangenehme Symptome wie erhöhte Körpertemperatur oder Herzrhythmusstörungen auftreten, manchmal übergeben sich Menschen. Diese Nebenwirkungen treten allerdings nicht häufig auf. Ein eher verbreitetes akutes Down-Symptom ist die Verkrampfung der Kaumuskulatur mit stundenlangem Zähneknirschen, was während des Trips noch als einigermaßen angenehm erlebt oder gar nicht wahrgenommen wird, nach dem Trip aber durchaus unangenehm sein kann. Dieses Phänomen wird medizinisch als »Bruxismus« bezeichnet.

Es gibt auch andere medizinische Aspekte des MDMA-Downs, vor allem bei Langzeit- und Dauerkonsum: Beispielsweise leiden User, die häufig hohe Dosen (mehr als 200 Milligramm) konsumieren, verstärkt unter chronischen Blasenentzündungen, Immunschwäche und einer erhöhten Anfälligkeit für grippale Infekte.

Die meisten Menschen empfinden die gesteigerte Berührungssensibilität, die sie auf MDMA oder ähnlichen Drogen erleben, als sehr angenehm, auch in Verbindung mit körperlicher Nähe oder Sex. Für andere ist aber gerade diese Erfahrung schwierig. Möglicherweise, weil mit der Aktivierung des Langzeitgedächtnisses auch Erinnerungen an unangenehme Erlebnisse wie sexuellen Missbrauch oder körperliche und psychische Gewalterfahrungen wieder auftauchen. Hier ist wieder die Umgebung wichtig, in der Drogen genommen werden – ein angenehmes, entspanntes Umfeld und gute Freunde, die einen während des Trips begleiten, können vor unangenehmen Erfahrungen schützen. Aber auch das funktioniert leider nicht immer.

Tipps zur Risikominimierung für Ecstasy-User

- **Pillen oder Pulver vor dem Konsum anonym im Labor auf Inhaltsstoffe testen lassen**
- **Grundsätzlich gering dosieren und nicht beliebig kombinieren, zu Ecstasy kein Speed nehmen und auf Alkohol verzichten oder diesen stark reduzieren**
- **Regelmäßig Wasser, Säfte oder auch Tee trinken, um den erhöhten Flüssigkeitsverbrauch auszugleichen**
- **Tanzpausen einlegen und Frischluft tanken, um Hitzschlag zu vermeiden**
- **Bei Toleranzentwicklung (gleiche Dosis wirkt schwächer) Pillenpause von mindestens einem Monat einlegen**
- **Vor wichtigen Lebensentscheidungen einige Wochen Konsumpause einlegen**

Nach oder auch während des eigentlichen Highs können sich grundsätzlich heftige Emotionen und Erinnerungen bemerkbar machen, die Aufmerksamkeit fordern. Ob dieser Zustand als Down erlebt wird oder zu einem Down führt, hängt wesentlich davon ab, wie man mit diesen Erfahrungen umgeht. Sich zum Beispiel enthemmt auszuheulen kann befreiend sein, wenn man nicht verspottet wird oder sich danach schämt.

Auch die Verringerung der Empfindsamkeit für lebenswichtige Körpersignale während des Ecstasy-Rausches kann zu einem üblen und gefährlichen Down führen. Hunger, Durst oder Schmerzempfinden werden heruntergeregelt und kaum noch wahrgenommen. Das kann vor allem in einem Club oder auf einer Party problematisch sein: Während die meisten Menschen durchaus vier bis acht Stunden ohne Nahrungsmittel auskommen – natürlich schadet Energiezufuhr über zucker- und kohlenhydrathaltige Snacks nie –, ist es riskant, längere Zeit nicht zu trinken. Vor allem, wenn man intensiv und ausdauernd tanzt oder aus anderen Gründen schwitzt und so Flüssigkeit verliert.

Länger anhaltende Down-Erfahrungen finden in der Regel im Anschluss an den Trip statt. Viele Menschen erleben dann eine tiefe körperliche Erschöpfung, die aber durch ein bis zwei Tage Ruhe mit viel Schlaf und viel Flüssigkeit ausgeglichen werden kann. Diese Erholungsphase sollte man einplanen, damit nicht Arbeit oder Schule unter dem Down leiden.

Zur typischen Stimulanzienwirkung gehört auch Schlaflosigkeit. Hier unterscheiden sich Menschen sehr in ihrer Toleranz für durchwachte Stunden und Nächte. Auf jeden Fall ist es selten eine gute Idee, die Schlaflosigkeit, ein wichtiges Signal des Körpers, mit Schlafmitteln zu bekämpfen. Das belastet den Körper zusätzlich und lässt das Regenerationsbedürfnis weiter ansteigen. Alkohol während und direkt nach dem MDMA-High zu trinken verstärkt die negativen Symptome nach einer MDMA-Erfahrung.

Die intensive Nähe während der MDMA-Erfahrung verführt zu übereilten, spontanen Entscheidungen, was Liebe oder Freundschaft betrifft, zeitlicher Abstand zur Rauscherfahrung vor wichtigen Beziehungsentscheidungen ist ratsam. Hier gilt die Faustregel: »Don't marry 30 days after MDMA.«

Die psychische Seite der Ecstasy-Regeneration ist schwierig, wenn man sich nicht genug Zeit dafür nimmt: Viele Konsumenten erleben neben der Müdigkeit bei gleichzeitigen Schlafschwierigkeiten Depressionen, sehr selten auch Angstattacken oder generell gesteigerte Gefühlsintensität, die zwar häufiger einen positiven Grundton hat, aber eben nicht immer. Das kann nicht nur für einen selbst belastend sein, es kann auch zu Streit und Unfrieden in der Wohngemeinschaft, Familie oder Partnerschaft beitragen — etwas, das man gerade in der Regenerationsphase nicht unbedingt erleben möchte.

Wenn es ganz schlecht läuft, dann kann ein Ecstasy-Konsument auch sehr ausgeprägte Downs erleben: akute, kurz- oder mittelfristig einmalig oder wiederholt auftretende psychotische Reaktionen. Während einer Psychose ist das Erleben geprägt von Verwirrung, intensiven Gefühlen, Sinnestäuschungen, Wahnphänomenen wie zum Beispiel Verfolgungswahn und Ähnlichem. Das ist allerdings eine seltene Ausnahme. Wer Blutsverwandte hat, die unter Psychosen leiden, sollte sich dennoch gründlich überlegen, ob er Drogen wie MDMA oder Cannabis nehmen möchte, denn die Gefahr, das auch zu erleben, ist dann deutlich erhöht.

Weniger selten ist die Konfrontation mit Erinnerungen und Gefühlen, die ein Ecstasy-Rausch wieder hervorbringen kann. Eigentlich ist das gut – man nähert sich unangenehmen Teilen der Vergangenheit, die man vergessen oder verdrängt hat. Das bietet die Möglich-

keit, sich mit diesen Erinnerungen erneut auseinanderzusetzen und sich im besten Fall mit dem Chaos auszusöhnen, das man erlebt hat. Aber damit das gelingt, sind günstige Voraussetzungen wichtig. Neben dem Willen und der Bereitschaft, auch unangenehme Gefühle auszuhalten und ernst zu nehmen, braucht man verständnisvolle Menschen im Umfeld, die einen unterstützen, oder professionelle therapeutische Hilfe. Wenn der Drogenkonsum oder seine Folgen dich überfordern, ist es kein Zeichen von Schwäche, das auch zuzugeben und Hilfe zu suchen.
Das gilt verstärkt, wenn häufig hohe Dosen MDMA oder verwandte Stoffe wie MDE, MDA, Methylon konsumiert werden. Ob der Körper in der Lage ist, den Serotoninspiegel im Laufe der Monate und Jahre wieder vollständig anzuheben, ist wissenschaftlich immer noch umstritten. Unbestritten ist allerdings, *dass* eine Regeneration stattfindet.

Serotonin ist ein Gewebshormon und Botenstoff (Neurotransmitter) im zentralen Nervensystem. Es dämpft Angstgefühle, Aggression und das Hungergefühl und führt zu innerer Ruhe und Zufriedenheit.

Die Downs, die bei dem Konsum verschiedener Drogen auftreten können, haben einige Gemeinsamkeiten. Neben dem Gefühlswirrwarr und den Stimmungsschwankungen gibt es eine Fülle körperlicher Symptome. Aber der wohl bedeutendste Hinweis darauf, dass etwas gewaltig schiefläuft, ist das *Craving*. Es wird als »unstillbares Verlangen« definiert, die jeweilige Substanz wieder einzunehmen. Neben den Entzugserscheinungen beim Absetzen einer Droge und der Entwicklung von Toleranz ist es der wichtigste Hinweis auf eine beginnende oder bestehende Abhängigkeit.
Typisch beim Craving ist, dass es die Absichten des Betroffenen untergräbt und sich der Kontrolle des Willens entzieht. Es gelingt nicht, den Drogenkonsum zu reduzieren oder ganz damit aufzuhören, obwohl man spürt, dass alles aus dem Ruder läuft und die Droge unverhältnismäßig viel Schaden anrichtet – Beziehungen, Freundschaften, schulisches oder berufliches Weiterkommen, die Gesundheit ruiniert oder gar das Leben gefährdet. Trotzdem greift man wieder und wieder zur Droge. Ein ziemlich übles Down, das lebensbedrohlich sein kann. Klar, man kann auch das Craving und sogar eine Sucht überwinden: Millionen von ehemaligen Abhängigen haben das bewiesen. Aber es ist ein sehr harter Weg.

Das Down als (Um-)Weg zu Drogenmündigkeit und Selbstkontrolle

Das Down ist, wie gesagt, ein Signal. Wer aus dem Kater am nächsten Morgen oder den Nebenwirkungen des Drogenkonsums lernt, lernt damit auch, den Tiger zu reiten – er kann seine Fähigkeiten, mit Drogen und Rausch umzugehen, verbessern. Lernen heißt, die passende Droge und die richtige Dosis, den persönlichen Rhythmus und funktionierende Regeln zu finden und so die Downs weitmöglichst zu reduzieren, überschaubar und beherrschbar zu gestalten. Und die richtigen Freunde zu finden, die einen dabei unterstützen. Weil das Down ein Signal ist, das helfen kann, klarer im Kopf zu

werden und den eigenen Drogengebrauch besser einzuschätzen und zu gestalten, halten wir es für keine gute Idee, die Downs mit Kopfschmerztabletten oder Schlafmitteln zu bekämpfen und wegzumachen. Klar, es kann in bestimmten Situationen auch richtig und wichtig sein, den Kater oder den Hangover mit Medikamenten zu bekämpfen, um in der Schule oder bei der Arbeit zu funktionieren. Aber als dauerhafte Strategie eignet sich das nicht. Wer die negativen Effekte nicht spüren will und alle unangenehmen Begleiterscheinungen ausblenden möchte, baut sich eine breite Straße ins Schattental und im schlimmsten Fall zur Sucht.
Wer sich mit den unangenehmen Seiten des Rausches auseinandersetzt, kann einen positiven Umgang mit den veränderten Bewusstseinszuständen stärken. Wer aber vor dem Down wegläuft, wird vermutlich davon eingeholt.

Tipps für einen Selbsttest

Du bist abgestürzt? Am nächsten Morgen schwer verkatert aufgewacht, weil du zu viel getrunken hast? Diese Checkliste kann dir helfen, deine Grenzen besser zu erkennen und heftige Abstürze und üblen Kater zu vermeiden. Wir nehmen hier als Beispiel Alkohol und Kater, die Tipps gelten aber auch für alle anderen Drogen:

- **Notiere in deinem Handy oder auf einem Zettel, was und wie viel du trinkst. Am besten jedes Mal, bevor du es trinkst.**
- **Setz dir Ziele. Entscheide, an wie vielen Tagen in der Woche du trinken möchtest und wie viele Drinks das sein sollen. Es ist eine ziemlich gute Idee, Tage einzulegen, an denen du gar nicht trinkst.**
- **Tritt immer mal wieder auf die Bremse! Trinke langsamer, achte auf den Geschmack und lass innerhalb jeder Stunde, in der du am Feiern bist, einen Zeitraum, in dem du bewusst nichts oder etwas Alkoholfreies trinkst.**
- **Vergiss nicht zu essen, wenn du feiern bist, auch kleine Snacks zwischen den Drinks, ein Energieriegel oder zur Not auch ein Döner sind wichtig.**
- **Bereite dich vor und halte dich an deine eigenen Regeln. Stelle dir die Situationen, die Menschen, die Sprüche und Musik vor, die dich normalerweise dazu bringen, viel zu trinken. Entwickle Strategien, wie du trotzdem deinen eigenen (Trink-)Absichten treu bleiben kannst und wie du mit Freunden umgehst, die dich zum Trinken animieren wollen.**

Amphetamin

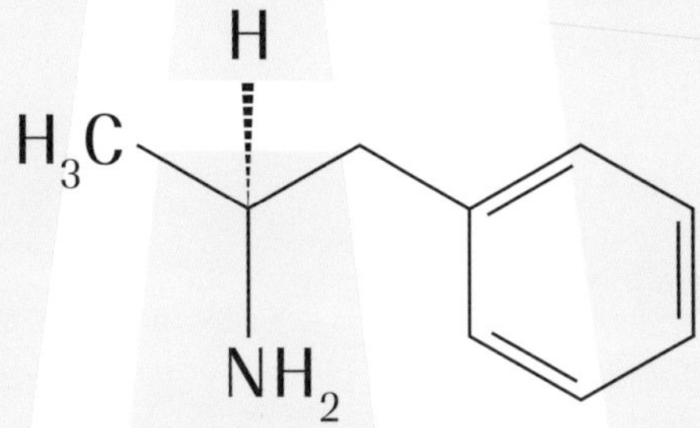

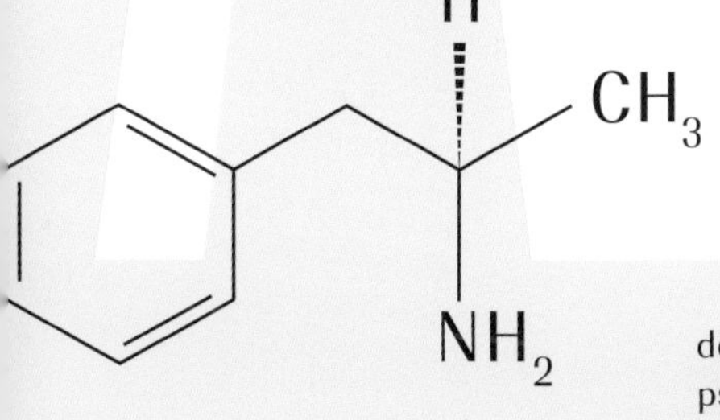

Amphetamine sind synthetische, chemisch hergestellte Substanzen. Der Begriff Amphetamin bezeichnet eine konkrete Droge wie Speed oder Pep, andererseits bilden amphetaminartige Substanzen auch eine eigene Wirkgruppe, zu der auch Ecstasy (MDMA), Crystal Meth (Methamphetamin) und Methylphenidat gehören. Die Erstsynthese des Amphetamins gelang 1887 dem rumänischen Chemiker Lazar Edeleanu an der Berliner Universität. Ursprünglich wurde Amphetamin in verschiedenen medizinischen Bereichen verwendet, zum Beispiel als Mittel zur Erweiterung der Bronchien bei Asthma. In ihrer chemischen Struktur sind Amphetamine Botenstoffen des menschlichen Gehirns, Noradrenalin und Dopamin, ähnlich. Crystal Meth (auch Yaba, Crank, Ice) wurde erstmals 1893 durch Nagayoshi Nagai synthetisiert und wird seit 1938 unter dem Markennamen Pervitin gehandelt. Im Militär wurden Pervitin und andere Amphetamine als leistungssteigerndes Mittel eingesetzt. Auch eine Verwendung für Dopingzwecke ist bekannt. Besitz, Handel und Erwerb von Amphetaminen für den nichtmedizinischen Gebrauch sind gemäß dem Betäubungsmittelgesetz (BtMG) in Deutschland verboten.

Konsumformen Amphetamine werden als helles Pulver, als Paste oder in kristalliner Form, manchmal auch in Tablettenform oder als Kapseln auf dem illegalen Markt angeboten. Sie werden in der Regel geschluckt oder geschnupft, teilweise auch gespritzt oder geraucht. Crystal wird geschnupft oder geraucht, in Wasser gelöst intravenös injiziert oder rektal verabreicht.

Wirkung und Risiken Amphetamine setzen in den Nervenzellen des Gehirns die Neurotransmitter Dopamin und Noradrenalin frei. Sie stellen keine zusätzliche Energie zur Verfügung, sondern mobilisieren lediglich die Notreserven des Körpers. Je nach Art der chemischen Abwandlung des Amphetamins kann die Wirkung sehr unterschiedlich sein. Vor allem Crystal Meth hat ein sehr hohes Abhängigkeitspotenzial. Möglich sind: · stark erhöhte Wachheit und Leistungsfähigkeit · Steigerung der Sinneswahrnehmungen · erhöhter Bewegungsdrang · Kribbeln der Kopfhaut · Verlust des Hunger-, Durst- und Müdigkeitsgefühls · halluzinogene Effekte · psychische Abhängigkeit mit heftigen Entzugssymptomen wie Niedergeschlagenheit, Depression und paranoiden Zuständen · Herzrasen, Kopfschmerzen, Übelkeit, Anstieg der Körpertemperatur · Angstzustände, Aggressionen, Verfolgungswahn oder Psychose (falls eine Veranlagung dazu vorhanden ist, zum Beispiel bei Fällen von Schizophrenie in der Familie) · Infektionskrankheiten wie Hepatitis oder Herpes aufgrund des gemeinsamen Benutzens von Röhrchen oder Geldscheinen zur Einnahme · bei nachlassender Wirkung Erschöpfungszustände, Schlaflosigkeit, Depressionen, Konzentrationsstörungen und Muskelschmerzen.
Bei oraler Einnahme setzt die Wirkung von Amphetamin (Speed) nach ungefähr einer halben Stunde ein, wenn die Substanz gespritzt, geraucht oder geschnupft wird, innerhalb von Sekunden beziehungsweise Minuten.

Nicht nur Dosis und die Art der Einnahme spielen eine große Rolle für Wirkung und Nebenwirkungen, sondern auch die allgemeine psychische Verfassung des Konsumenten, seine momentane Stimmung, die Persönlichkeit und die Umgebung. Für Menschen mit Vorerkrankungen wie beispielsweise Bluthochdruck, Epilepsie oder Diabetes ist der Konsum besonders riskant. Die Wirkung von Methamphetamin (Crystal Meth) ist der von Amphetamin ähnlich, aber deutlich stärker und länger anhaltend. Amphetamin hat eine Wirkungsdauer von etwa fünf bis sechs Stunden, Methamphetamin bis etwa 20 Stunden.

Kontrollierter und medizinischer Gebrauch In der Medizin werden auch heute noch Amphetamine oder amphetaminähnliche Substanzen verwendet, etwa bei krankhafter Tagesschläfrigkeit (Narkolepsie) oder bei der Behandlung von Aufmerksamkeitsdefizit- und Hyperaktivitätssyndromen (ADHS) mit Methylphenidat (zum Beispiel Ritalin). Einige Gelegenheitskonsumenten gebrauchen Amphetamine, ohne eine Abhängigkeit oder andere psychische Störungen zu entwickeln. Die Übergänge zum problematischen Konsum sind fließend.

Problematischer Gebrauch Das Spritzen von Amphetaminen vergrößert ebenso wie das Rauchen von Methamphetamin das Risiko für Überdosierungen und eine schnelle Abhängigkeitsbildung. Speed ist häufig ein Gemisch von diversen Substanzen mit einem unbekannten Amphetaminanteil und wird manchmal mit giftigen Stoffen gestreckt, daher besteht das Risiko einer Überdosierung und einer Unverträglichkeit gegenüber Streckmitteln. Die Teilnahme am Straßenverkehr ist unter Amphetaminen nicht gestattet, Amphetaminkonsum kann bei einer Verkehrskontrolle vor Ort innerhalb kürzester Zeit mit Testgeräten in Schweiß, Speichel oder Urin festgestellt werden. Problematisch ist Amphetaminkonsum zudem während der Arbeit und beim Sport aufgrund der erhöhten Verletzungsgefahr sowie bei gleichzeitiger Einnahme von manchen Medikamenten und in Kombination mit anderen Drogen.

Verbreitung Laut Europäischer Schülerstudie zu Alkohol und anderen Drogen (ESPAD) haben die meisten Jugendlichen noch nie Speed konsumiert. Nur etwa 7 Prozent der 15- bis 16-jährigen Schüler und rund 5 Prozent der Schülerinnen in diesem Alter haben mindestens einmal Speed konsumiert. In der erwachsenen Bevölkerung haben im Jahr 2012 etwa 0,7 Prozent (bis 90 000 Menschen) mindestens einmal Amphetamine konsumiert. Abhängig von Amphetamin sollen 0,2 Prozent der Bevölkerung sein.

Jan

18, Insasse der Jugendanstalt Schleswig, Haftanstalt für jugendliche Straftäter: *Andere haben sich morgens einen Kaffee gekocht, ich habe mir erst mal einen Joint gedreht.*

Ich war vierzehn Jahre, als meine Eltern beschlossen, aus Hamburg wegzugehen und ungefähr zwanzig Kilometer entfernt in einer Kleinstadt in Schleswig-Holstein zu wohnen. Der Umzug war für mich ein krasser Einschnitt in mein bisheriges Leben; ich war neu in einer fremden Stadt und hatte keine Freunde und so. Die Älteren, die Drogen nahmen und mit Einbrüchen und Überfällen das große Geld machten, waren meine Vorbilder. Klar, ich wollte natürlich dazugehören! Diebstahl und solche Kinderstraftaten, mit denen ich bis dahin mein Taschengeld aufgebessert hatte, waren jetzt nur noch langweiliger Kleinkram. Da fingen dann meine Probleme an: in der Schule, mit meinen Eltern – und mit Drogen.

Mit fünfzehn habe ich angefangen zu kiffen. Das haben auch meine neuen Kumpels gemacht. Klar, dass ich auch ausprobieren wollte, wie das so ist. Vorher hatte ich nicht mal Zigaretten geraucht, Alkohol habe ich nur selten getrunken, dafür bin ich nicht so der Typ. Über Freunde lernte ich irgendwann diesen Jungen kennen, der ungefähr in meinem Alter war. Nach der Schule habe ich ihn angerufen und gefragt, ob er mir Gras besorgen könne. Das sei kein Problem, hat er gesagt. Wir haben uns dann am nächsten Tag getroffen, vor der Wohnung seiner Eltern abgehangen und einen Joint geraucht. Gemerkt habe ich davon überhaupt nichts. Bis auf den starken Husten. Meine Enttäuschung war riesig.

Das zweite Mal war dann total anders: Ich habe richtig viel gelacht, war total gechillt, solche Sachen eben. Ich war ziemlich begeistert. Tja, und ab dem Zeitpunkt habe ich dann täglich gekifft, heimlich auf dem Balkon, wenn meine Mutter geschlafen hat. Anfangs war ich extrem ängstlich, ich wollte schließlich nicht, dass sie oder sonst jemand mich erwischt. Deswegen habe ich nach dem Kiffen immer Augentropfen benutzt. Vor der Wohnungstür, im Treppenhaus oder vor dem Wohnblock habe ich meine Joints gebunkert, damit ich nichts mit in die Wohnung nehmen musste, da hätte sie ja jemand finden können. Totale Paranoia! Aber nach einer Weile wurde ich dann leichtsinniger, besser gesagt, fauler und habe mir nicht mehr so viel Mühe gegeben, das Kiffen zu verheimlichen.

Meine Mutter hat es dann irgendwann mitbekommen. Sie stand vor mir, redete auf mich ein und weinte lange – sie ist völlig durchgedreht. Das hat mich schon traurig gemacht, aber wirklich abhalten vom Kiffen konnte sie mich nicht. Ich dachte immer, dass das Kiffen nicht so schlimm sei, dass meine Eltern nur übertreiben würden. Auch ein paar meiner Freunde versuchten immer wieder, mich davon abzuhalten. Sie fragten, warum ich mich gar nicht melden würde. Ich hatte damals auch Freunde, die keine Drogen genommen haben und nicht kriminell waren. Mit denen habe ich mich am Wochenende getroffen, um Playstation zu spielen oder so.

Cannabis senkt den Augeninnendruck um bis zu 50 Prozent. Der Wasserabfluss aus dem Auge wird um das Zwei- bis Dreifache vergrößert, und auch die Produktion des Kammerwassers wird vermindert. Das führt zur Augenrötung. Da rote Augen als Hinweis auf Cannabiskonsum gelten, benutzen einige Kiffer Augentropfen, um diese Nebenwirkungen zu verbergen.

Einige von denen studieren gerade oder machen Abitur. Für die war das immer eine andere Welt, Drogen, Einbrüche und so. Aber für mich war das ganz normal: Andere haben sich sich morgens einen Kaffee gekocht, ich habe mir erst mal einen Joint gedreht, so einfach war das. Diesen Spaß habe ich dann durch Einbrüche oder Dealen finanziert, manchmal habe ich auch andere abgezogen. Beim Weiterverkaufen zum Beispiel habe ich mir meine Ration abgezwackt oder einfach beim Preis geschummelt. Nach und nach habe ich mich immer weiter gesteigert, was Drogen anging oder auch Straftaten. Und eben auch andere, krassere Leute kennengelernt. Einer wollte zum Beispiel mal schnell ein halbes Kilo Gras kaufen – da war es ein Leichtes für mich, zweihundert Gramm abzuzweigen.
Ich habe dann auch Kokain und Opiate genommen. Das erste Mal Koksen war wieder eine totale Enttäuschung: Einer meiner Freunde hatte für Silvester Kokain besorgt, wir haben das dann in unserer Clique zu sechst oder so durch die Nase gezogen. Ich habe nichts davon gespürt. Einige Wochen später hatten wir nach einem Überfall ziemlich viel Geld. Mein Freund hat damals schon regelmäßig gekokst und wollte, dass wir von dem Geld Koks kaufen. Zuerst habe ich gesagt, er solle mich nicht nerven. Na ja, und dann waren wir nachts auf dem Hamburger Kiez feiern. Und morgens um fünf hat er dann doch noch Koks geholt. Ich habe dann auch was genommen, ich wollte eben endlich wissen, wie das wirkt. Und nach dem gelungenen Überfall dachte ich, ich könnte mir ja mal was gönnen. Das zweite Mal war dann viel besser! Die Stimmung war super, ich war total wach und habe viel geredet. Alles toll, *best friends* mit allen und so. Das hat mir gefallen, danach habe ich es häufiger genommen. Als dann mein Haftbefehl kam und ich wusste, ich muss in den Knast, habe ich zehn oder zwanzig Gramm in der Woche verbraucht, zusätzlich habe ich auch noch viel gekifft. Mir war alles egal, ich habe alles Geld für Drogen ausgegeben und eine Menge Schulden gemacht, ohne darüber nachzudenken.

Nina

23, Studentin aus Göttingen:
Wir haben einen fantastischen Moment geteilt, Zeit und Raum lösten sich auf.

Mein erstes Mal war genau genommen nicht mein erstes Mal. Ich hatte schon mit dreizehn oder vierzehn einige Male an einem Joint gezogen, aber das hatte mich nicht sonderlich beeindruckt. Dieses Mal war das anders. Ich war gerade zwanzig geworden und zum Studium nach Göttingen gezogen. Da hatte ich neue Menschen kennengelernt. Clara, meine damalige beste Freundin, fragte mich: »Wollen wir uns nicht mal einen schönen Abend machen, gemütlich eine Tüte rauchen, was Leckeres essen, Musik hören?« – Wir haben uns dann zu dritt verabredet, Clara, Karo, eine weitere Freundin, und ich. Dieser Abend hat mein Leben verändert.
Clara hatte schon einige Erfahrung mit dem Kiffen, Karo und ich waren in erster Linie neugierig. An einem Freitagabend haben wir

uns bei Clara getroffen, es herrschte eine angenehme, entspannte Atmosphäre. Das Licht war gedämpft, wir saßen zu dritt auf ihrem großen Bett. Clara hatte für uns gekocht und eingekauft, sie ist eine gute Köchin. Wir hatten alles, was wir brauchten – Herzhaftes und Süßes, alles war bestens vorbereitet, nichts sollte uns stressen. Sie, die erfahrene Kifferin, hat uns ganz behutsam ans Kiffen herangeführt. Hat mit ruhigen Bewegungen den Joint gedreht, eine Art Ritual, das mich sehr angezogen hat. Dann haben wir geraucht, zuerst jeder nur wenige Züge, Clara wollte nicht, dass uns schlecht wird und wir kotzen müssen. Wir haben gekifft und darüber geredet, wie sich das für uns anfühlt. Dann haben wir auf dem Bett gelegen und Musik gehört. Ich habe die Musik in meinem gesamten Körper gespürt, es fühlte sich an, als würde der Bass direkt in mich eindringen und mich gleichzeitig umhüllen.
Es war fantastisch – wir drei Freundinnen teilten diesen Moment miteinander, Zeit und Raum lösten sich auf, da waren nur wir in diesem Zimmer in diesem Moment. Ich bin ein unruhiger Mensch, mit meinen Gedanken meist woanders, jetzt spürte ich, wie ich total ruhig wurde, ein sehr wohliges, harmonisches Gefühl. Wir drei hatten da ein gutes Ding miteinander laufen, fühlten uns wohl und hatten alles, was wir brauchten. Keine Sekunde war unangenehm. Wir haben auch viel über den Rausch geredet, den wir gerade erlebten. Ein perfekter Abend. Irgendwann sind wir eingeschlafen und am Samstagmorgen mit einem ähnlich guten Gefühl wach geworden. Es gab keinen Bruch, keinen Kater, keinen Filmriss, keine Peinlichkeiten, nichts. Wir haben zusammen gefrühstückt und lange über den vergangenen Abend geredet. Und uns gleich für das nächste Wochenende wieder verabredet. Der Abend war so toll, wir wollten ihn unbedingt wiederholen. Die ersten Monate habe ich nur am Wochenende mit diesen beiden Freundinnen gekifft. Als ich dann immer mehr Kiffer kennengelernt und mir mein eigenes Gras gekauft habe, habe ich dann eine Zeitlang fast täglich gekifft. Das war dann irgendwann nicht mehr so aufregend.

Lisa

21, Studentin aus Frankfurt:
Das erste Mal war richtig gut, so ein Gefühl hatte ich noch nie!

Meinen ersten Joint habe ich mit vierzehn geraucht, auf einer Wiese in Charlottenburg, die wir den Hippie-Hügel genannt haben. Ein paar Jahre zuvor war ich aus Berlin weggezogen, jetzt war ich in den Ferien da und traf viele Freunde von früher wieder. Das erste Mal war keine große Sache, irgendwer hatte was dabei, es fühlte sich ziemlich normal und selbstverständlich an zu kiffen. Das war nicht geplant, wir haben nicht vorher etwas gekauft oder so, es hat sich einfach so ergeben: Das Gras war da, und die Stimmung passte. Wir waren ungefähr fünfzehn oder zwanzig Jungs und Mädchen in meinem Alter, manche etwas älter; es war ein sonniger Sommertag, ich habe Apfelschorle getrunken – Alkohol ist nicht so mein Ding –,

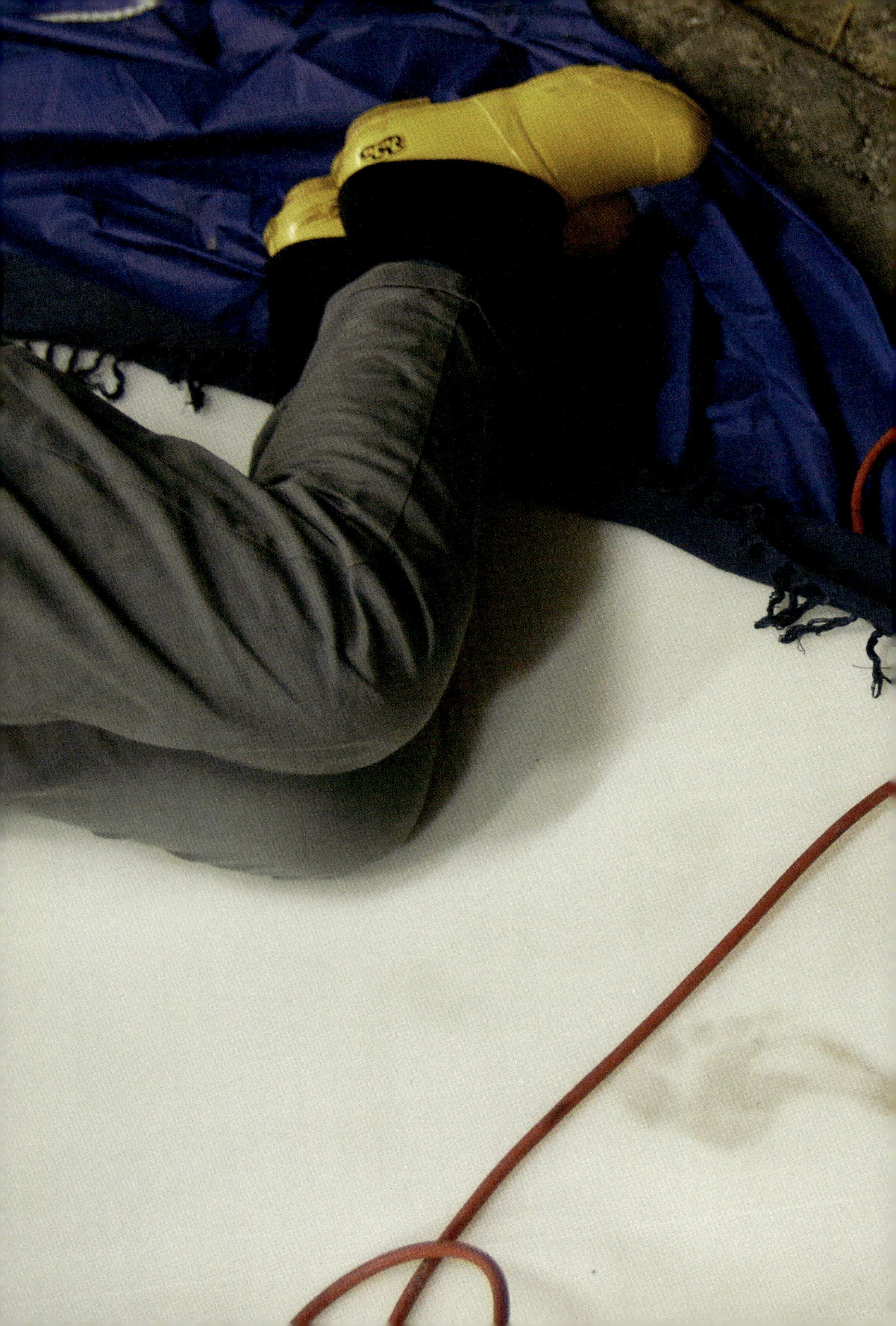

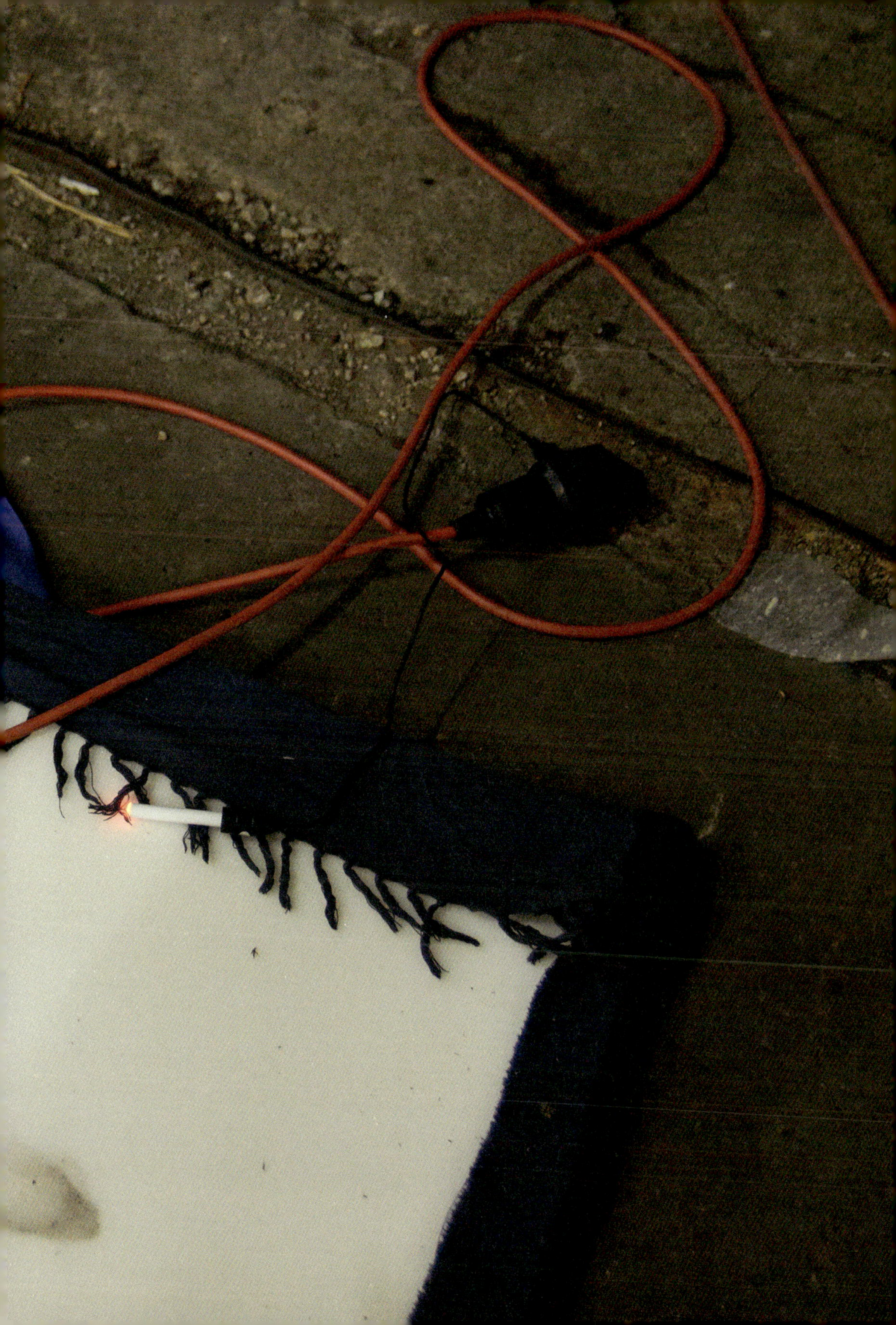

die Atmosphäre war total entspannt, und ich war froh, alle meine alten Freunde wieder um mich zu haben. Das erste Mal kiffen war richtig gut! Ich habe nur zwei, drei Züge genommen, aber ich war ziemlich stoned. So ein Gefühl hatte ich noch nie. Ich dachte: »Huch, ist das schön!« Wir haben uns unterhalten, es war alles total entspannt. Und extrem lustig! Ich hatte nicht das Gefühl, einen Fehler zu machen oder so. So hat es angefangen.
Kiffen war eigentlich immer eine super Sache, ich habe damit anfangs nur positive Gefühle verbunden. Das Gefühl war schön, intensiv und anders, aber das war's auch. Ungefähr ein- oder zweimal im Monat habe ich einen Joint geraucht, manchmal noch seltener. Als Gefahr habe ich Cannabis nie gesehen, ich habe mir auch nie selbst Gras gekauft. Ich habe auch immer nur mit Freunden gekifft, mit denen ich mich super verstanden habe, denen ich voll und ganz vertrauen konnte. Für uns war von Anfang an klar: Wir kiffen jetzt, haben eine tolle Zeit, und danach ist auch erst mal wieder gut. Bekifft Party machen wäre bei mir gar nicht gegangen, ich hatte bekifft zwar immer gute Laune, bin aber auch schnell müde geworden.
Nach meinem Abi war ich wieder eine Weile in Berlin und wollte auch noch andere Drogen ausprobieren, um zu wissen, was es da noch so gibt. Zuerst habe ich Speed genommen, dann auch Kokain. Um ehrlich zu sein, ist Speed für mich in erster Linie eine gute Möglichkeit, wach zu bleiben. Denn das war immer ein Problem für mich, wenn wir weggehen wollten und ich einfach zu müde gewesen bin. In Berlin ist das ja auch wahnsinnig anstrengend, da gehen die Partys ja oft erst gegen zwei oder drei Uhr in der Nacht los. Eine gute Freundin hat irgendwann angefangen, Speed zu ziehen. Mein Freund und ich wollten es auch probieren, zusammen mit ihr und anderen engen Freunden. Das waren Mengen, die völlig okay gewesen sind. Ich habe mich auf einmal so sorgenfrei gefühlt! Dazu haben wir auch Alkohol getrunken, aber nicht so viel, zwei oder drei Bier und zwei Shots. Ich war nie eine große Trinkerin.
Ich hatte nicht den Eindruck, dass ich auf Speed sehr viel aufmerksamer war oder mehr aufnehmen konnte. Speed ist ja keine bewusstseinserweiternde Droge. Ich bin wach, ich kann Gefühle wahrnehmen, mir geht's gut, ich freue mich darüber, dass ich morgen nicht aufstehen muss – das war die Idee dahinter. Mehr nicht. Da kamen mir keine weltbewegenden Dinge in den Kopf. Zu Silvester habe ich es dann wieder genommen, damit ich lange genug durchhalte. Da habe ich dann tatsächlich einen Joint rauchen müssen, um wieder runterzukommen. Aber das hat wunderbar funktioniert, ich konnte einschlafen. Am Morgen danach hatte ich dann merkwürdigerweise ein schlechtes Gefühl: Irgendwie war alles zu glatt gelaufen. Ich hatte dann erst mal keine Lust mehr und habe es für eine gewisse Zeit gelassen.
Kokain habe ich nur ein- oder zweimal ausprobiert. Ich hatte nie das Gefühl, es unbedingt noch mal machen zu wollen. Für mich sind Kokser ziemlich lächerlich. Das ist eine Droge für Männer in

der Midlife-Crisis, die mit ihrem Leben unzufrieden sind. Irgendwie peinlich, es gibt auf alle Fälle coolere Drogen.
Ich habe mich nie in der Drogenwelt verloren gefühlt. Aber ich war ja auch sozial völlig abgesichert, ich hatte ja meinen Freund, meine Freundinnen und meine Familie.

6

Das erste Mal

Das erste Mal ist immer besonders – der erste Kuss, der erste Sex, die erste Nacht in der ersten eigenen Wohnung. Es ist aufregend, herausfordernd, bahnbrechend, einmalig eben. Es brennt sich ein in die Erinnerung, es prägt uns, unseren Blick auf die Welt und oft viele folgende Entscheidungen. Ähnliches gilt für das erste bewusst erlebte High.

»Ich würde eigentlich gern gepflegt Drogen nehmen, aber ich habe so wahnsinnige Angst vor Sucht und schlechten Spritzen und Gesindel, das mich erpresst.«

Harald Schmidt (*1957), deutscher Entertainer

»Das erste Mal habe ich Gras mit meiner Mutter und meinem Stiefvater geraucht.«

Matt Damon (*1970), amerikanischer Schauspieler

»Willst du mit mir Drogen nehmen?
Dann wird es rote Rosen regnen.
Ich hab's in einer Soap gesehen.
Willst du mit mir Drogen nehmen?«

Alligatoah (*1989), deutscher Hip-Hopper, »Willst du«

In Sachen Drogen ist das erste Mal selten tatsächlich das erste Mal. Für viele gibt es Begegnungen mit Alkohol – seltener auch mit anderen Substanzen – vor dem ersten bewussten High. Sie haben als Kinder an Bier- oder Weingläsern genippt oder durften an Silvester einen Schluck Sekt trinken. Andere klauen Zigaretten aus der Tasche ihrer Eltern und husten ihre ersten Rauchwolken beim heimlichen Paffen mit Freunden über den Spielplatz. Und genau genommen ist die erste Zigarette, der erste Schluck Alkohol für einige bereits eine Art Abklatsch, ein Nachspielen Dutzender Filme und YouTube-Clips, in denen genau das gezeigt wurde. Wie ist es da möglich, das erste Mal wirklich als eigenen bewussten Schritt und etwas Besonderes zu erleben?
Die meisten frühen, allerersten Substanz-Erlebnisse sind selten wirkliche Highs, sie werden noch nicht sonderlich intensiv und nicht wirklich als berauschend erlebt. Sie sind Annäherungen, erste Grenzüberschreitungen, geboren aus Spieltrieb, Neugier oder der Lust, Verbote zu missachten. Für viele geht es erst einmal darum, über eine Mauer zu schauen, die andere errichtet haben, der Staat, die Eltern und Lehrer. Sich über Verbote und Regeln hinwegzusetzen und zu erfahren, was hinter den Mauern wartet. Viele junge Frauen und Männer haben ihr tatsächliches erstes Mal als nicht sonderlich berauschend erlebt, zum Beispiel Nina, die sich an ihren ersten Joint kaum erinnert, oder Jan, für den sein erster Joint und seine erste Nase Koks eher eine Enttäuschung waren.
Interessanterweise üben Drogen besonders auf junge Menschen einen starken Reiz aus, also gerade auf diejenigen, die psychoaktive Substanzen und deren Wirkung am schwersten verarbeiten können. Wenn man sich körperlich und geistig noch entwickelt und die eigene Persönlichkeit noch nicht gefestigt ist, ist das Risiko, Schaden zu nehmen, höher als im Erwachsenenalter. Es gibt also tatsächlich gute Gründe dafür, sich mit dem ersten Mal Zeit zu lassen, das gilt auch für Cannabis und Alkohol.
Auch wenn es manchmal den Anschein hat – die gesetzlichen Altersgrenzen sind nicht völlig beliebig, und der Jugendschutz ist nicht nur Schikane. Die Hirnforschung hat nachgewiesen, dass Alkoholkonsum in Kindheit und Jugend sich negativ auf das Wachstum des Gehirns auswirkt: Je früher man Alkohol trinkt, desto größer ist das Risiko einer Beeinträchtigung. Das Gehirn wächst bis etwa Mitte zwanzig weiter, auch wenn das Längenwachstum oft schon zehn Jahr früher abgeschlossen ist. Die Altersgrenzen haben also durchaus eine wissenschaftliche Grundlage, über die man sich im Klaren sein sollte, auch wenn man beschließt, sie zu übertreten. Denn bei allen positiven Effekten, die man auf der Ebene von Gefühlen, Wahrnehmung und im sozialen Kontakt erleben kann, ist Alkohol auf der körperlichen Ebene ein Nervengift.

Dass während eines Alkohol- oder Cannabis-Highs die Reaktionsgeschwindigkeit sinkt, das Koordinationsvermögen oft ziemlich gestört ist und aufgrund der generell erhöhten Risikobereitschaft häufiger Unfälle geschehen, ist wohl für die meisten nichts Neues.

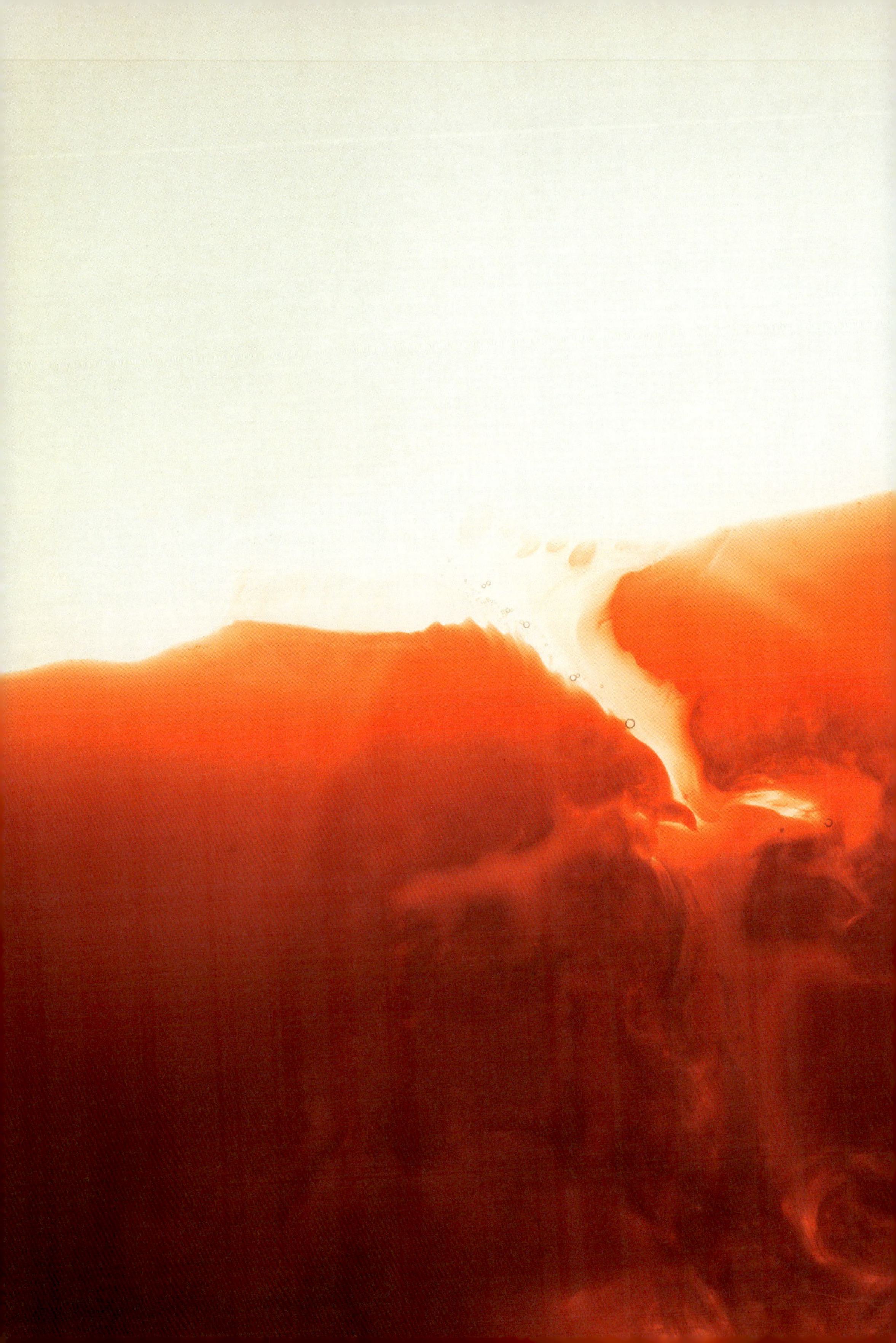

Aber das sind nur die kurzfristigen Gefahren. Die langfristigen sind weniger bekannt: Wenn jemand über längere Zeit viel Alkohol zu sich nimmt, beispielsweise ab dem 14. Lebensjahr in jeder Woche an mehreren Tagen betrunken ist, dann ist die Entwicklung der weißen Substanz im Gehirn gefährdet. Die weiße Substanz ist eine Schicht, die die Nerven umschließt und für die Weiterleitung der elektrischen Impulse und somit die Funktionstüchtigkeit des Gehirns sorgt. Auch die Erinnerungsfähigkeit wird durch regelmäßiges Trinken beeinträchtigt. Die Veränderungen sind vor allem im Hippocampus sichtbar, dem Teil des Gehirns, der dafür zuständig ist, dass die Erinnerungen vom Kurzzeitgedächtnis ins Langzeitgedächtnis übertragen und abgespeichert werden. Diese Veränderungen am Langzeitgedächtnis sind umso deutlicher, je häufiger man einen Vollrausch hatte. Früher und fortgesetzter Alkoholkonsum kann also das Gehirn und das Gedächtnis massiv schädigen.

2012 wurden in Deutschland 15130 Verkehrsunfälle unter Alkoholeinfluss dokumentiert, bei denen es zu Personenschäden kam. 338 Menschen starben laut Statistischem Bundesamt an den Unfallfolgen. Auch zahlreiche Prominente wurden in der Vergangenheit alkoholisiert am Steuer erwischt; darunter It-Girl Nicole Richie, der Musiker Justin Bieber, Olympiasieger Michael Phelps, der ehemalige Radrennfahrer Jan Ullrich und die Bischöfin und damalige Vorsitzende der Evangelischen Kirche Deutschlands, Margot Käßmann.

Für Cannabis gilt Ähnliches: Zwischen dem 15. und 17. Lebensjahr organisiert sich das Gehirn neu und durchläuft eine natürliche Phase der »Destabilisierung«. Wird früh regelmäßig gekifft, hat das negative Auswirkungen auf Hirnstrukturen und -funktionen: Die weiße Substanz wird nicht ausreichend ausgebildet, der Hippocampus verändert sich, und es gibt Probleme mit dem Langzeitgedächtnis.

Und auch die Gefahr, die Kontrolle über den Drogengebrauch zu verlieren und ungesunde Konsummuster zu entwickeln oder im schlimmsten Fall abhängig zu werden, steigt mit sinkendem Alter – das gilt für alle Substanzen. Wer, wie Laura, sehr früh regelmäßig größere Mengen Drogen nimmt, ist in besonderem Maße gefährdet. Aber auch wer ein paar Jahre mehr auf der Uhr hat, geht Risiken ein, wie einige Erfahrungsberichte in diesem Buch zeigen.

Beim ersten Mal spielen diese langfristigen Risiken natürlich noch keine Rolle. Sollen sie auch nicht. Das erste Mal soll spannend sein, es soll Spaß machen; es soll eine positive, bereichernde Erfahrung sein. Niemand möchte, dass das erste Mal peinlich oder eklig wird – genau wie beim Sex. Überhaupt geht es bei Rauscherfahrungen wie auch beim Sex darum, Lust und Kontrollverlust in der Balance zu halten: Man will sich fallen lassen, aber nicht hart auf dem Boden aufschlagen und sich verletzen.

Ich, die Drogen und die anderen

Beim ersten High spielen die anderen oft eine große Rolle. Auch das ist ähnlich wie beim Sex. Man fragt sich: Bin ich normal? Ist bei mir alles so wie bei den anderen? Mache ich alles richtig? Hier sind Selbstbewusstsein und Gelassenheit gefragt. Manche haben mit dreizehn zum ersten Mal Sex, andere mit dreiundzwanzig. Beides kann gut und richtig sein, jeder muss seine Geschwindigkeit, sein Maß finden und sollte dabei auf seine innere Stimme hören. Dasselbe gilt für die Highs. Niemand sollte Drogen nehmen, um cool zu wirken oder dazuzugehören, wenn er oder sie sich dafür nicht bereit fühlt oder Angst davor hat. Oder einfach schlicht kein Verlangen danach.

Es ist nicht notwendigerweise sinnvoll, sich in Sachen erster Rausch am Durchschnitt zu orientieren, aber es hilft, die eigene Position einzuordnen. Das derzeitige Durchschnittsalter für das erste Glas Alkohol liegt in Deutschland bei 14 Jahren, Jungs sind da etwas früher dran als Mädchen. Das Alter ist leicht gestiegen in den letzten Jahren. Den ersten wirklichen Rausch aber erleben die meisten erst etwa ein Jahr später. Viele nehmen sich also nach dem ersten Alkoholkonsum rund ein Jahr Zeit, um sich an das High heranzutasten. Eine gute Idee, beim Sex ist es ja ähnlich – die meisten von uns turnen in der Regel nicht gleich sämtliche Stellungen nach, die sie von Pornoseiten im Internet kennen, sondern lernen zunächst über Berühren und Tasten, wie der Körper, der eigene und der des Partners, beim Sex funktioniert.

So ein Vorgehen ist auch in der Begegnung mit Drogen und Rausch ein gutes Rezept. Für viele funktioniert das, aber auch hier gibt es Ausreißer nach oben und unten. Einige Menschen können eher gut, andere eher schlecht mit Highs umgehen. Sie wollen schnell mehr und konsumieren immer häufiger oder nehmen zusätzlich andere Drogen. Für diese Menschen ist es besonders wichtig, das eigene Maß und die eigene Geschwindigkeit kennenzulernen und sich Zeit zu lassen. Oder auch ganz clean zu bleiben: Niemand braucht Highs um jeden Preis, sie ergeben nur Sinn, wenn sie uns nicht schaden und stattdessen unser Leben bereichern. Das passiert aber nicht automatisch und auch nicht für jeden. Wer ein Unbehagen oder Unsicherheit gegenüber Drogen und Rausch spürt, sollte das ernst nehmen und vorsichtig sein. Und wer sich extrem davon angezogen fühlt, erst recht. Es ist überhaupt kein Problem, *straight* zu bleiben, also gar keine bewusstseinsverändernden Substanzen an sein Gehirn zu lassen.

Viele erleben ihr erstes Mal mit Alkohol also bevor sie volljährig sind, nicht wenige sogar vor dem 16. Lebensjahr, bevor sie das Alter erreichen, an dem das Gesetz den Alkoholkonsum gestattet. Bei Alkohol sind diese Zahlen deutlich höher als bei Cannabis: 69 Prozent der Jugendlichen trinken Alkohol, bevor sie sechzehn sind, nur 7,4 Prozent machen in diesem Alter erste Erfahrungen mit Cannabis. Dabei handelt es sich nicht um Komatrinker oder Kampfkiffer, sondern um Probierkonsumenten, also Jugendliche, die erste, einmalige oder seltene Erfahrungen mit Alkohol oder Cannabis gemacht haben. Fragt man dieselben Jugendlichen, ob sie im letzten Monat konsumiert haben, sieht das ganz anders aus: Nur 41 Prozent von ihnen geben an, dass sie in den vergangenen 30 Tagen Alkohol getrunken und nur 1,7 Prozent, dass sie Cannabis konsumiert haben. Das bedeutet: Wer einmal trinkt oder kifft, wird nicht automatisch zum Trinker oder Kiffer.

Kater und Kotzen-Jammer: Alkoholvergiftungen können die Leistungsfähigkeit bis zu drei Tage beeinflussen. Noch zu Zeiten Goethes wurde das Kotzen-Jammer genannt, mittlerweile als Katzenjammer entschärft: Kopfschmerzen, Übelkeit, Erbrechen, Appetitlosigkeit, Zittern, Konzentrationsschwäche sind die Symptome. Der Kater kommt durch Wassermangel zustande (Dehydration). Gegenmaßnahmen: Weniger Alkohol zu sich nehmen, viel trinken und Fetthaltiges essen.

Von den 18- bis 25-Jährigen haben 96 Prozent schon einmal Alkohol probiert, 78 Prozent haben auch im letzten Monat getrunken; 35 Prozent der jungen Erwachsenen haben schon Cannabis probiert, aber nur 5,3 Prozent haben im letzten Monat gekifft. Bei Alkohol sind Mädchen und Jungs ziemlich auf Augenhöhe, bei Cannabis haben die Jungs einen Vorsprung: 3,2 Prozent der Jugendlichen geben an, regelmäßig zu kiffen, bei den Jungs sind es 5,5 Prozent, bei den Mädchen nur 2,7 Prozent. Aber das ist eine relative Zahl, weil »regelmäßig« in der bekanntesten deutschen Untersuchung »mehr als zehn Mal im Jahr« bedeutet. Die Grenze ist also eher niedrig angesetzt und die Spanne zwischen regelmäßigem Kiffen und Probierkonsum sehr groß. Auch innerhalb dieses regelmäßigen Konsums gibt es deutliche Unterschiede. Wer mehrmals wöchentlich oder sogar täglich kifft, bewegt sich natürlich sehr viel näher am Risiko als jemand, der das einmal im Monat tut.

Was, wann und mit wem?

Solche Zahlen sind ein Mittelwert, der eine grobe Orientierung ermöglicht, an jeder Schule und in jeder Clique kann sich der Konsum natürlich davon unterscheiden, mal mehr, mal weniger stark. Es gibt Schulklassen, in denen drei Viertel der Schüler Erfahrungen mit Cannabis haben, und andere, in denen fast allen Schülern Gras gar nicht in die Tüte kommt.
Wichtig ist in jedem Fall, sich bei Cannabis, Alkohol und Co. nicht von anderen beeinflussen zu lassen. Druck von außen ist ein denkbar schlechter Grund dafür, mit Drogen zu experimentieren. Jeder darf, kann und sollte eine unabhängige und eigenständige Entscheidung für oder eben auch gegen den Drogengebrauch treffen, ohne darüber nachdenken zu müssen, was die anderen tun oder erwarten und ob sie einem möglicherweise eine Erfahrung voraushaben. Selbst wenn das so ist – na und? Das Ganze ist schließlich kein Wettrennen, jeder darf selbst entscheiden, welche Erfahrung an welchem Punkt seines Lebens gut und richtig und wichtig für ihn ist. Wer früher Drogen nimmt, ist weder reifer noch erwachsener, noch cooler oder mutiger. Im Gegenteil, manchmal ist er oder sie einfach nur leichtsinniger oder beeinflussbarer.

Das erste High kann durchaus furchteinflößend sein. Das gilt in besonderem Maße für Cannabis oder Halluzinogene wie Magic Mushrooms oder LSD. Der Cannabis-Rausch ist beim ersten Mal nicht so einfach zu dosieren, da man oft nicht weiß, wie stark der THC-Gehalt des Cannabis ist. Deshalb ist es immer eine gute Idee, mit einer geringen Dosis zu beginnen und sich langsam an den Rausch heranzutasten. Vor allem Nina, aber auch Georg, Elena, Lisa und anfangs auch Sascha geben Beispiele dafür, wie ein gelungenes, bewusstes und positives erstes Mal aussehen kann.
Alkohol eignet sich für die meisten Menschen für erste Erfahrungen und ein langsames Herantasten an den Rausch, weil er relativ einfach zu dosieren ist. Mit Bier, das über einen Alkoholgehalt von

rund 5 Prozent verfügt, ist das natürlich einfacher als mit rund 40-prozentigem Wodka.
Für Halluzinogene gelten eigene Regeln – ihre Wirkung ist sehr speziell und nicht für jeden angenehm: Sie können unser Denken und Fühlen sehr durcheinanderbringen und uns den sicher geglaubten Boden unter den Füßen wegziehen. Manch einer empfindet das als Überforderung oder Bedrohung. Wer die psychedelische Erfahrung sucht, sollte sie in jedem Fall gut und gewissenhaft vorbereiten.
Bei Substanzen wie Heroin, Kokain, Amphetaminen oder Crystal Meth ist es besonders ratsam, für sein erstes Mal Vorsichtsmaßnahmen zu treffen, damit das erste nicht auch das letzte Mal ist: Überdosierungen können schwere Schäden nach sich ziehen oder sogar tödlich enden, und beim ersten Mal kennt noch niemand sein Limit. Deshalb ist es, wenn man diese Erfahrung denn unbedingt machen möchte, überlebenswichtig, bei der Dosierung sehr zurückhaltend zu sein und weniger gefährliche Konsumformen zu wählen, beispielsweise Heroin, Kokain oder Amphetamine beim ersten Mal keinesfalls zu spritzen.
Tabak ist eine merkwürdige Droge, denn sie erzeugt für die überwiegende Zahl aller User kein wirkliches High. Wer genau hinspürt, kann das Tabak-High trotzdem wahrnehmen: Nikotin ist ein Stimulans und wirkt wie ein Mini-Amphetamin, es macht wacher und verleiht subjektiv mehr Energie. Viele Raucher erleben aber auch für Sekunden oder Minuten Entspannung und Beruhigung. Auch das Tabakrauchen ist in seiner Wirkung nicht zu unterschätzen: Das Spiel funktioniert hier anders: Da Nikotin sehr schnell Suchtprozesse auslöst, werden viele Probierkonsumenten rasch zu Gewohnheitsrauchern, laut seriösen Schätzungen rund die Hälfte. Diese Menschen rauchen dann nicht mehr hauptsächlich, um zu genießen, sondern um die negativen Effekte des Nichtrauchens wie Nervosität, Konzentrationsstörungen, Zittern, Schlafprobleme und Craving zu vertreiben. Viele von ihnen bezeichnen sich trotzdem gerne als Genussraucher – der vermeintliche Genuss ist allerdings durch das Verschwinden der Entzugssymptome bedingt, was subjektiv ein Wohlbefinden zur Folge hat. Klar, es gibt auch kontrollierte Raucher, die nur wenige Kippen im Jahr zu besonderen Anlässen rauchen. Aber das ist die Ausnahme.
In hoher Dosis ist Nikotin übrigens extrem giftig. Das gilt auch für das Dampfen, also das Inhalieren von *Liquids* über Shishas oder E-Zigaretten, vor allem wenn die Liquids eine hohe Konzentration von Nikotin enthalten. E-Zigaretten und E-Shishas werden seit einigen Jahren immer beliebter. Die Zahl der E-Raucher unter Schülern ist beispielsweise in den USA seit 2011 von rund 79 000 auf mehr als 250 000 angestiegen.
Die Idee klingt bestechend: Dampfen statt Rauchen. Statt die krebserzeugenden Abfallprodukte des Tabakverbrennungsprozesses einzuatmen, inhaliert man Dampf. E-Zigaretten bestehen aus einem Mundstück und einem akkubetriebenen Verdampfer, in den man eine Kartusche einsetzen kann. Die Flüssigkeiten in der Kartusche

enthalten dann in aller Regel Propylenglykol, Nikotin, Glyzerin, Ethanol sowie Aromastoffe (zum Beispiel Erdbeere, Vanille, Apfel). Es gibt einige Vorteile der E-Zigarette: Sie dampft nur, wenn man sie einschaltet, statt einfach abzubrennen wie eine Zigarette. Sie qualmt nicht und stinkt weniger als Zigarettenrauch, auch die Belastung durch Passivrauchen ist geringer. Die Vor- und Nachteile der E-Zigarette werden zurzeit intensiv erforscht. Fest steht: Wenn man nikotinhaltige Liquids inhaliert, dann spricht das Dampfen genauso das an der Suchtentwicklung beteiligte Belohnungszentrum im Gehirn an wie das Zigarettenrauchen. E-Zigaretten haben also Licht- und Schattenseiten: Für starke Raucher können sie der Einstieg in den Ausstieg sein. Für jemanden, der bisher nicht geraucht hat, kann das spielerische Dampfen aber auch das Gegenteil bewirken, nämlich den Einstieg in die Nikotinabhängigkeit. Auch über den Umweg mit süßlichen, nicht nikotinhaltigen Liquids. Den Traum von der risikofreien Droge erfüllt also auch das Dampfen nicht.

Die Nikotinkonzentration in den Liquids schwankt in Deutschland zwischen 6 und 20 Milligramm pro Milliliter. Es gibt aber auch zahlreiche Liquids ohne Nikotin. Die gesundheitsschädliche Wirkung der Beimischungen wird zurzeit erforscht, bei einigen Menschen lösen sie beispielsweise Lungenreizungen aus. Trotzdem können sie bereits jetzt im Vergleich zu den Tabakbeimischungen in Zigaretten als weniger körperlich schädlich gelten.

Eine wichtige Frage bei allen Substanzen ist, woher das Material stammt, mit dem man sein erstes High erlebt. Wer alt genug ist, kauft seinen Alkohol oder seine Zigaretten im Supermarkt, klar. Wer nicht alt genug ist, lässt sie sich häufig besorgen, von Geschwistern, von älteren Freunden. Hier ist Skepsis angebracht: Menschen, die Minderjährige mit Alkohol versorgen, sollte man sich sehr genau ansehen: Warum tun sie das? Die Wahrscheinlichkeit, dass es manch einem einfach nur Spaß macht, andere abzufüllen und sich darüber zu amüsieren, ist nicht so gering.
Die ersten Kontakte mit illegalen Drogen kommen in der Regel über Freunde oder Bekannte zustande. Irgendjemand hat, wie bei Lisa, einen Joint oder eine Ecstasy-Pille dabei oder kennt jemanden, der etwas hat. Wer technisch versiert ist und sich auskennt, bestellt sich seine Drogen im Internet – da geht es dann natürlich selten um Alkohol, sondern manchmal um Cannabis, meist um neue Substanzen, »Research Chemicals« oder »Legal Highs«. Gerade für ein erstes Mal keine gute Idee: Der Drogenkauf im Internet setzt Geschick und Umsicht voraus. Und, anders als ein Freund, der schon Erfahrung zum Beispiel mit Cannabis hat, bietet das Internet wenig bis keine Unterstützung bei möglichen Problemen oder in Fragen der individuellen Dosierung.
Und wenn das erste Mal dann doch eine kleine Katastrophe wird? Wenn man austickt, umkippt, sich peinlich verhält oder den Rausch als unangenehm erlebt? Dann sollte man sich umso mehr Gedanken machen, wie man das zweite Mal gestalten will, um so eine Erfahrung in Zukunft zu vermeiden. Oder sogar darüber, ob das erste nicht möglicherweise gleichzeitig das letzte Mal sein sollte.

Dos and Don'ts für das erste High

1 Wähle für dein erstes Mal einen Tag, an dem du guter Stimmung bist, und einen Ort, an dem du dich wohlfühlst.

2 Triff eine klare, bewusste Entscheidung für dein erstes Mal, lass dich nicht von anderen bequatschen.

3 Wähle die richtige Begleitung, meide Menschen, die Spaß daran haben, andere lächerlich zu machen, zu bevormunden oder anzustacheln.

4 Beginne mit einer kleinen Dosis und warte die Effekte erst ab, bevor du nachlegst. Steigere die Dosis schrittweise.

5 Hör auf, wenn es dir keinen Spaß macht oder sich unangenehm anfühlt.

6 Versuche, dein High bewusst wahrzunehmen und zu beschreiben – was verändert sich, wo und wie spürst du die Effekte, was ist angenehm, was nicht?

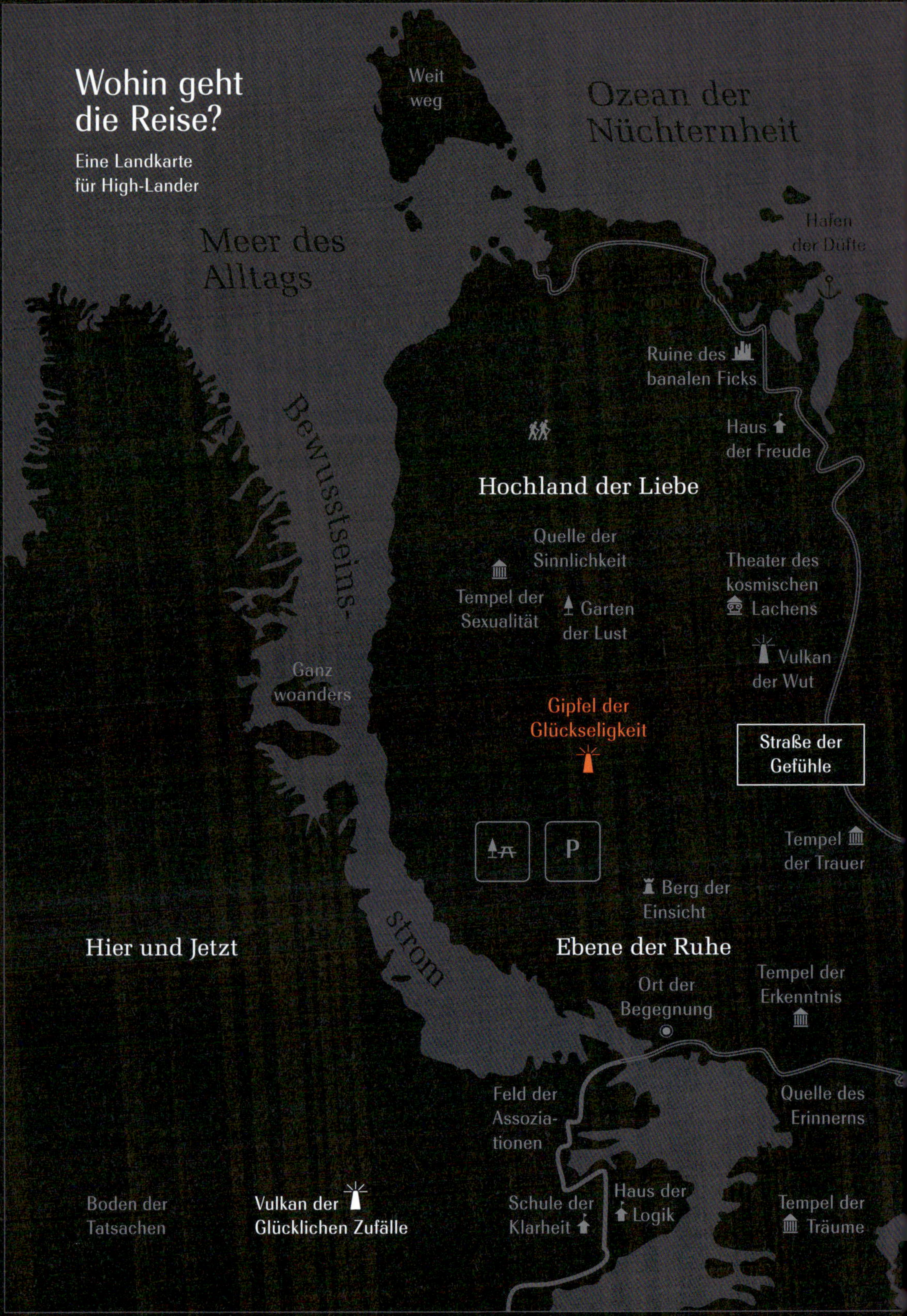
Wohin geht die Reise?
Eine Landkarte für High-Lander
Weit weg
Ozean der Nüchternheit
Meer des Alltags
Hafen der Düfte
Ruine des banalen Ficks
Haus der Freude
Bewusstseins-strom
Hochland der Liebe
Quelle der Sinnlichkeit
Tempel der Sexualität
Garten der Lust
Theater des kosmischen Lachens
Vulkan der Wut
Ganz woanders
Gipfel der Glückseligkeit
Straße der Gefühle
P
Tempel der Trauer
Berg der Einsicht
Hier und Jetzt
Ebene der Ruhe
Ort der Begegnung
Tempel der Erkenntnis
Feld der Assoziationen
Quelle des Erinnerns
Haus der Logik
Boden der Tatsachen
Vulkan der Glücklichen Zufälle
Schule der Klarheit
Tempel der Träume

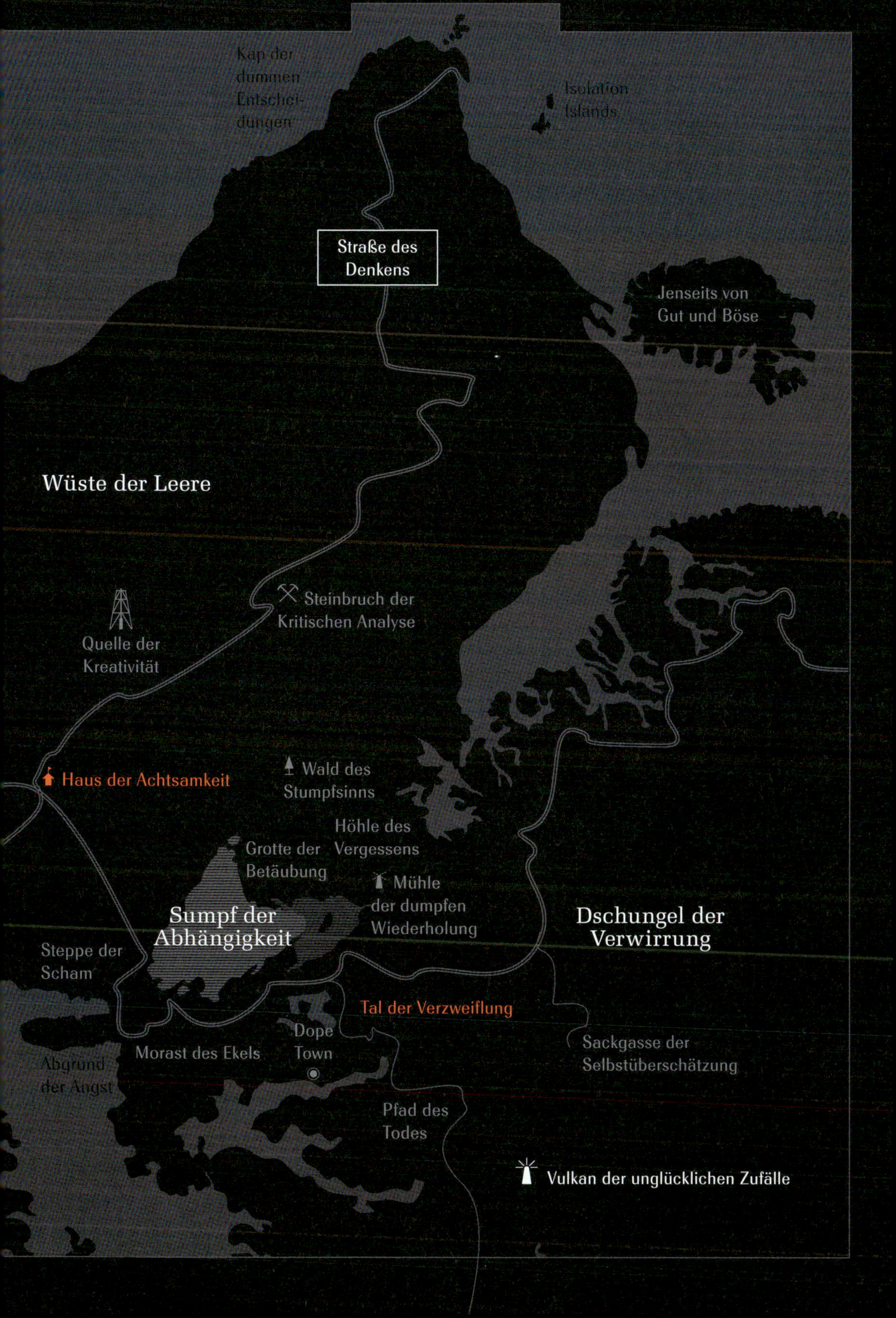

Kap der dummen Entschei-dungen
Isolation Islands
Straße des Denkens
Jenseits von Gut und Böse
Wüste der Leere
Steinbruch der Kritischen Analyse
Quelle der Kreativität
Haus der Achtsamkeit
Wald des Stumpfsinns
Höhle des Vergessens
Grotte der Betäubung
Mühle der dumpfen Wiederholung
Sumpf der Abhängigkeit
Dschungel der Verwirrung
Steppe der Scham
Tal der Verzweiflung
Dope Town
Morast des Ekels
Abgrund der Angst
Sackgasse der Selbstüberschätzung
Pfad des Todes
Vulkan der unglücklichen Zufälle

Lucy

19, Auszubildende aus Karlsruhe:
Sobald ich merke, dass eine Droge mich beherrscht, höre ich auf.

In den letzten Jahren habe ich ziemlich viele illegale Drogen ausprobiert – Gras, LSD, Ecstasy, Speed, was gibt's noch? Pilze, ich glaube, das war's. Ich habe ziemlich früh angefangen zu trinken, an meinem vierzehnten Geburtstag war ich total besoffen, fast schon komatös. Ich habe im Sommer Geburtstag und mit Freunden im Park gefeiert. Zwei Flaschen Wodka-Blutorange habe ich getrunken, danach konnte ich nicht mehr auf meinen Beinen stehen. Meine Freunde mussten mich nach Hause tragen. Am nächsten Tag habe ich gedacht: »Nein danke, nie wieder.« So ein Absturz ist scheiße. Es gefällt mir nicht, wenn ich die Kontrolle verliere und nicht mehr mein eigener Herr bin. Dann mag ich nicht mehr und entwickle eine regelrechte Abneigung dagegen. Seit der Zeit trinke ich nur noch selten und in Maßen. Alkohol schmeckt mir seitdem auch nicht mehr so gut, also kann ich es auch gleich lassen. Das gilt auch für das Kiffen. Zum ersten Mal Gras geraucht habe ich mit dreizehn. Beim ersten Mal habe ich nichts gespürt, das hat mich schon geärgert. Meine Freunde schienen deutlich mehr Spaß daran zu haben als ich. Beim zweiten Mal hatte ich totale Lachflashs, es war, als wäre mein Grinsen in meinem Gesicht festgewachsen! Ich saß in den Sessel gepresst und habe nur noch gelacht.

Ich war ein Gelegenheitskiffer, habe nur mit Freunden geraucht, wenn von denen einer was dabeihatte. Selbst habe ich mir nie was gekauft, und ich habe nie eine ganze Tüte alleine geraucht. Abgesehen von den gelegentlichen Lachflashs bin ich vom Kiffen meistens nur müde geworden und weggepennt oder habe Fressattacken bekommen, viel mehr ist nicht passiert. Darauf kann ich auch gut verzichten. Ende November vorigen Jahres habe ich mit dem Kiffen aufgehört. Ich möchte den Führerschein machen, und THC ist lange nachweisbar.

Der LSD-Rausch hat mich bisher am meisten begeistert. Mein erster Trip ist gerade mal ein Jahr her, es war kurz nach meinem achtzehnten Geburtstag, auf einem Festival. Wir waren zu viert und haben uns einen Trip geteilt. Es war extrem lustig – die Gesichter der Leute haben sich verformt, das sah verdammt komisch aus, die Musik hat in meinem Körper vibriert, ich habe abgetanzt ohne Ende. Ich hatte das Gefühl, dass ich mit dem LSD-Rausch gut klarkomme. Auf LSD ist man in seiner eigenen Welt und trotzdem eng mit den anderen verbunden, die mit auf dem Trip sind. Man kümmert sich umeinander und sorgt dafür, dass es allen gut geht. Einer meiner Freunde hatte sich in der Stadt verlaufen, und ich habe ihn gefunden und ins Hotel zurückgebracht, obwohl ich selbst drauf war und mich in der Stadt nicht auskannte.

Die Wirkung von Psychedelika ist noch mehr als bei anderen Drogen von Set, Setting und Dosis abhängig (in welcher Umgebung und in welchem Zustand, mit welchen Gefühlen und Absichten usw.). Für viele User ist es nicht vorstellbar, unter dem Einfluss von LSD auf eine Party zu gehen. Es gibt keine Substanzklasse, deren Wirkung so vielfältig und unkalkulierbar ist wie die der Psychedelika.

Mit LSD habe ich noch nie negative Erfahrungen gemacht. Ich kontrolliere die Droge, nicht sie mich. Sobald ich merke, dass eine Droge mich beherrscht und nicht umgekehrt, wenn ich mich ausgeliefert

fühle oder die Kontrolle verliere, dann macht es mir keinen Spaß mehr und ich höre auf. Wie beim Alkohol.
Es kommt vor, dass ich schon mal ein halbes Jahr gar nichts nehme, dann wieder ein paar Monate jedes Wochenende, da gibt es keine Regel. Während der Woche nehme ich nichts. Letztes Jahr habe ich das Gymnasium mit mittlerer Reife verlassen, jetzt arbeite ich unter der Woche als Küchenhilfe in einem Restaurant und am Wochenende in einem Club an der Bar. Nächstes Jahr beginnt meine Ausbildung in einer Tierarztpraxis. Wenn ich allein bin, nehme ich keine Drogen, immer nur mit Freunden. Ich genieße es, zusammen zu lachen, zu tanzen. Alleine bringt das keinen Spaß. Ich nehme auch keine Drogen, wenn es mir schlecht geht. Dann höre ich lieber laute Musik, das hilft mir eher. Ich glaube nicht, dass Drogen mir dann guttun würden. Außerdem möchte ich den Rausch auch gar nicht mit negativen Gefühlen verbinden.
Ich würde sagen, dass Drogen mich insgesamt lockerer gemacht haben. Auf Droge bin ich entspannter, weniger unsicher, traue mich eher zu zeigen, wer ich bin. Und ich werde genauso akzeptiert, mit meinen Tattoos und Piercings. Solche Erfahrungen prägen, geben Selbstvertrauen. Ich kann heute besser auf Menschen zugehen und habe mehr Selbstbewusstsein. Drogen sind für mich auf jeden Fall ein Gewinn!

Kai

20, Auszubildender aus Kiel: *Das ist mehr Glück, als andere jemals in ihrem Leben spüren, an einem Abend, mit einem Schnief!*

Ich will feiern, einen draufmachen, richtig abgehen. Ich könnte auch erzählen, dass ich mit Ice irgendeine Bewusstseinserweiterung oder so einen Quatsch erreichen möchte, aber das wäre gelogen. Ich will Spaß, mich gut fühlen, mehr sein, als ich ohne bin. Mehr Party, mehr Spaß, mehr Sex! Drei Tage wach, das ist einfach geil. Warum sollte ich darauf verzichten, wenn es so Hammer ist? Das wäre doch bullshitlangweilig!
Ganz ehrlich: Ich bin jetzt zwanzig, und das letzte halbe Jahr auf Ice war geiler als all die Jahre davor. Ernsthaft! Da kann mir keiner erzählen, wie toll doch die Kindergeburtstage waren oder das Gefühl, das Abi endlich geschafft zu haben. Erstens, weil Kindergeburtstage schon aus Prinzip kacke sind. Zweitens, weil der erste Kick, den du nach dem Einnehmen von Ice bekommst, tausendmal befreiender ist, als bei der Abiturprüfung rumzuschleimen! Da bin ich mir ganz sicher, weil ich drei Tage nach der Abi-Prüfung zum ersten Mal Ice geschnieft hab.
Ein Kumpel, der im Kunst-Leistungskurs immer krasse Bilder gemalt hat, hat mir davon erzählt, beim Rauchen vor der Schule. Dass er sich dadurch übermäßig gut konzentrieren könne und zehntausendmal kreativer sei. Und halt drei Stunden Sex mit irgendeiner Ische hatte, die er auf einer Party aufgerissen hatte. Das fand ich schon geil, vor allem, weil er sonst eher der schüchterne Typ war.

Das Ice hatte er von seinem Cousin Pascal gekauft, der mir schon vorher Gras vertickt hat. Pascal ist ein guter Typ, das Gras war immer erstklassig. Tja, da hab ich ihn mal angerufen und gesagt, dass ich auch mal dabei bin. Wir kennen uns schon ewig, seit der fünften Klasse, und haben auch einiges zusammen durchgemacht, die neunte Klasse zusammen wiederholt oder nächtelang *Call of Duty* gezockt. Oder mit dreizehn die erste Zigarette bei der Mutter geklaut und geraucht. Das waren schon gute Zeiten.
War halt auch eine geile Stimmung nach dem Abi, der ganze Sommer ohne Verpflichtungen, meine Ausbildung zum Bankkaufmann fing erst im September an, vorher gab es nur Party, einfach alles musste übelst geil werden! So richtig Bock auf die Ausbildung hatte ich eh nicht, aber Hauptsache, was machen, das war meiner Mutter voll wichtig, wenn ich schon nicht studiere.
Dann war da in einem Club um die Ecke eine Techno-Party. Zwar nicht so meine Musik, aber ich war da schon mal, auf Speed, und da ging es voll ab. Mein bester Mann Pascal, mein Kumpel Lukas und ich haben uns im Park getroffen und erst mal beim Grillen einen gebechert, so gegen Mitternacht sind wir dann los. Anfangs hatten wir Schwierigkeiten, locker zu werden, wie das halt manchmal so ist. Dann hat Pascal die Kristalle geknackt, wir haben zugesehen. Lukas kannte bisher nur Gras und sah aus, als würde er wegrennen wollen. Ich habe ihn dann Weichei genannt und ausgelacht, daraufhin hat er zuerst geschnieft. Dann ich. Es war so krass gut! Nach wenigen Minuten wurde mir so megawarm, das Blut pumpte durch meinen Körper, als würde der Hulk aus mir herausbrechen und sich bewegen wollen. Besser als auf Speed, weil du alles viel klarer siehst und dich so viel besser selber spürst, ohne so ein krasses Herzrasen. Auch die Musik hat krass geknallt, und wir haben stundenlang getanzt. Anschließend sind wir noch weitergezogen und haben auf der Straße gefeiert, wir waren so fit, und keiner konnte uns etwas anhaben. Wir haben auch mit allen gelabert, das war echt krass, und die fanden uns alle super!
Wir sind dann die ganze Nacht wach geblieben und haben nachmittags im Café Weiber abgeschleppt. Das war übergut, auch die nächsten Wochenenden waren ähnlich krass geil. Dann ging meine Ausbildung los. Eigentlich ist das Leben unter der Woche echt öde. Es macht einfach keinen Spaß, gibt mir nichts. Manchen Kunden in der Bank würde ich am liebsten ins Gesicht kotzen, die nerven schon, bevor sie den Mund aufmachen. Nur das abendliche Zocken macht noch Spaß. Ich lebe von Wochenende zu Wochenende. Lukas schottet sich immer mehr ab und will nicht mehr auf Ice feiern, das sei ihm zu heiß. Weichei halt.

Unter dem Handelsnamen Pervitin wurde Crystal Meth in Deutschland schon 1938 auf den Markt gebracht und als Muntermacher vermarktet. Zum Beispiel als Schokoladenzusatz: Die »Hausfrauenschokolade« sollte gestresste deutsche Frauen aufmuntern. Im Zweiten Weltkrieg wurde Pervitin in großen Mengen an die Soldaten an der Front verteilt, um Erschöpfung und Angst zu unterdrücken und Aggressivität und Leistungsfähigkeit zu steigern. Allein zwischen April und Mai 1940 waren es 35 Millionen Pillen. Der Literaturnobelpreisträger Heinrich Böll, damals Soldat der Wehrmacht, war pervitinabhängig, auch Adolf Hitler soll die Substanz in größeren Mengen konsumiert haben.

Meine Mutter hat mich ständig mit dieser arschlangweiligen Ausbildung vollgenörgelt, ich solle mehr Ehrgeiz reinstecken und nicht das ganze Wochenende weg sein und Montag früh nicht einfach von der Party in die Berufsschule gehen – aber hey, ich muss zwar

anwesend sein, aber keinen stört es, wenn ich da langsam runterkomme. Wenn ich zu sehr schwitze oder es zu krass schmerzhaft wird, geh ich halt heim oder leg ein bisschen was nach.
Dass ich im Mai zusammengeklappt bin, war einfach Pech. Ich habe einfach zu viel zu schnell genommen. Sonst kann ich das besser kontrollieren, aber dieses Mal gehörte das Ice einem Bekannten. 1,2 Gramm auf einmal, das war nicht so gut – Ohnmacht, Entgiftung. Ich erinnere mich an kaum etwas, habe zwei Tage oder so nur geschlafen, und mir ging es halt ganz schön scheiße.
Meine Mutter hat dann so viel geschrien, bis ich ausgezogen bin. Von wegen, Crystal würde mich ruinieren. Crystal klingt immer so negativ. Ice passt besser. Ich bin ja auch nicht abhängig, von daher passt das schon. Ich will nur am Wochenende feiern oder mal an einem stressigen Tag auf der Arbeit oder so eine Line. Ich bin doch nicht asozial, meine Familie ist guter Mittelstand. Wieso sollte ich auf eine geile Zeit am Wochenende verzichten?
Mit Ice bekomme ich auch viel mehr geile Ischen ins Bett. Die stöhnen dann auch krasser, und ich kann länger und häufiger. Und wenn mich einer schief anguckt, bekommt er halt eine drauf. Früher hat mich das immer geärgert, wenn andere über mich reden, heute lass ich mir das nicht mehr gefallen. Einmal hab ich einem die Nase ein bisschen verrückt, und da hat er mich angezeigt. Ärger mit der Polizei hatte ich ansonsten noch nie, schließlich weiß ich ja, wie man sich unauffällig verhält, ich bin ja nicht dumm oder so. Die meisten Menschen haben ja auch keine Ahnung von Drogen. Die labern immer, dass es voll gefährlich sei und nur schlecht, dabei hab ich so die geilste Zeit überhaupt, mehr Glück, als sie jemals in ihrem Leben spüren, an einem Abend, mit einem Schnief! Ein Gramm für sechzig Euro, das sind so in etwa fünf bis sechs Wochenenden purer Spaß. Dagegen ist doch jeder Freizeitpark, in dem wir als Kinder waren, teuer, und der Looping auf der Achterbahn kribbelt nicht halb so gut!

Da Crystal Meth häufig in osteuropäischen Labors hergestellt und über Länder wie Tschechien nach Deutschland gelangt, haben vor allem die grenznahen Bundesländer wie Bayern und Sachsen ein Problem mit der Substanz. In Bayern wurden 2013 über 3000 neue Crystal-Meth-Fälle registriert. Allerdings wird das Thema medial sehr aufgeblasen und skandalisiert, was wenig zur Aufklärung und Harm-Reduction beiträgt und von zahlreichen Fachleuten kritisiert wird.

7

Das zweite Mal

Jetzt wird es ernst: Die neue Jacke wurde bestellt und anprobiert, jetzt steht die Entscheidung an, ob man von seinem Rückgaberecht Gebrauch machen oder die Jacke dauerhaft einen Platz im Kleiderschrank finden soll: Passt mir die Jacke? Steht sie mir? Entspricht sie meinem Stil? Zugegeben, diese Fragen sind nicht weltbewegend. Aber auf Drogen übertragen hat so eine Entscheidung tatsächlich eine richtungweisende Bedeutung:

Es geht darum herauszufinden, welche Droge, welches High zu einem passt—schließlich möchten wohl die wenigsten ihre Persönlichkeit so verändern, dass sie zur Droge passt (auch wenn der eine oder andere vermutlich dazu neigt, Kleidungsstücke in der Hoffnung zu kaufen, dass sie irgendwann einmal passen, ist das in Bezug auf Drogen eine noch schlechtere Idee).

»Hier ist die Stelle, wo sich der Weg zweiteilt.«

Vergil, römischer Dichter (70–18 v. Chr.)
Gemeint ist: Der rechte Weg führt ins Elysium (den Himmel), der linke in den Tartarus (die Hölle).

»Das ist das Problem am Trinken, dachte ich mir, während ich mir einen Drink einschüttete. Wenn etwas Schlechtes passiert, trinkt man, um zu vergessen; wenn etwas Gutes passiert, trinkt man, um zu feiern; und wenn gar nichts passiert, trinkt man, damit etwas passiert.«

Charles Bukowski (1920–1994), amerikanischer Autor und bekennender Trinker

»Noch ist nicht gezeigt, wie einer, der vom Trip zurückkommt, etwas mitbringen kann, was ihm hier hilft. Es sei denn: Erinnerung. Und: Sehnsucht nach dem nächsten Trip.«

Martin Walser (*1927), deutscher Schriftsteller

»Jetzt kann man nur noch trinken, bis der Teil des Gehirns, wo die inneren Bilder auftauchen, tot ist.«

Charlie Harper, Serien-Anti-Held aus *Two And A Half Men*

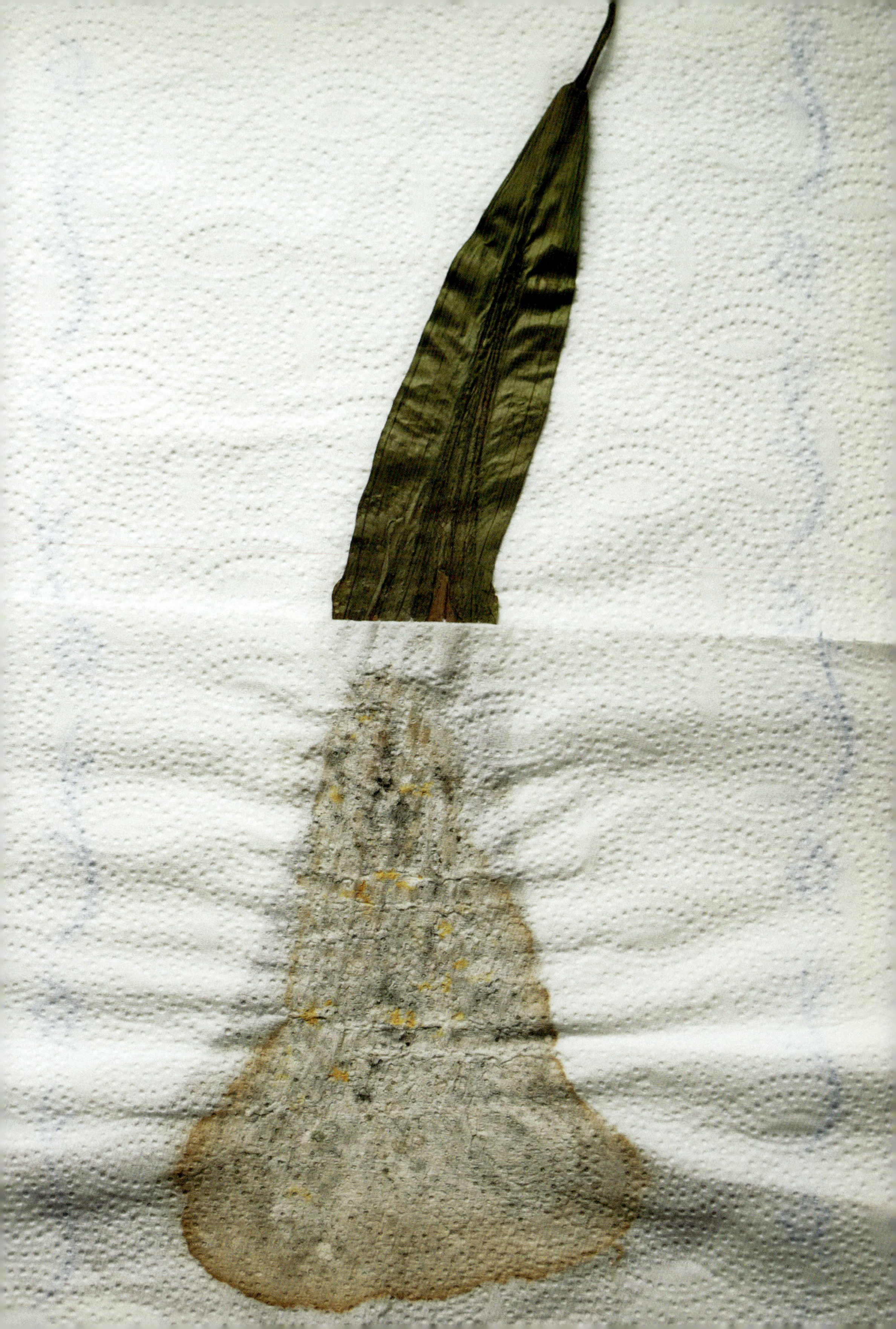

Das zweite High steht für Sehnsucht nach Wiederholung, für Ankommen, Genießen, vielleicht auch für eine Bestätigung des Selbstbilds und Wiedersehensfreude, aber es kann auch für Unbelehrbarkeit, Dummheit, Manipulierbarkeit und Gedankenlosigkeit stehen. Beim zweiten Mal werden die ersten Weichen für den weiteren Drogengebrauch gestellt, es ist oft der Beginn einer Kette von zahlreichen Wiederholungen und bestimmt, wie diese weiteren Male aussehen werden. Beim zweiten Mal entscheidet sich, ob das Drogennehmen zur gewohnheitsmäßigen, gedankenlosen Routine wird oder ob jedem weiteren Mal eine bewusste Entscheidung vorausgeht, die das High zu etwas Besonderem macht.

Gewohnheiten sind so eine Sache. Oft begleiten sie uns über lange Strecken unseres Lebens, im Guten wie im Schlechten. Sie können hilfreich sein und unser Leben erleichtern, sie können uns Halt geben und Teil unserer Identität sein. Aber sie können auch Ausdruck unserer Faulheit, Angst oder Beschränktheit sein und uns daran hindern, weiterzugehen, zu lernen und neue Erfahrungen zu machen. Häufig sind Gewohnheiten, die eine Zeitlang gut und hilfreich waren, irgendwann überholt und passen nicht mehr in eine neue Lebenssituation. Mit seinem Teddybären zu schlafen wirkt irgendwann kindisch, seinen Geburtstag bei McDonald's zu feiern ebenso, und jeden Abend Nudeln mit Tomatensauce zu essen ist auch irgendwann armselig.
Gewohnheiten zu verändern ist schwierig. Zum einen, weil wir meist nicht über sie nachdenken, zum anderen, weil Veränderung Angst machen kann und es bequemer ist, Gewohntes beizubehalten, auch wenn es uns mehr schadet als nützt. Deshalb ist es wichtig, in Sachen Rausch und Drogen möglichst früh gesunde, nicht schädliche Routinen zu entwickeln. Das ist einfacher, als ungesunde später wieder zu verändern.
Es gibt Gewohnheiten, die eher uns im Griff haben als wir sie: der prüfende Blick auf das Smartphone alle 30 Sekunden, der Griff zur Fernbedienung des Fernsehers, sobald man seine Wohnung betritt, die Zigarette nach dem Frühstück oder nach dem Sex. Sich seiner Gewohnheiten bewusst zu sein und sie, wenn nötig, ändern und anpassen zu können ist nicht leicht, aber es ist ein Zeichen von Freiheit und Selbstbestimmung.
Gerade im Umgang mit Highs ist es wichtig, seine Gewohnheiten zu kennen und immer wieder zu überprüfen. Das zweite Mal kann die Basis dafür legen, denn beim zweiten Mal kann man all die Entscheidungen bewusst treffen, die beim ersten Mal noch eher theoretisch oder impulsiv waren.
Das zweite Mal eignet sich für die ersten Experimente und weiterführende Entscheidungen. Man kann dieselbe Droge noch einmal nehmen und überprüfen, ob sie wieder ähnlich wirkt. Oder ob sich die Wirkung verändert, wenn man die Dosis oder auch die Situation verändert, an einem anderen Ort mit anderen Freunden oder vielleicht alleine konsumiert. Das zweite Mal kann auch der Moment sein, sich gegen die Droge und gegen dieses zweite Mal

zu entscheiden. Wenn es keinen Spaß gemacht hat, zu viel Energie und Zeit gekostet hat oder wirklich danebengegangen ist, lässt man es eben bleiben.
Das ist die bewusste Seite des zweiten Mal. Aber wir alle treffen unsere Entscheidungen nicht immer nur frei oder bewusst. Es gibt einen Schatten, der auf jedem von uns, auf all unseren Entscheidungen liegt – unsere Biologie, das bedeutet: unsere Gene und eben unsere unbewussten Gewohnheiten.

Routinen, Rituale und Rhythmus

Gewohnheiten haben viel mit Zeit zu tun. Es braucht Zeit, bis sie sich herausbilden, es braucht Zeit, sie zu verändern. Aber es braucht vor allem auch Zeit, bis einem die Wirkung von Alkohol, Tabak oder Cannabis vertraut ist. Bis man in der Lage ist, sich durch Drogengebrauch und Rausch zu navigieren, weil man weiß, wie man selbst unter dem Einfluss der Substanz funktioniert. Diese Zeit sollte man sich geben und es nicht überstürzen mit dem dritten, vierten oder fünften Mal.
Die Sache mit der Zeit hat natürlich auch ihre Tücken – bei Tabak beispielsweise geschieht es häufig, dass man die Chance, seine Entscheidung zu korrigieren, verstreichen lässt. Weil in dem Moment, in dem man mit der Substanz vertraut ist, der Zug Richtung Nikotinsucht schon abgefahren ist: Der Zeitpunkt, zu dem man noch Gelegenheitsraucher ist und an dem das Aufhören oder der dosierte Umgang mit Zigaretten möglich war, ist überschritten. Aber grundsätzlich gilt: Experimentieren, ohne die Kontrolle zu verlieren und süchtig zu werden, ist durchaus möglich, wenn man überlegt an die Sache herangeht und einige der Hinweise beachtet, die wir im Laufe dieses Buches geben. Dabei ist es wichtig, sich selbst zu kennen und zu beobachten: Wie reagiere ich auf Alkohol oder Cannabis? Schmeckt mir das Bier oder der Wein schon beim ersten Schluck, oder muss ich mich erst daran gewöhnen? Macht mir der Cannabis-Rausch Spaß, oder ängstigt er mich? Wie unangenehm ist mir das Kratzen im Hals?
Das alles führt zu der wichtigen Frage, wie wir grundsätzlich mit angenehmen Zuständen oder Tätigkeiten, die uns Spaß machen, umgehen. Die einen zelebrieren solche intensiven, aufregenden Erlebnisse als etwas Besonderes, Außergewöhnliches, das nicht alltäglich ist und es auch nicht sein soll, andere wollen es ständig wiederholen und so häufig wie möglich erleben. Das zweite High ist deshalb auch eine Übung in Selbstwahrnehmung: Wie funktioniert Gier, Verlangen oder Lust und Genuss bei mir? Und, auch das ist wichtig, wie ist das bei meinen Freunden oder in der Familie? Wir können auch durch Beobachten lernen: Muss man beispielsweise überhaupt Alkohol ausprobieren, wenn der große Bruder ständig besoffen und deshalb von der Schule geflogen ist? Oder reizt uns gerade das?

Zwillingsstudien haben gezeigt, dass die Vererbung neben Umwelteinflüssen und der Verfügbarkeit von Substanzen eine wichtige Rolle bei der Entwicklung oder der Vermeidung einer Abhängigkeit spielt. Je nach Studie und untersuchter Substanz gehen Wissenschaftler davon aus, dass die Gene einen Anteil zwischen 40 und 70 Prozent am Risiko, eine Substanzabhängigkeit zu entwickeln, ausmachen. Gene steuern z. B. den Abbau von Toxinen im Körper. Auch die Veranlagung zu Risikoverhalten (Sensation Seeking) und damit zur Selbstgefährdung wird durch Gene mitbestimmt.

Das zweite Mal, der Moment, bevor die Routine einsetzt, ist der erste Wendepunkt, an dem wir entscheiden, wie es mit uns und den Drogen weitergeht. Ob sie unser Leben bereichern oder belasten. Ob wir den Rausch genießen, oder ob es geistlose, genussarme Wiederholung wird. Auch hier gilt: Abwechslung vermindert die Langeweile. Aber auch Rituale, also bewusst gewählte Abläufe und Strukturen, sind besser als stumpfe Gewohnheiten. Das zweite High ist vergleichbar mit Musik, es ist der Beginn von Rhythmus. Rhythmus entsteht aus den Pausen zwischen den Tönen. Die Pausen sind wichtig, um sich selbst und sein Gehirn zu regenerieren. Das unreflektierte ständige Wiederholen des Immergleichen kann irgendwann schal und langweilig werden. Diese Erfahrung hat auch Nina gemacht, die sich gegen das tägliche Kiffen entschieden und so ihre Begeisterung für Gras wiedergefunden hat.
Auch hier gibt es Parallelen zum Sex: Wir leben in einer sexuell freien Gesellschaft, in der jeder, der lesen kann und auch nur halbwegs mit dem Internet vertraut ist, so ziemlich alles über Sex wissen und sich alle denkbaren Formen der Sexualität und sämtliche Sexualpraktiken anschauen kann, um so für sich neue Impulse oder Ideen zu finden. Trotzdem haben viele Menschen ein frustrierendes Sexleben. Dafür gibt es zahlreiche Gründe, aber einer davon ist, dass viele die Wahl- und Handlungsfreiheit, die sie eigentlich haben, gar nicht nutzen, weil sie in festen Routinen gefangen sind. Beim Sex heißt das: Immer wieder auf eine bestimmte Art und Weise mit seinem Partner zu schlafen, die man vielleicht gar nicht oder nicht mehr genießt, und es nicht zu verändern, sich also neue Impulse und neue, belebende Erfahrungen zu versagen. Bei den Highs bedeutet diese Routine einen Verlust an Spannung, neuen Impulsen und Neugier. Das Ergebnis ist dann: Langeweile, sinnentleerte Zeitverschwendung und ein gesteigertes Risiko, das eigene Gehirn auf Sucht zu trainieren. Immer wieder auf eine bestimmte Art oder in einer bestimmten Gruppe zu trinken oder zu kiffen, die einen langfristig doch eher fertigmacht, lähmt und nimmt einem Entwicklungschancen – warum sollte man das tun?
Wir denken, dass es wichtig ist, von Zeit zu Zeit Rauscherfahrungen zu machen. Dass muss nicht unbedingt mit Hilfe von Drogen geschehen, es gibt auch andere Wege, einen Rausch zu erleben – Sport, Sex, durchtanzte Nächte, sich verlieben, Musik machen, malen, in Computerspielwelten eintauchen, shoppen und vieles mehr. Sogar bei der Arbeit kann man in Rauschzustände geraten, beim Schreiben einer Hausarbeit etwa. Aber Drogen sind eben auch eine Möglichkeit dafür, eine effektive sogar. Wichtig ist, sich einen Spielraum für freie, unabhängige Entscheidungen zu bewahren.

Medikamente

Der Begriff »Medikament« kommt von dem lateinischen *medicamentum* und heißt Heilmittel. Pflanzliche Heilmittel werden schon seit Menschengedenken verwendet. Kräuter und Pflanzen, die das Bewusstsein verändern, wurden von zahlreichen Völkern traditionell für Weissagungen genutzt. Zu Beginn des 19. Jahrhunderts führte die Entwicklung der Chemie dazu, dass Medikamente und Arzneimittel industriell hergestellt werden konnten. Es wird unterschieden zwischen verschreibungspflichtigen Medikamenten, für die ein ärztliches Rezept notwendig ist; apothekenpflichtigen Medikamenten, die nur in der Apotheke erhältlich sind, und frei verkäuflichen Medikamenten, die auch in Drogeriemärkten verkauft werden dürfen. Nach Einschätzung der Deutschen Hauptstelle für Suchtfragen besitzen etwa 5 bis 6 Prozent aller verordneten Medikamente ein Missbrauchs- oder Abhängigkeitspotenzial. Psychisch wirksame Medikamente sind in Deutschland in der Regel verschreibungspflichtig.

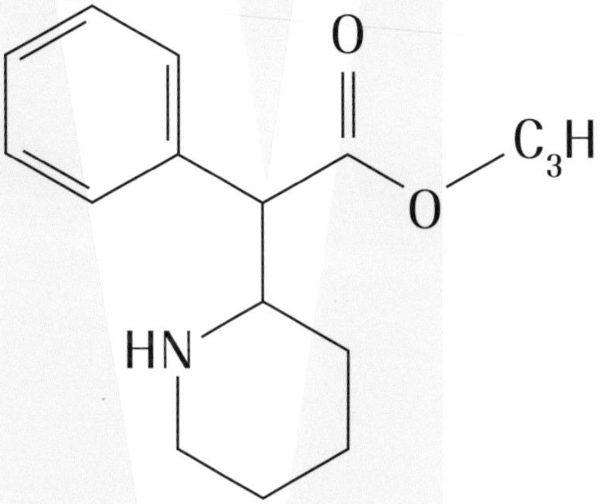

Methyl_2-phenyl-2-(piperidin-2-yl)-azetat (Ritalin)

Konsumformen Medikamente werden angeboten als Kapseln und Tabletten, Flüssigkeiten, Pulver und Zäpfchen. In der Regel werden Medikamente oral, also über den Mund, aufgenommen, Zäpfchen anal über den Darm, manchmal werden Flüssigkeiten auch intravenös verabreicht. Missbräuchlicher, nicht bestimmungsgemäßer Konsum wie das Spritzen, Rauchen oder Schnupfen von zerstoßenen Tabletten ist hochriskant und kann zu Überdosierung und schweren Gesundheitsschäden führen.

Wirkung und Risiken Psychisch wirksame Medikamente lassen sich grob in vier Gruppen einteilen. 1. **Stimulanzien,** also aufputschend wirkende Medikamente wie Ritalin, Medikinet oder Concerta. Zu den wirksamen Substanzen in diesen Medikamenten gehören Methylphenidat, Ephedrin und Koffein. Mögliche Wirkungen sind · vorübergehende Leistungssteigerung und Stimmungsaufhellung · erhöhte Kontaktfreudigkeit und Rededrang · Einschränkung der Kritikfähigkeit · psychische und teilweise auch körperliche Abhängigkeit · Organschäden bei Überdosierung. 2. **Schlaf- und Beruhigungsmittel** wie Tavor, Valium, Rohypnol, Sonata und Stilnox. Benzodiazepine sind besonders verbreitet. Wirkungen sind: · Beruhigung, Dämpfung, Schlafförderung · Angst- und Spannungslösung · Bewegungs- und Sprachstörungen sowie Erinnerungslücken, körperliche und psychische Abhängigkeit, Organschäden bei Überdosierung. 3. **Antidepressiva,** also stimmungsaufhellende und angstlindernde Medikamente wie Trevilor, Remergil und Aponal. Sie wirken · angstlösend und beruhigend · stimmungsverbessernd · antriebssteigernd oder dämpfend. In der Regel erzeugen sie keine Abhängigkeit. Sie können allerdings beim Absetzen nach längerer täglicher Einnahme Entzugserscheinungen hervorrufen. 4. **Analgetika,** Hustenstiller und Schmerzmittel wie Valoron N, Dicodid, Codipront und DXM. Zu ihnen zählen hauptsächlich Opiate und ihnen ähnliche Substanzen, Opioide, die häufig sowohl in Schmerzmitteln als auch in

Hustenstillern enthalten sind. Mögliche Wirkungen sind · Schmerzlinderung, Stimmungsaufhellung und Angstlinderung · Veränderung der Wahrnehmung bei Hustenstillern · Übelkeit und Erbrechen · Hautreizungen und Juckreiz · Bewegungsstörungen · Nervenschäden im Gehirn bei Überdosierung von Dextrometorphan · starke psychische und körperliche Abhängigkeit, vor allem bei morphin- und codeinhaltigen Medikamenten. Die Wirkung von Medikamenten kann individuell sehr unterschiedlich sein, sowohl die Art des Medikaments sowie der Einnahme und die Dosis als auch psychische Verfassung, momentane Stimmung und Persönlichkeit des Konsumenten sowie die Umgebung spielen dabei eine Rolle.

Kontrollierter und medizinischer Gebrauch Medikamente werden in der Medizin zur Behandlung von folgenden Krankheiten eingesetzt: Stimulanzien bei Aufmerksamkeitsschwäche, bei bestimmten Lungenerkrankungen und Schlafstörungen. Schlaf- und Beruhigungsmittel bei Schlafstörungen, Epilepsie, Angststörungen und muskulären Verspannungen. Antidepressiva bei Angst- oder Zwangsstörungen, Depressionen, psychosomatischen Störungen und bei Essstörungen. Analgetika, Hustenstiller und Schmerzmittel bei Schmerzen, zum Beispiel bei Verletzungen oder nach Operationen, und bei Reizhusten.

Problematischer Gebrauch Medikamente unterliegen strengen Qualitätskontrollen. Auf dem Schwarzmarkt gehandelte Medikamente sind manchmal unrein oder enthalten gefährliche Beimischungen. Auch im Internet werden häufig minderwertige oder gefälschte Arzneimittel verkauft, die gesundheitlichen Risiken für den Konsumenten sind nicht abschätzbar. Es ist ratsam, die Zulassung einer Internetapotheke anhand des Versandapothekenregisters (VAR) zu überprüfen.

Stark beruhigend und schlaffördernd wirkende Medikamente können das Reaktionsvermögen, die Aufmerksamkeit, die Leistungsfähigkeit und somit auch die Fahrtauglichkeit einschränken. Die Teilnahme am Straßenverkehr unter Einfluss von psychisch wirksamen Medikamenten ist verboten. Manche Beruhigungs- und Schlafmittel sind bei einem Urintest nachweisbar. Ebenso Schmerzmittel, die Opiate enthalten. Medikamente, die Methylphenidat enthalten, können bei einem Drogenscreening für Amphetamine gehalten werden. Problematisch ist der Konsum, wenn Konzentration und Reaktionsfähigkeit nötig sind, während der Arbeit und beim Sport aufgrund der erhöhten Verletzungsgefahr. Die Wechselwirkungen bei gleichzeitiger Einnahme von Alkohol und anderen Medikamenten oder Drogen sind häufig nicht absehbar und können tödlich sein. Der Mischkonsum von MAO-Hemmern (Antidepressiva) und Ecstasy beispielsweise ist sehr riskant, da es zu einem lebensgefährlichen Serotonin-Syndrom kommen kann. Ebenso gefährlich ist es, zerstoßene Tabletten zu schnupfen, zu rauchen oder zu spritzen. Tabletten enthalten Füllstoffe, die beim Spritzen tödlich sein können.

Verbreitung In Deutschland haben laut ESPAD-Studie 2,9 Prozent der Schülerinnen und Schüler mindestens einmal Beruhigungs- oder Schlafmittel ohne ärztliche Verschreibung eingenommen. Mädchen etwas häufiger (3,0 Prozent) als Jungen (2,7 Prozent).

Hier einige Hinweise, wie es gelingen kann, funktionierende Routinen zu entwickeln, die nicht einengen und Raum für neue Impulse lassen – die eigene Frequenz kann natürlich etwas höher oder auch etwas niedriger sein.

Tipps für den Umgang mit Rausch und Routine

1 Beschränke Kiffen und Trinken auf einen klar definierten Zeitraum, zum Beispiel das Wochenende, niemals während der Schule oder der Arbeit. Wer selten konsumiert, gewinnt, wer häufig konsumiert, verliert.

2 Trink ruhig alle paar Monate ein wenig über den Durst, um zu spüren, wo deine Grenzen liegen – das ist natürlich keine Aufforderung, dich abzuschießen!

3 Verbringe einmal im Jahr einige Tage voller Ekstase und berauschter Lebendigkeit, zum Beispiel auf einem Festival – das geht auch ohne Drogen! –, und genieße danach wieder voller neuer Energie deinen Alltagsrhythmus.

4 Verbringe einige Tage oder Wochen im Jahr in bewusster Nüchternheit und verzichte auf alle Stoffe, die deine Stimmung und dein Bewusstsein verändern. Nur so kannst du lernen, welche Bedeutung sie für dich haben.

Mark

23, Student aus München:
Mit Hilfe von Drogen und Rausch habe ich viel über mich gelernt.

Als ich meine ersten Rauscherfahrungen gemacht habe, hatte ich null Selbstwertgefühl. Damals hatte ich keine Vorstellung davon, was und wie ich werden wollte. Ich hielt mich für unattraktiv und glaubte, kein Talent für irgendetwas zu haben. Mein Vater hat meine Unsicherheit auch noch nach Kräften gefördert, er hat mich terrorisiert und runtergemacht. Ich hatte kaum eine Chance, Selbstbewusstsein zu entwickeln.
Und dann gab es die coolen Älteren, die ich bewundert habe. Ich war Skateboarder, die älteren Skater haben alle gekifft. Zu der Zeit, als ich dreizehn oder vierzehn war, wurden Mixgetränke erfunden und waren total im Trend. Ich bin in meinem Heimatdorf an die Tankstelle gegangen und habe mir zum Skaten ein »Mixery« gekauft. Kiffen und Saufen gehörte einfach dazu. Auch wenn ich immer derjenige war, der bei Trinkspielen verloren hat und über den sich alle anderen lustig machten, war das okay – ich hatte ja Spaß, ich fühlte mich lockerer und gehörte dazu. Damals habe ich nicht über Drogen und Rausch nachgedacht, ich war sehr erlebnisfokussiert. Nebenwirkungen oder Komplikationen haben mich nicht besonders interessiert, obwohl ich mit Alkohol echt krass viel Scheiße erlebt habe!
Als sich meine Mutter dann hat scheiden lassen – mein Vater hatte nicht nur mich schlecht behandelt, sondern auch meine Stiefschwester sexuell missbraucht –, ist bei mir ein Knoten geplatzt. Ich war ungefähr sechzehn, in der neunten Klasse, als ich nach einem Schulwechsel abseits der Gruppe das Kiffen für mich neu entdeckt habe. Das Naturerleben war total anders. Die Natur, die Welt um mich herum, habe ich als sehr schön wahrgenommen, entspannter, ruhiger, gelassener als vorher, ich fühlte mich verbunden mit Gras und Erdboden und Wald.
Kurz darauf habe ich dann mit einem Kumpel aus meinem neuen Freundeskreis begonnen, mit verschiedenen Substanzen zu experimentieren. Zum Beispiel mit Ratiopharm-Hustenstillern; von zehn Tabletten hatten wir einen krassen Rausch. Heute würde ich den Zustand als ziemlich ekelhaft und komisch beschreiben, so leicht dissoziativ und abgefahren. Ich würde das nicht noch mal machen. Die Zeit war merkwürdig verlangsamt, es gab ganz seltsame Körperphänomene, Jucken und Krämpfe am ganzen Körper oder das Gefühl, wie ein Roboter zu laufen. Aber irgendwie hatte das auch eine ganz andere, neue Rauschqualität. So etwas kannte ich noch nicht. Damit war dann die Arena eröffnet, ich wollte mehr probieren.
Meine Mutter ist eher sehr locker, was Drogen angeht. Sie hat selbst als Jugendliche experimentiert und immer gesagt: »Was hilft schon Verbieten? Dann machst du es heimlich.« Da hat sie auch recht gehabt. Tja, und dann hab ich begonnen, im Internet und in Büchern zu recherchieren. Ich habe mich in das Thema Rausch eingelesen. Wollte wissen, was ich da tue und wie viel ich davon tun kann,

ohne große Risiken einzugehen. Vieles von dem, was ich damals ausprobiert und legal über das Internet bestellt habe, wie das eher aufputschende BZP und das psychoaktive TFMPP, ist inzwischen verboten. Benzodiazepine, Methylphenidat, auch bekannt als Ritalin, Amphetamine, das euphorisierende 6-APB oder Ähnliches würde ich nicht noch mal nehmen. Das hat mich damals wohl deshalb angesprochen, weil bei mir psychisch etwas im Argen lag. Wenn man sich gerade in einer schwierigen Lebenssituation gefangen fühlt, in der man nicht klarkommt, wenn man sich zum Beispiel sexuell nicht so ausleben kann, wie man es möchte, wenn es in der Schule nicht läuft; wenn man Konflikte nicht austragen kann, weil man sich zu schwach fühlt; wenn man sich überfordert fühlt, keine oder wenig Bestätigung bekommt und unzufrieden ist mit seinem Leben; wenn einem etwas Wichtiges fehlt, Sex, Spaß, Euphorie, ein positives, befriedigendes Gefühl – dann betrinkt man sich halt oder wirft ein Teil ein. So habe ich das zumindest erlebt, anfangs. Mit vierzehn, fünfzehn oder sechzehn haben mir die Drogen dabei geholfen, mit mir und meinem Leben zurechtzukommen, sie waren eine Art Ausgleich, eine Kompensation für Fähigkeiten, die mir noch fehlten, und haben mir geholfen, diese Fähigkeiten zu entwickeln.

6-(2-Aminopropyl)Benzofuran ist eine der als Research Chemicals gehandelten Substanzen, deren Wirkung MDMA ähnelt. Bis heute werden diese Substanzen unter dem Handelsnamen Benzo Fury im Internet vertrieben. Seit 6-APB 2013 auch in Deutschland in das Betäubungsmittelgesetz aufgenommen wurde, ist es illegal. Es gibt kaum wissenschaftliche Studien zu Wirkungen und Nebenwirkungen.

Eine Zeitlang ging es in all meinen Drogenexperimenten eher darum, mich selbst kennenzulernen, mit meinen Schwächen und Stärken. Drogen sind für mich Werkzeuge, die dabei helfen können, bestimmte Aufgaben, die ich gerade zu meistern habe, zu bewältigen. Mit Hilfe von Drogen habe ich viel über mich gelernt. Mir sind meine Grenzen bewusst geworden, die körperlichen und psychischen. Manchmal habe ich diese Grenzen auch bewusst überschritten. Das hat mir geholfen, meine Ängste und meine Minderwertigkeitsgefühle besser zu verstehen, mit ihnen anders umzugehen und sie abzubauen.

Rückblickend hatte der Konsum der triebanfeuernden Substanzen, wie GHB, Alkohol, Stimulanzien und zum Teil auch Empathogene, viel mit meinen unerfüllten Sehnsüchten und Bedürfnissen nach Sexualität, Zuneigung oder Partnerschaft zu tun. Seit ich mit diesen Sehnsüchten achtsam und respektvoll umgehe und sie auch ohne Drogen ausleben kann, ist mein Bedürfnis nach diesen Substanzen gänzlich verschwunden.

Viele der Erkenntnisse und Impulse aus den unterschiedlichen Drogenerfahrungen sind mittlerweile in meinen Alltag eingegangen. Interessanterweise hat das dazu geführt, dass ich immer seltener Substanzen konsumiere – ich brauche sie einfach nicht mehr. Langweilig ist mein Leben dennoch nicht. Ich gehe gerne feiern und tanze ausgiebig. Nüchtern kann ich das sehr viel mehr genießen als im Rausch. Heute kann ich auch ganz ohne Drogen oder Alkohol auf einer Party Spaß haben, kann gelassen und offen auf andere Menschen zugehen. Im Alltag nehme ich gar keine Drogen, Alkohol trinke ich gar nicht mehr, auch Ecstasy nehme ich nicht. An meine MDMA-Erfahrungen erinnere ich mich so deutlich, dass ich praktisch keinerlei Bedürfnis danach habe, sie zu wiederholen. Aber es beruhigt mich trotzdem zu wissen, dass ich jederzeit, wenn mir danach ist, etwas nehmen kann, das mir hilft, eine andere Perspektive, einen anderen Blick auf bestimmte Fragen und Probleme zu bekommen. Psychedelika wie die 2C-Verbindungen oder LSD werde ich wahrscheinlich auch in Zukunft hin und wieder nehmen.

Lisa

21, Studentin aus Frankfurt:
Ich will mich nicht erinnern, es war eine schlimme Zeit.

Mein damaliger Freund und ich wollten nach dem Abi eine lange Reise unternehmen. Unser Ziel war Argentinien: zuerst ein Sprachkurs in Córdoba, wir sprachen ja beide kein Wort Spanisch, und danach zwei Monate Reisen. Zwei Tage vor der Abreise saß ich dann mit meiner Mutter in der Küche und habe nur noch geweint. Ich hatte ein mieses Gefühl und Angst vor der Reise. Meine Eltern haben mir dann gut zugeredet und Mut gemacht.
In unserem ersten Monat in Argentinien hatten wir einen sehr netten Abend, an dem wir Space-Cookies gebacken haben. Bisher hatte ich Cannabis nur geraucht. Kiffen war eigentlich immer eine super Sache für mich. Aber dieses Mal war es anders. Ich habe schreckliche Angst bekommen und Dinge gesehen, die es nicht gab: An der Garderobe hing eine Jacke, aber ich habe dort jemand stehen sehen. Es war furchtbar. Mein Herz schlug extrem schnell, auch noch, als ich Stunden später mit meinem Freund im Bett lag. Am nächsten Tag war dann alles wieder in Ordnung. Eine Woche später haben mein Freund und ich dann mit anderen Schülern aus der Sprachschule einen Joint geraucht – kein Problem, alles war okay! Meine Angst war wie weggeblasen, alles war wie früher. Vielleicht war die Dosis in den Cookies einfach zu stark für mich, wer weiß. Weitere Gedanken habe ich mir dann keine mehr gemacht, warum auch? Im Nachhinein denke ich, dass die Cookies der Auslöser für alles waren, was kurz darauf passiert ist.
Wir sind dann weitergereist, in die Berge nach Mendoza. Ich habe mich dort superwohl gefühlt, das Hostel war super, total coole und nette Leute. Irgendwann in dieser Zeit wird meine Erinnerung dann ziemlich verschwommen. Ich habe kaum noch etwas gegessen, am Ende fast gar nichts mehr. Dafür aber umso mehr getrunken, mindestens so fünf, sechs Liter Wasser am Tag. Gedanken habe ich mir zu diesem Zeitpunkt keine gemacht. Es war ja extrem heiß in Mendoza. Außerdem war doch alles wunderbar! Sicher, alles war fremd und anders, aber ich hatte kein Gefühl dafür, dass mit mir etwas nicht stimmt. Ich bin dann wohl langsam in die Psychose geschlittert. Mein Freund hat gespürt, dass mit mir etwas vor sich ging. Aber mir ging es ja augenscheinlich gut, ich hatte keine schlechte Laune oder Depressionen oder so. Im Gegenteil, ich war gut drauf und wirkte sehr selbstbewusst, ich habe ihm versichert, dass es mir prima ginge und ich bestens klarkäme. Deshalb hat er sich dann wohl

keine Sorgen gemacht. Er ist dann ohne mich weitergereist, ich wollte noch länger dort bleiben. Wir haben vereinbart, dass ich ihm zwei Tage später folge.
Das ist das Letzte, woran ich mich deutlich erinnere. Nach seiner Abreise ist alles schiefgegangen. Dieses eine Wochenende in den Bergen ist mir nur noch schemenhaft in Erinnerung. Irgendwie waren mit einem Mal alle meine Bedürfnisse und körperlichen Empfindungen wie weggewischt. Mir war nicht heiß, nicht kalt, ich war nicht nicht müde und hatte keinen Hunger. Ich bin dann viele Kilometer zu Fuß gelaufen, über die Berge in der sengenden Mittagshitze, in Flip-Flops. Keine Ahnung, was ich mir dabei gedacht habe. Wenn ich jetzt daran denke, ist das wie ein Film, als wäre das einer anderen geschehen.
Zu dem vereinbarten Treffpunkt mit meinem Freund bin ich nicht erschienen. Ich erinnere mich, dass ich im Hostel meinen Rucksack gepackt habe. Ich habe mich total unwohl gefühlt, mir war ständig so, als hätte ich etwas Wichtiges vergessen. Dann bin ich mit meinem Rucksack losgelaufen. Zum Busbahnhof, das war ziemlich gefährlich, das war keine gute Gegend, und ich als Mädchen allein in einem fremden Land! Bei klarem Verstand hätte ich das nie im Leben getan. Ich war dann total sauer, auf wen, weiß ich nicht. Dann habe ich eine Cola getrunken, und dann ist wieder alles weg. Als ich dann aufgewacht bin, saß ich am Busbahnhof, und irgendein Fremder hat mir ein Glas Wasser gereicht.
Ich erinnere mich, dass ich geweint habe. Ich war allein, ich wollte nach Hause, ich hatte Angst. Dann hat mich die Polizei aufgelesen, sie wollten wissen, wer ich bin, wer meine Eltern sind, woher ich komme. Mein Personalausweis war verschwunden, keine Ahnung, was damit passiert ist. Ein Typ von einem Hostel hat mir dann angeboten, dass ich eine Nacht dort schlafen kann. An die Zeit in dem Hostel erinnere ich mich nicht mehr. Obwohl, das stimmt so nicht – ich erinnere mich schon noch, aber ich weiß nicht, was davon Realität ist und was nicht. Irgendwer hat dann meinen Freund kontaktiert. Er war an einem weit entfernten Ort und war dort jeden Tag zum Busbahnhof gegangen, an dem wir uns treffen wollten. Auf die E-Mail, die er mir geschrieben hatte, habe ich nicht reagiert. Er ist fast ausgerastet vor Sorge. Als er erfahren hat, wo ich war, wollte er mich natürlich sehen. Aber ich ihn nicht. Ich erinnere mich, dass ich mit Rosa, der Inhaberin des Hostels, vor der Tür saß und geraucht habe. Dann kam Max zum Tor hinein, und Rosa sagte: »Schau, da ist dein Freund.« Darauf habe ich geantwortet: »Das kann gar nicht sein, den habe ich ja erschossen.« Völlig crazy! Dann erinnere ich mich, dass mein Vater da war. Er hat mich in den Arm genommen, und wir sind dann gemeinsam zurück nach Deutschland geflogen. Dann war ich in der Psychiatrie, habe Karten gespielt, und dann ist wieder alles weg.
Die Menschen, die mich damals besucht haben, haben später gesagt, dass ich einen ängstlichen Eindruck gemacht hätte. Das habe ich

Psychosen sind schwere psychische Störungen mit Symptomen wie Verlust des Realitätsbezugs und Wahnideen. Bei Menschen, die eine ungünstige Veranlagung haben, können Drogen Psychosen auslösen. In der Bevölkerung liegt das Psychose-Risiko bei etwa einem Prozent. Psychose-Betroffene konsumieren etwa fünfmal häufiger Cannabis als die Normalbevölkerung. Wer Cannabis konsumiert, hat zudem eine etwa sechsmal höhere Wahrscheinlichkeit, eine Schizophrenie, eine Unterform der Psychose, auszubilden.

aber nicht so empfunden, weil so viel los war in meinem Kopf. Ich war in meiner eigenen Realität. Abgefahren war das, wie ein Traum. Was genau in meinem Kopf vor sich ging, kann ich gar nicht mehr genau sagen, das ist alles weg – ehrlich gesagt will ich mich daran auch nicht erinnern. Es war eine schlimme Zeit. Alle Ängste, Zweifel und Wünsche sind in meinem Kopf Amok gelaufen und haben eine Albtraumwelt geformt. Echt gruselig.
Ich hatte außerdem das Gefühl, ständig essen zu müssen. Das war mein vorherrschender Gedanke: »Ich muss etwas essen.« Und obwohl ich keine Vegetarierin bin, wollte ich auf keinen Fall Fleisch essen. Keine Ahnung, warum. Außerdem musste ich ständig rauchen. Ich wollte auch immerzu duschen. Und am liebsten nichts anziehen. Vor allem keine Winterjacke. Ich habe darin keinen Sinn gesehen, obwohl es draußen ziemlich kalt war. Manchmal habe ich auch mein Zimmer nicht gefunden, das war mir ziemlich peinlich. Ich hatte auch ständig irgendwelche Projekte im Kopf und habe mir eingebildet, dass alle über mich reden.
In der Psychiatrie habe ich heftige Medikamente bekommen. Als ich dann irgendwann realisiert habe, dass ich in der Psychiatrie bin und Medikamente nehmen muss, war das furchtbar! Wie lange ich dort war, kann ich nicht genau sagen. Nach der Entlassung aus der Psychiatrie bin ich zu meiner Mutter gezogen, später zu meiner Oma. Einige Monate lang musste ich noch Medikamente nehmen, aber Ostern war es dann vorüber. Ich habe einen Teil meines Lebens und den größten Teil meiner Reise verloren. Ich kann mich an kaum etwas erinnern, und wenn, dann macht es mir Angst. Ich kann nicht mit Sicherheit sagen, was die Ursache der Psychose war. Die Angst und Unsicherheit nach dem Abi war schon groß, ich wusste nicht, was ich mit meinem Leben anfangen sollte, auch die Reise und die Fremde haben mir Angst gemacht. In dieser Situation war es für die Droge wohl relativ leicht, mir das Hirn wegzuschießen. Ich hätte nie gedacht, dass Gras so heftig sein kann. Nie! Für mich steht fest, dass ich in meinem gesamten Leben keine Drogen mehr nehmen werde.

8

Das letzte Mal

Das war's. Es reicht. Aus. Ich mach das nicht wieder, ich mag nicht mehr, das war definitiv das letzte High. Das letzte Bier, der letzte Joint, die letzte Zigarette, die letzte Nase Speed, die letzte Linie Meth, die letzte Ecstasy-Pille, der letzte LSD-, Psilocybin-Trip oder die letzte Tasse Kaffee. Vielleicht auch die letzte Begegnung mit all diesen Substanzen. Was muss geschehen, damit jemand eine solche Abschiedserklärung verfasst? Und welche Voraussetzungen braucht es, um den endgültigen Abschied auch wirklich durchzuziehen?

»Sie sind lebensmüde, aber zu feige zum Sterben? Dann dürfte Heroin genau das Richtige für Sie sein.«

Walter Moers (*1957), deutscher Autor und Comiczeichner

»Unter Drogen findet man nicht sich selbst, sondern nur seinen Schatten.«

Konstantin Wecker (*1947), deutscher Musiker und langjähriger Kokainkonsument

»I'm not trying to say that I'm smelling of roses
But when will we tire of putting shit up our noses
I don't like staying up, staying up past the sunlight
It's meant to be fun and this just doesn't feel right

Lily Allen (*1985), britische Popsängerin, »Everyone's at it«

Das letzte Mal kann die Folge von großem Glück oder großem Unglück sein – einer Begegnung mit einem besonderen Menschen, eines schweren Unfalls, bei dem man selbst oder andere zu Schaden gekommen sind, eines lebensverändernden Ereignisses oder eines langwierigen, ermüdenden Kampfes mit sich selbst. Während eines Highs oder Downs kann einiges ziemlich schiefgehen, manchmal ist der Schaden in wenigen Sekunden angerichtet, manchmal braucht es Minuten, Stunden oder gar Tage, bis das Ausmaß der Misere erkennbar wird. Wie bei Lisa, deren Psychose sich erst einige Zeit nach ihrem letzten Joint ausbildete. Aber auch positive Ereignisse können so ein letztes Mal markieren – eine Partnerschaft, in der ich so mit Glückshormonen überflutet werde, dass ich keinen Bedarf an Drogenrausch mehr habe, ein neuer Freundeskreis, ein neues Hobby, das mir ausreichend Rauscherlebnisse ohne Substanzen verschafft, und einiges mehr. Manchmal verändern sich auch schlicht die Interessen, wenn man älter wird und sich das Leben verändert. Man geht einfach weiter und lässt Drogen, wie andere Leidenschaften und Interessen, hinter sich. Drogen können, wie vieles andere auch, in einer bestimmten Lebensphase eine wichtige Rolle spielen und in einer anderen diese Bedeutung verlieren. Mark ist dafür ein gutes Beispiel. Manchmal ist es einfach auch nur genug: Been there. Seen it. Done it. Man hat das High in vielen seiner Facetten zur Genüge ausgekostet. Es reicht. Punkt. Aus.

Lebensverändernde Situationen jeder Art können plötzlich oder allmählich eintreten. Eine Schwangerschaft zum Beispiel kann den Blick auf das Leben und das eigene Handeln und nicht zuletzt die Risikoeinschätzung radikal verändern. Ein neuer Partner, dem Drogen und Rausch Angst machen; das Ende des Studiums, ein Umzug und der Verlust der Freunde oder ein neuer Job mit neuem Arbeitsrhythmus, all das kann Ziele, Absichten und Interessen beeinflussen. Und damit auch die Haltung zu Rausch und Drogen.
Das letzte Mal ist nicht unvermeidlich oder in jedem Fall notwendig. Wir sagen nicht, dass jeder irgendwann aufhören muss. Das letzte Mal ist keine moralische Notwendigkeit, keine zwingende Konsequenz; manche Menschen kiffen, trinken oder trippen bis ins hohe Alter und sind damit glücklich, zufrieden und gesund. Aber die Sache kann sich eben auch anders entwickeln, mit einer – oder allen – Drogen aufzuhören kann naheliegend oder notwendig sein; hilfreich oder nützlich für den Alltag, den Beruf, das Studium oder die Beziehung. Auch dafür gibt es zahlreiche Beispiele in diesem Buch.
Manchmal ist es auch eine verantwortliche Entscheidung, mit der Risiken für einen selbst oder geliebte Menschen minimiert oder Schäden vermieden werden. Wie bei Lucy, die das Kiffen eingestellt hat, weil sie ihre Führerscheinprüfung nicht gefährden will. In manchen Fällen ist das letzte Mal allerdings bittere Notwendigkeit, purer Selbstschutz oder eben auch die letzte Abzweigung vor oder nach der Katastrophe – wie bei Jan, dem seine Beschaffungs-

kriminalität eine Haftstrafe eingebracht und der sich vor seinem Haftantritt final mit Kokain zugedröhnt hat.

Oft geht dem letzten Mal ein langwieriger Kampf voraus, eine Höllenfahrt zwischen Lust und Frust, getrieben von dem wiederholten verzweifelten Versuch, das eine, das große High noch einmal zu erleben – oft auch wider besseres Wissen. Oder dem Bemühen, Schmerz, Enttäuschung oder Angst zu betäuben und besser ertragen zu können, eine belastende Erinnerung zum Schweigen zu bringen oder einen Verlust zu überwinden. Solche Prozesse können Jahre oder Jahrzehnte dauern; ein Kampf, der nicht selten von körperlicher Abhängigkeit begleitet wird, die auch die schillerndsten Highs allmählich in grottenfinstere Downs verwandelt.

In solchen Fällen ist das letzte Mal fast unvermeidlich. Das Ringen darum, der Kampf gegen die Sucht, hat alle Züge eines Dramas: gute Absichten, böse – meist innere – Widersacher, dramatische Ereignisse, extreme Gefühle, Menschen, die sich abwenden, andere, die ihre Hilfe anbieten oder aufzwingen wollen.

Der Begriff *Sucht* stammt sprachwissenschaftlich nicht von *suchen*, sondern von *siechen*, also von *krank sein*. Aber natürlich spielt das Suchen nach Glück, Identität, Heimat, Freiheit und die Sehnsucht nach der Verringerung des Leidens oder der Schmerzen dabei eine entscheidende Rolle.

Die Höllenfahrt in die Sucht kann man durch kluge und bewusste Entscheidungen vermeiden. Dazu braucht es allerdings eine realistische Vorstellung davon, wie ein glückliches Leben, eine Zukunft aussehen kann und soll, und die Bereitschaft, hin und wieder über den Tellerrand des Hier und Jetzt hinauszusehen. Der Wunsch nach dem letzten Mal kann entstehen, wenn die Highs schal geworden sind und uns mehr wegnehmen, als sie uns geben; wenn ihre Gleichförmigkeit langweilt, sie uns zu viel Kraft kosten, uns aufhalten und im Weg stehen. Andere beenden die Schule oder ihre Ausbildung, gehen auf Weltreise, bekommen Kinder, verdienen Geld oder versuchen, die Welt zu retten. Während sich bei einem selbst alles nur um die Droge und das nächste, zunehmend stumpfe High dreht.

Auch Sigmund Freud hat einen schmerzhaften Abschied vom Substanzkonsum nehmen müssen: Zu Beginn seiner Karriere hatte er an sich selbst und an Patienten mit Kokain experimentiert und war von den Ergebnissen anfangs begeistert. Bald entdeckte er die Schattenseiten: Abhängigkeit mit Persönlichkeitsveränderungen, Depressionen, Schlafstörungen, emotionale Kälte, Größenwahn.

Im Zusammenhang mit Drogengebrauch können neben der Endstation Sucht auch zahlreiche Unfälle geschehen, manche mehr, andere weniger dramatisch: Freunde zerlegen bei einer Party das Elternhaus; eine Freundin kollabiert auf Speed. Oder der lockere Typ mit dem Einser-Abi, der in der Schule alle mit Gras versorgt hat, stirbt beim Koksen an einem Herzinfarkt. Das eine ist mehr, das andere weniger wahrscheinlich, natürlich. All das passiert aber, auch in der direkten Umgebung. Das Unfallrisiko kann man durch Sorgfalt, Planung und Wissen minimieren, aber leider nicht völlig ausschließen. Bei einigen Menschen wird zum Beispiel durch Cannabis eine Psychose getriggert. Leider gibt es noch keine verlässlichen Tests, die die dafür zuständigen Gene identifizieren können. Niemand kann sagen, für wen diese Gefahr besteht und für wen

nicht. Auch wenn die Wahrscheinlichkeit einer Cannabis-Psychose gering ist, so ist sie doch vorhanden, und wenn es dann doch geschieht, ist das damit verbundene Leid und das Ausmaß des Schadens hoch.
Ganz nebenbei geschieht auf dem langen Weg zum letzten Mal etwas sehr Banales, aber doch Entscheidendes: Man wird älter. Das hat unterschiedliche Konsequenzen – andere sehen einen mit neuen Augen, sie siezen einen und erwarten, dass man Verantwortung für das eigene Leben übernimmt. Auch der eigene Körper verändert sich. Um die 30 wird Alkohol bei fast allen Menschen schlechter abgebaut als mit 20, die Nebenwirkungen sind schneller und länger spürbar, es dauert länger, sich von einem Kater zu erholen. Ähnliches gilt natürlich auch für andere Substanzen. In der Regel schwindet auch die Risikolust, wenn man älter wird. Manche entwickeln das Bedürfnis nach einer dauerhaften Partnerschaft, einem eigenen Nest und geregelten Tagesabläufen und Strukturen. Sicher, das ist nicht bei jeder, nicht bei jedem so. Aber es geschieht doch relativ häufig. Das bedeutet nicht unbedingt einen vollständigen Abschied vom Substanzkonsum, aber meist führt es dazu, dass sich der Gebrauch verändert – die Häufigkeit, die Menge, die Gelegenheiten. Diejenigen, denen es schwerfällt, sich von ihren in der Jugend lieb gewonnenen Drogen und Konsummustern zu verabschieden, stellen dann manchmal fest, dass sie zurückgelassen wurden, dass die alten Spielplätze verwaisen und es kaum noch jemanden gibt, der mit ihnen auf die Art und Weise feiert, die sie gewohnt sind. Und vielleicht spüren sie dann, dass Veränderung angesagt ist.

Aber auch wenn der Entschluss aufzuhören feststeht, gibt es meist nicht nur ein letztes Mal, sondern einige letzte Male: Rückfälle sind, vor allem für jemanden, der süchtig ist, auf diesem Weg die Regel, nicht die Ausnahme. Viele Menschen erleben solche Rückschläge und Motivationstiefs – sie zweifeln an ihrer Entscheidung, fühlen sich nicht imstande, sie umzusetzen, oder haben dem Craving noch nichts entgegenzusetzen. Meist ereignet sich der Rückfall in den ersten drei bis vier Monaten nach dem vermeintlich letzten Mal. Das geschieht häufig und ist kein Grund zu verzweifeln. Rückfälle bedeuten nicht, dass alle Bemühungen, endlich aufzuhören, scheitern. Wie die Suchtentwicklung ist auch der Ausstieg aus der Sucht ein manchmal langwieriger Prozess, ein Rückfall kann Teil davon sein. Für ein wirklich letztes Mal müssen eben die richtigen inneren und äußeren Bedingungen zusammenkommen. Und das braucht manchmal Zeit und häufig auch Unterstützung.
Es gibt bei allen bekannten Substanzen die Möglichkeit des Selbstentzugs – das bedeutet, dass es manchen Abhängigen unter mehr oder weniger großen Mühen ohne professionelle Hilfe gelingt, mit den Drogen aufzuhören. Aber je nach Substanz und Grad der körperlichen Abhängigkeit kann ein sogenannter »kalter Entzug«, also ohne medizinische Unterstützung, lebensgefährlich sein. Und alleine, ohne Unter-

Ein kalter Entzug von Heroin oder anderen Opiaten ist selten tödlich, aber sehr unangenehm und schmerzhaft: Schüttelfrost, Gliederschmerzen, Krämpfe und Depressionen können auftreten. In der Klinik werden Opiatabhängige mit Medikamenten und unter psychotherapeutischer Begleitung entzogen. Ein kalter Entzug bei Alkoholabhängigkeit (oder GHB/GBL-Abhängigkeit) kann tödlich sein, da er potenziell mit einem Delirium tremens oder epileptischen Anfällen verbunden ist. Er sollte immer ärztlich überwacht oder stationär erfolgen.

stützung, schafft ein Süchtiger den Ausstieg häufig nicht. Neben professionellen Therapeuten können auch Freunde, der Partner oder die Partnerin und die Familie Unterstützung geben. Sie belasten sich damit aber oft selbst, daher empfiehlt es sich grundsätzlich bei körperlicher und psychischer Abhängigkeit, professionelle Hilfe zu suchen. Einer der wichtigsten Aspekte für das Gelingen des Ausstiegs ist es, nicht zu verzweifeln, weil aufzuhören unmöglich wirkt. Gerade in diesem Zusammenhang sind Freunde und Familie eine wichtige Stütze.

Selbst wenn der vollständige Ausstieg zunächst nicht funktioniert, ist weniger zu nehmen schon ein Erfolg. Klar, für einen Süchtigen ist es ideal, wenn es ihm gelingt, auf seine Droge komplett zu verzichten. Aber weniger zu konsumieren ist auf jeden Fall eine Verbesserung. Immer. Exzessiver und dauerhafter Konsum hat viele drastische Nebeneffekte, beispielsweise Infektionserkrankungen wie Hepatitis C, Organschäden oder Abszesse. Den Schaden, auch wenn er teilweise schon angerichtet ist, so gering wie möglich zu halten ist eine gute Idee. Und weniger zu konsumieren ist ein wichtiger Schritt dahin.

Viele Mediziner behaupten, wer einmal abhängig war, der bleibe ein Leben lang gefährdet. Das ist nicht nur der veraltete, spaßbefreite Versuch, Menschen zu schocken und vom Drogengebrauch abzuschrecken. Die moderne Hirnforschung gibt Hinweise darauf, dass für ehemals Süchtige auch nach längerer Abstinenz die Gefahr, neue oder alte Abhängigkeiten zu entwickeln, höher ist. Neurowissenschaftliche Experimente zeigen, dass Gehirne von Menschen, die früher exzessiv konsumiert haben, noch viele Jahre später stärkere Reaktionen auf Substanzen aufweisen als die einer normalen Vergleichsgruppe: Schon auf Alkoholwerbung wurde wesentlich intensiver reagiert. Das Craving, dieses scheinbar unstillbare Verlangen während der Abhängigkeitsphase, ist eine Glut, die relativ leicht wieder angefacht werden kann. Deshalb ist es zum Beispiel bei den Anonymen Alkoholikern so, dass sich die Mitglieder, auch wenn sie schon 20 Jahre abstinent leben und keinen Tropfen Alkohol trinken, als Alkoholiker bezeichnen. Aber nicht alle ehemaligen Abhängigen teilen diese Haltung. Für manche ist es im Gegenteil auch wichtig, sich nicht auf diesen Teil ihres Lebens zu reduzieren und darin gefangen zu bleiben, sondern ein neues Bild von sich selbst zu entwickeln, in dem die Sucht nicht das bestimmende Element ist.

Manchen Menschen, die eine Phase von abhängigem Konsum erlebt haben, gelingt es sogar, wieder kontrolliert Drogen zu nehmen. Aber das ist schwierig und geschieht selten. Für die Mehrzahl ehemaliger Süchtiger ist so ein Wechsel der Gewohnheit aufgrund ihrer vorherigen Abhängigkeit nicht möglich.

Eine Beschäftigung mit dem letzten Mal ist aber nicht nur für Menschen von Bedeutung, die schlechte Erfahrungen mit Drogen gemacht haben, sondern auch ein interessantes Gedankenspiel für alle.

Mein letztes Mal

1 Welche Rolle spielen Alkohol, Cannabis und Co. heute in eurem Leben? Hat sich euer Leben durch die Substanzen verändert? Wenn ja, in welcher Weise, zum Negativen oder Positiven?

2 Habt ihr eine Vorstellung davon, wie lange ihr mit diesen Highs leben möchtet? Zwei Monate, zwei Jahre oder ein ganzes Leben? Falls ihr eine sehr schädliche Substanz konsumiert: Wie viele Jahre eures Lebens seid ihr bereit herzugeben?

3 Fragt euch, was geschehen müsste, damit die Highs, die ihr mit Substanzen erlebt, unwichtig und nebensächlich erscheinen.

4 Stellt euch vor, ihr wäret 99 Jahre alt und hättet ein aufregendes, glückliches und erfülltes Leben gelebt. Welches Ereignis und welche Umstände hätten euch zum Entschluss bringen können, eine bestimmte Substanz zum letzten Mal zu nehmen?

Caro

23, Studentin aus Kiel: *Wenn man viel zu viel getrunken hat, sieht man nicht, wie alles zusammenbricht.*

Diese Blase. Ja, diese blöde Blase nach dem Abitur, in der ich mit neunzehn gelebt habe. Ich war so unfassbar glücklich nach all dem Stress. Keine Verpflichtungen, keine Grenzen, kein Zwang mehr im Hinterkopf. Und dann war da dieser geile Sommer, und wir feierten von früh bis abends und von abends bis früh. Es war unsere Zeit, niemand weiß ja, was danach kommt, wir wollten alles, jetzt und hier leben, bevor alles wieder ernster werden würde. Es war so ein »Und jetzt hauen wir auf die Kacke, und es tut irre gut!« Das exzessive Trinken war einfach ein Teil dieses neuen Lebensgefühls. Ich wurde enthemmter, alles machte mehr Spaß, und ich schien schier ewig wach bleiben zu können. In diesem Sommer haben wir uns alle gefühlt wie die Könige der Welt. Ich weiß gar nicht, wie wir das überhaupt überlebt haben, so viel, wie wir gefeiert und gesoffen haben. Echt absurd! Diese vielen endlosen Strandpartys an der Nordsee, und ständig gab es bei irgendwem eine Hausparty!
Anfang September auch bei mir, auf unserem alten reetgedeckten Bauernhof. Mein Papa hat bei seiner Freundin übernachtet, und ich habe mit Erlaubnis meiner Eltern meine Abiturstufe und noch ein paar engere Freunde, die ich schon seit dem Kindergarten kannte, eingeladen. Es waren vielleicht fünfzig Gäste, und eigentlich hatte keiner von ihnen einen Grund, mir Böses zu wollen. Eigentlich. Ich weiß bis heute nicht, was da schiefgelaufen ist. Es war doch nur Alkohol im Spiel! Jeder hatte was mitgebracht, und wir haben unfassbar viel getrunken. Vor allem Ouzo und »Schwarze Sau«, also Türkisch-Pfeffer-Bonbons, aufgelöst in Wodka oder Korn. Krass. Sehr fies. Und sehr lecker – auf diesen salzigen Lakritzgeschmack stand ich schon immer. Das konnte ich einfach so runterkippen. Total dämlich. Man würde ja auch nicht ein Glas Wodka oder Korn nach dem anderen kippen.
Ja, und dann diese tollen Trinkspiele, wir haben gemeiert ohne Ende und Flunkyball gespielt, und dann gab es noch so ein Kartenspiel mit Königen. Es war verdammt lustig, und wir wurden schnell betrunken. Da lag wohl auch der Fehler im System – ich als Gastgeberin habe mich total abgeschossen, und irgendwann war ich so fertig, dass mich jemand ins Bett verfrachtet hat.
Vor der Party war ich nur ein- oder zweimal so betrunken, dass ich gedacht habe: »Boah, das war zu viel!« An dem Abend habe ich diesen Zustand ziemlich früh erreicht, ich wollte nur ins Bett gehen. Aber genau das hätte ich nicht tun sollen. Am nächsten Morgen bin ich wach geworden, und das Haus lag quasi in Schutt und Asche. Wie man so eine Zerstörungswut an den Tag legen kann, ich begreife es nicht. Überall war Butter. An allen Möbeln, zwischen den Dielen. Unser blaues Plüschsofa glänzte vor Butter, und den Teppich konnte man wegwerfen. Kondome lagen im Bett meines Vaters, und im Garten, mitten auf dem Rasen, hatte jemand ein Feuer gemacht. Wahnsinn! Der Garten glich einer Rallyestrecke, einige sind wohl mit dem Auto

durchgefahren. Die Zimmer sahen aus wie nach einer durchzechten Nacht in einem Club – Stühle, Schränke umgekippt und demoliert, der Matsch von den Schuhen war im Holzboden festgetreten, in den Ecken Kotze, das Klo mit Papierrollen verstopft.
Da mein Papa einen Oldtimer verkauft hatte, lagen dreitausend Euro im untersten Fach seiner Büroschublade. Lagen. Die hatte jemand mitgenommen. Obwohl die Zimmertür verschlossen war. Und in der neuen Sauna hatte jemand einen Aufguss mit Wodka und Bier gemacht und den Ofen ruiniert. Der Gesamtschaden belief sich auf einige tausend Euro. Aber der immaterielle Schaden war noch viel größer. Am nächsten Morgen war ich noch total verkatert und befand mich in einer Art Paralleluniversum, als mein Papa nach Hause kam. Ich war wie in einem Tunnel und begriff kaum, was er von mir wollte. Vielleicht gut so. Eine Freundin, die bei unserem Gespräch dabei war, sagte, er sei sehr impulsiv und aufbrausend gewesen. Er hat mich dann rausgeschmissen. Für meinen Vater war es ganz schrecklich, dass sein Haus, an dem ihm viel lag, so verwüstet und dass in seine Privatsphäre eingedrungen worden war. Das Allerschlimmste aber war, dass ich sein Vertrauen missbraucht hatte. Er hatte darauf vertraut, dass ich erwachsen und verantwortungsbewusst bin und als Gastgeberin klar die Grenzen abstecke und darauf achte, dass diese Grenzen auch eingehalten werden. Aber wenn man viel zu viel getrunken hat, sieht man leider auch nicht mehr, wie links und rechts von einem die Welt zusammenbricht. Fünf, sechs kamen am nächsten Tag zum Putzen, aber das waren die, die ich schon seit der Kindergartenzeit kannte. Die anderen aus meiner Stufe haben sich nicht blicken lassen. Ich habe keinen Kontakt mehr zu ihnen. Wenn ich die heute im Dorf treffe, bin ich zwar freundlich, aber reserviert. Ich weiß ja nie, wer von denen mir damals das Messer in den Rücken gerammt hat. Es wird nicht nur eine oder einer gewesen sein.
Diese Nacht hat mich echt zum Nachdenken gebracht – wie viel ich trinken sollte und wer meine Freunde sind. Ich bin dann von hundert auf null gegangen. Mit dem Alkohol, aber auch was mein Vertrauen in andere Menschen angeht.

Linda

22, Studentin aus Frankfurt:
Ich fühlte mich frei und trotzdem mit der Natur verbunden.

Meine Eltern haben immer »Mach das auf keinen Fall!« gesagt, wenn es um Drogen ging. Die können das überhaupt nicht verstehen, mit Drogen verbinden sie nur Negatives. Deshalb habe ich ihnen von meinem Drogenkonsum nie erzählt. Ich kiffe; dazu kommen manchmal Halluzinogene wie LSD oder MDMA und auch Amphetamine, aber nur auf Partys oder Festivals, seltener auch am Wochenende, wenn ich mit Freunden ausgehe. Obwohl ich noch bei meinen Eltern wohne, in einem kleinen Dorf in Hessen, wissen die nichts davon. Auch von den Festivals nicht. Ich sage ihnen immer nur, dass es ein großes Musikfestival sei, auf dem ich dann mit ein paar Freunden campe, mehr nicht. Glücklicherweise fragen sie aber auch nicht weiter, vielleicht wollen sie es nicht genauer wissen. Na ja, und wenn ich zurückkomme, dann zeige ich schon Fotos, aber die habe ich eben vorher aussortiert.

Seit 2011 besuche ich immer mal wieder größere Festivals in Europa; auf der *Boom* war ich in diesem Jahr zum ersten Mal. Meine Freunde hatten mir davon vorgeschwärmt, und ich war gleich begeistert gewesen. Wir sind dann zu zehnt im Sommer nach Portugal geflogen. Am ersten Tag haben wir unser Camp aufgeschlagen und noch alles etwas verschönert, eine Flagge gehisst, damit wir unsere Zelte auch wiedererkennen. Wir hatten ziemlich viel Spaß und haben uns alle richtig gut verstanden, das war wichtig. Überhaupt, die Leute auf der *Boom* sind respektvoll, supernett, ich habe mich überall willkommen gefühlt. Das Gelände an sich war riesengroß – ich hatte schon ein bisschen Angst, dass ich nicht zum Zelt zurückfinde oder die anderen verliere. Deshalb bin ich nicht so frei herumgelaufen und war eher in der Gruppe unterwegs. Das war aber nicht schlimm, total okay für mich. Mitten auf der *Boom* war auch ein großer See, in dem wir uns immer abgekühlt haben. Das war klasse, denn im Hochsommer ist es in Portugal unerträglich heiß.

Wegen der Hitze haben wir tagsüber keine Drogen genommen. Das war immer das Highlight am Abend. Das LSD hatten wir schon zu Hause vorbereitet und dosiert, das war auch gut so. Dann ist man vor Ort nicht so abhängig vom Angebot, man weiß ja auch nie, was da so im Umlauf ist. Dann saßen wir gemütlich in einer großen Runde am Strand und haben viel gequatscht. Ich fühlte mich dann sehr frei und trotzdem irgendwie mit der Natur und den Leuten um mich herum verbunden. Manchmal muss ich mich selbst dann ein bisschen sortieren, weil die Eindrücke natürlich viel intensiver sind. Ich würde mich schon generell als sehr nachdenklich beschreiben, das merke ich auch, wenn ich Drogen nehme. Und ich kenne meine Grenzen.

Insgesamt waren es sehr schöne sieben Tage, die ich nächstes Jahr unbedingt wiederholen möchte. Es ist nichts Unangenehmes passiert. Außer, na ja, zum Schluss sind Räuber bei einem Bekannten ins Zelt eingestiegen und haben ihn beklaut, obwohl er drin lag und schlief. Ich hörte nur die Schreie, das war ein bisschen beängstigend. Aber sonst? War alles toll!

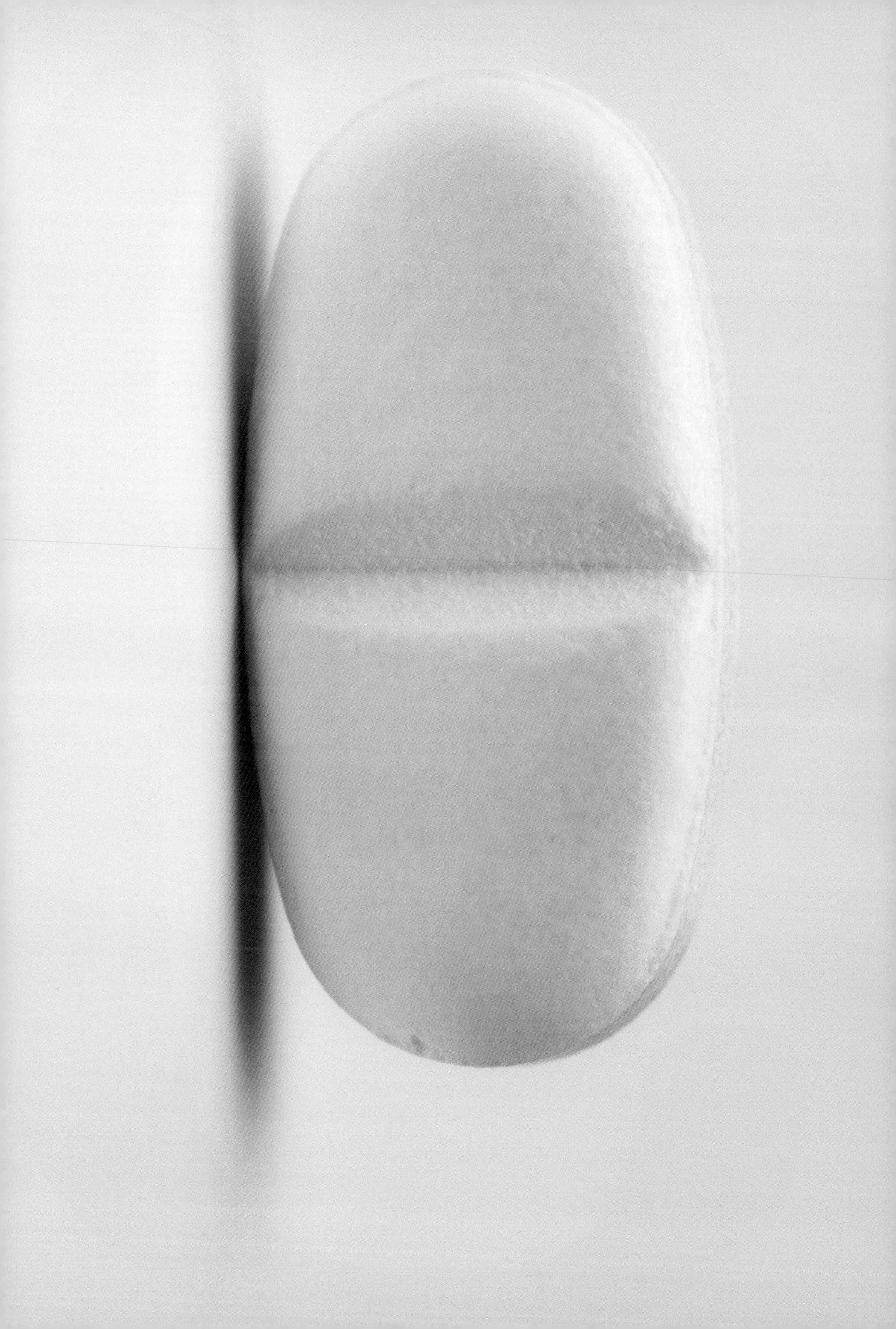

9

Drogenfestspiele und Subkulturen

Geburtstage und Schulabschluss, Jubiläen und Taufen, Hochzeiten oder einfach das Wochenende – wir Menschen feiern gerne und zu allen möglichen Anlässen. Manchmal scheinen auch Tiere zu feiern. Sie kommunizieren durch ritualisiertes Verhalten wie Tanz und bereiten so die Paarung vor oder tauschen Informationen über Futter und Feinde aus. Oft putzen sie sich heraus, um ihre Artgenossen mit Schönheit und sexueller Potenz zu beeindrucken. Und einige Tierarten berauschen sich bei solchen Anlässen auch, geben, ähnlich wie die Menschen, wirre Geräusche von sich und verlieren die Kontrolle über ihren Körper.

»We wanna be free,
we wanna be free to do what we wanna do
And we wanna get loaded
and we wanna have a good time
That's what we're gonna do,
no way, baby, let's go
We're gonna have a good time,
we're gonna have a party«

Primal Scream, schottische Psychedelic- und Alternative-Rock-Band, »Loaded«

»Der Exzess liegt im Wesen des Festes; die festliche Stimmung wird durch die Freigebung des sonst Verbotenen erzeugt.«

Sigmund Freud (1856–1939), Begründer der Psychoanalyse

»Wenn alle Tage im Jahr gefeiert würde, wäre Spiel so lästig wie Arbeit.«

William Shakespeare (1564–1616), englischer Dramatiker und Nationalheiligtum

Feiern als charakteristische menschliche Verhaltensweise: Was ist das eigentlich, feiern, und warum lieben wir es so? Zum Stichwort feiern steht im Duden: *a. festlich, würdig begehen; b. fröhlich, lustig beisammen sein; c. jemanden ehren, umjubeln.* Fragt man Anthropologen, so würden diese vielleicht antworten: Eine Feier oder ein Fest ist ein Ritual, bei dem sich Menschen an einem besonderen Ort, zu einer besonderen Zeit treffen, um ihre religiösen Pflichten zu erfüllen, ihre Götter zu ehren, den Übergang der Jahreszyklen oder den Übergang eines Menschen in ein neues Lebensalter oder einen neuen Entwicklungsabschnitt zu begehen.

Wie die unterschiedlichen, je nach Standpunkt und Feierroutine manchmal exotisch anmutenden Formen des Feierns aussehen, kann man in vier verschiedenen Städten beobachten.

An einem Samstag um ein Uhr früh sieht man auf der **Hamburger** Reeperbahn Gruppen von jüngeren Menschen vor und in Clubs und Kneipen drängen. Es wird im Übermaß Alkohol getrunken, im Laufe der Nacht endet das nicht selten in Schlägereien, und ab und zu kotzt jemand in einen Hauseingang. Neben dem Trinken wird gekokst, gekifft, geraucht und die eine oder andere Pille geschluckt. Die Musik in den Clubs ist ohrenbetäubend laut. Es wird geflirtet, was das Zeug hält, und die Erfolgreichen gehen miteinander nach Hause, auf die Clubtoilette oder an einen anderen mehr oder weniger öffentlichen Ort.
Ganz anders sieht es auf dem **Wiener** Opernball aus. Auch hier wird, wenn auch in vergleichsweise geringerer Dosierung, Alkohol getrunken, aber die Beteiligten wirken steif und kontrolliert. Die Gäste tragen formelle Kleidung, Fracks und Ballkleider, klassische Musik und sorgsam eingeübte Standardtanzschritte prägen den Abend. Geflirtet wird zurückhaltend, kein Sex weit und breit. Zumindest nicht sichtbar.
In **Zürich** wohnen wir der Jubiläumsparty eines Yogastudios bei. Im Anschluss an die rituelle Aufführung von Körperhaltungen, die Tieren abgeschaut sind, verköstigen die Anwesenden kleinere Portionen von vegetarischen oder veganen Speisen und trinken erhebliche Mengen stark gewürzten schwarzen Tees. Als der Leiter des Yogastudios erscheint, geraten die weiblichen Yogis in Ekstase, was sie durch entrücktes Singen religiöser Lieder und das Trinken zahlloser weiterer Tassen stimulierenden Tees äußern.
Auf der letzten Station in **München** sehen wir Abertausende Menschen in Trachten dicht gedrängt in muffigen Zelten mit schwerer Zunge unverständliche Geräusche von sich geben, an Tischen sitzen oder darunter in ihren Ausscheidungen liegen, sich mehr oder weniger (meistens weniger) synchron zu den immer gleichen Blasmusik-Rhythmen bewegen, die eine Gruppe Musikanten in hirnzersetzender Penetranz spielt, während überdimensionierte Bierkrüge vor ihnen stehen.

Das im 19. Jahrhundert entstandene Oktoberfest ist heute in erster Linie ein gigantisches Besäufnis: 2013 wurden 6,7 Mio. Liter Bier getrunken. Die Polizei war 2031-mal im Einsatz, 58 schwere Schlägereien wurden dokumentiert, das Rote Kreuz versorgte 7551 Menschen, davon 638 wegen Alkoholvergiftungen. Deutsche Politiker aller Parteien haben dennoch bei der UNESCO beantragt, die Veranstaltung als Weltkulturerbe anzuerkennen. Ob und wie viel Bier bei diesem Beschluss im Spiel war, ist nicht bekannt.

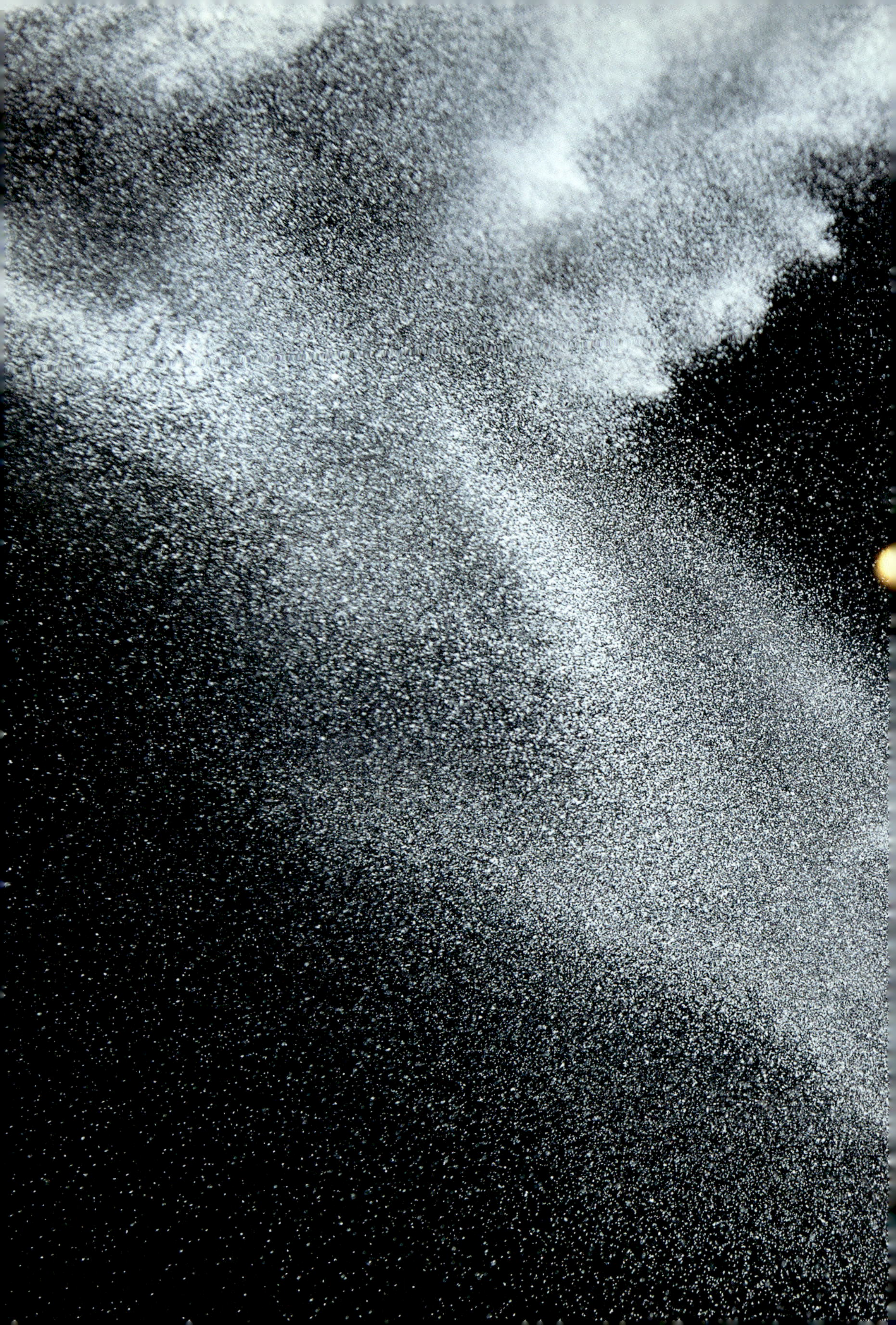

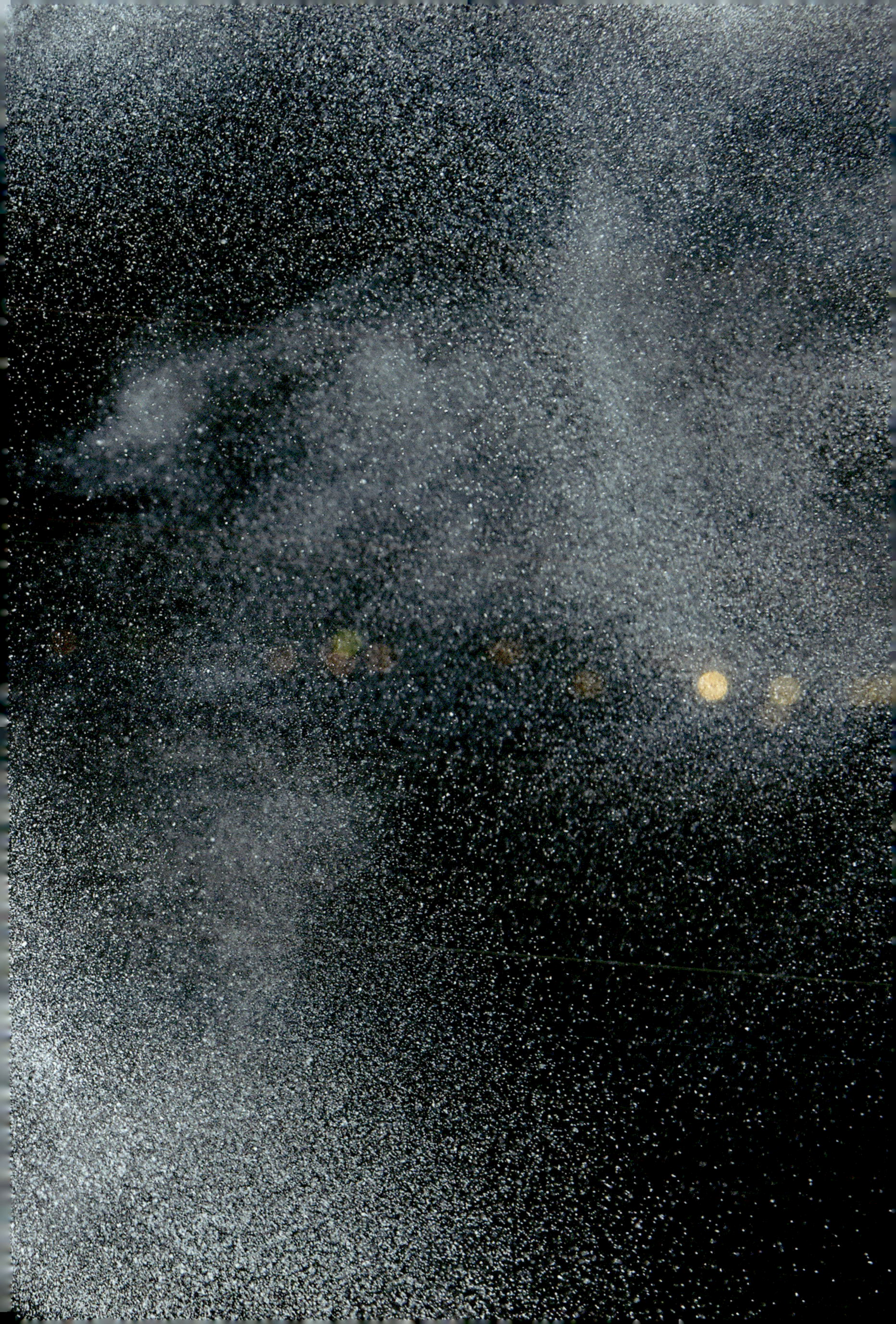

Was verbindet diese Feiernden? Die Feier ist Ausdruck der menschlichen Sehnsucht nach Zusammensein. Und auch nach Überwindung der sonst üblichen Regeln des Zusammenseins durch den wie auch immer gearteten Rausch. Denn so ein Zusammensein kann im Alltag eben langweilig sein und in Konventionen erstarren. Partys bieten die Gelegenheit, gemeinsam anders zu sein, man demonstriert, dass es noch ein Leben jenseits von Selbstdisziplin, Pflichterfüllung und Fremdkontrolle gibt. Die Party ist eine Bühne, auf der man sich zeigt oder – wenn man sich für nicht zeigenswert hält – zu verstecken sucht. Natürlich ist sie auch ein Spielplatz für die Partnersuche oder für Eitelkeit und Selbstdarstellung, sie kann auch ein Schlachtfeld sein, auf dem sich Gleichgesinnte zusammenrotten und scheinbar Unterlegene demütigen. Das alles und mehr sind Partys. Rausch und Ekstase spielen dabei eine entscheidende Rolle.
Nicht, dass man Alkohol bräuchte, um eine gute Party zu feiern. Auch keine anderen Drogen. Wer das Loslassen auch ohne Substanzen geübt und die passenden Freunde hat, braucht nicht mehr als Musik, Tanz und andere Menschen, um die Party in seinem Inneren zum Laufen zu bringen. Aber seien wir ehrlich: Solche Partys sind selten, zumindest ab einem bestimmten Alter. Nämlich dann, wenn sie nicht mehr »Kindergeburtstag« heißen. Und in der sogenannten Party- oder Ausgehszene sieht die Lage noch mal anders aus, wie die Grafik rechts zeigt.

Auf manchen Partys, unter anderem, aber nicht nur in der schwulen Szene, spielt freier und häufiger, oft auch heftiger und experimenteller Sex eine wichtige Rolle. Kein Problem – wer sich vor sexuell übertragbaren Infektionen, ungewollter Schwangerschaft und den aufdringlichen Annäherungsversuchen berauschter Menschen zu schützen weiß, wird Spaß haben und keinen Schaden nehmen. So reizvoll es ist, Verbote und Grenzen zu überschreiten, am Ende sollte ein gutes Gefühl zurückbleiben und eine Erinnerung, an die man auch noch nach einigen Jahren gerne und ohne Schaudern denkt.
Im Prinzip gilt bei Partys wie bei jeder Zusammenrottung von Homo sapiens: Unabhängig bleiben ist das beste Überlebensrezept! Wir sind für bewusstes Feiern. Mit Ekstase, gerne auch mit Alkohol und anderen Drogen oder Sex, aber ohne Koma, ohne eingeschlagene Nase, ohne zerkratzte Gesichter und lädierte Autos, ohne Infektionen oder unerwünschte Schwangerschaften; ohne im Rettungswagen, in Handschellen oder der Ausnüchterungszelle zu landen.
Je nach Alter, ob man schwul ist oder hetero, männlich oder weiblich, gelten natürlich spezifische Vorsichtsmaßnahmen – und je nachdem, ob es um eine Hausparty mit Freunden geht oder eine ausschweifende Nacht in der Stadt. Oder ob man, wie Caro, so eine Party veranstaltet. Es gilt, sich vorzubereiten. Vorausschau, Disziplin und Selbstkontrolle sind nicht ganz nutzlos auf dem Abenteuerspielplatz Party, wenn man auch nach derselben noch Grund zum Feiern haben möchte.

Doppelt knallt besser?

In Party-Szenen wird anders konsumiert als in der Allgemeinbevölkerung. Diese Zahlen werfen ein Schlaglicht auf die bayrische Ausgehszene. Im Jahr 2013 wurden 431 überwiegend männliche Personen zu ihrem Substanzgebrauch befragt, ihr Durchschnittsalter war 23 Jahre.

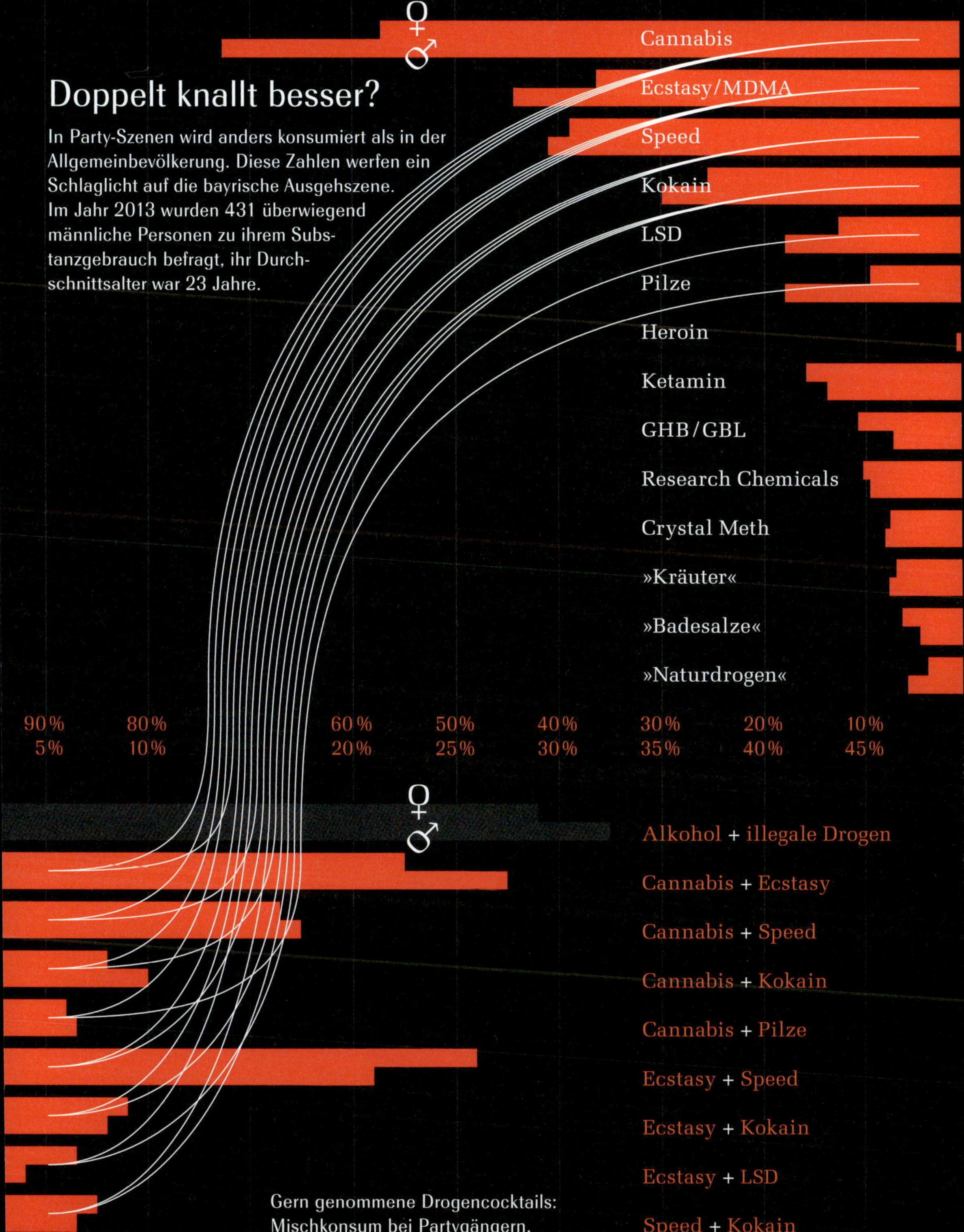

Gern genommene Drogencocktails:
Mischkonsum bei Partygängern.

Partytipps

Kontrollierter Kontrollverlust

Hast du Freunde dabei, die dich kennen, auf dich achten und dir, wenn nötig, zur Seite stehen? Das entscheidet darüber, wie weit du dich fallen lassen kannst. Es gibt einen engen Zusammenhang zwischen Rausch und Kontrollverlust. Kontrolle aufzugeben kann ein wichtiger Aspekt des Highs sein. Es ist weniger riskant, sich gehen und die Zügel der Selbstkontrolle schleifen zu lassen, wenn die Menschen, die dich begleiten, echte Freunde sind und nicht nur Saufkumpels, die dich für ein albernes oder ekliges Foto abfüllen würden.

Sex

Mach dir klar, dass sich unter dem Einfluss jeder Substanz deine Entscheidungsfähigkeit verändert. Alle Stimulanzien, zum Teil auch die Halluzinogene, Cannabis und natürlich Alkohol, können dich geil machen. Und wehrlos. Auch in kleinen und mittleren Mengen. Sie senken dein Schamgefühl, was in einem sicheren Umfeld ja durchaus gewünscht sein kann. Aber auch in unpassenden oder unsicheren Situationen können sie, ob du es willst oder nicht, deine Hemmungen verschwinden lassen und ebenso deine Möglichkeiten, dich gegen unerwünschte Übergriffe zu wehren. Genauso gilt: Denke gut darüber nach, ob du tatsächlich mit jemandem Sex haben willst, der besoffen, zugekokst oder bis unter die Haarspitzen mit Amphetaminen oder anderen Substanzen zugeknallt ist und deshalb möglicherweise beim Sex die Kontrolle verliert, deine Grenzen missachtet oder zu breit ist, auf dich und deine Wünsche und Bedürfnisse einzugehen.

Sex unter Drogen kann großen Spaß machen. Und es kann ein Riesendesaster sein. Es ist immer gut, wenn das Hirn dabei nicht in die Hose rutscht. Die wichtigste Frage ist: Willst du überhaupt Sex? Wenn nicht: Nur du entscheidest, ob etwas läuft! Wenn ja: Hast du Verhütungsmittel dabei, kannst du sie anwenden, und traust du dich auch, das einzufordern?

Rape Drugs

Die am weitesten verbreitete Vergewaltigungsdroge auf Partys ist Alkohol: 40 bis 60 Prozent der Vergewaltigungen, bei denen Substanzen im Spiel sind, geschehen unter Alkoholeinfluss – und zwar auf einer oder beiden Seiten, bei Tätern und Opfern. Dann erst kommen die sogenannten Knockout-Drugs. Benutzt werden vor allem Benzodiazepine wie Rohypnol oder Opioide, die im Zusammenspiel mit Alkohol einen Gedächtnisverlust auslösen können, aber auch »Liquid Ecstasy« (GHB/GBL) oder Antidepressiva, Neuroleptika und Ketamin.

Es ist weder originell noch cool oder männlich, Sex mit Personen zu haben, die nicht zustimmungsfähig sind. So etwas ist nicht akzeptabel, nie. Wer so etwas tut oder andere nicht daran hindert, hat nicht nur keine Ahnung von Sex und befriedigt nur seine niedrigsten Triebe nach Macht und Dominanz – er verletzt damit auch andere, vielleicht schwer und für das gesamte Leben.

Natürlich können fast alle Drogen in entsprechender Dosis einen Knockout herbeiführen. Wenn jemand von anderen

Benzodiazepine sind psychoaktive Medikamente, die als Beruhigungs- oder Schlafmittel verabreicht werden. Früher in der Narkosemedizin benutzt, werden sie heute bei Symptomen wie Angst, Depression oder Schlaflosigkeit verwendet. Sie gehören zu den am häufigsten verschriebenen Beruhigungsmitteln. Neuroleptika sind psychotrope Wirkstoffe, die zur Behandlung von Psychosen eingesetzt werden.

ohne eigenes Wissen auf einen Trip geschickt wird, für den er sich nicht entschieden hat, dann kann im Grunde jede bewusstseinsverändernde Substanz einen Effekt auslösen, der Vergewaltigern in die Hände spielt. Menschen, die andere auf diese Weise beeinflussen möchten, benutzen gerne Drogen, deren Wirkung rasch einsetzt, die nicht lange im Körper nachweisbar sind und die Gedächtnisverlust fördern. Deshalb: Das eigene Glas nicht offen und außer Sicht stehen lassen. Sofort Freunde auf der Party oder im Club informieren, wenn du etwas Ungewöhnliches spürst oder beobachtest, und anderen beistehen.

Der Heimweg

Kläre vorher, wie du nach Hause kommst. Niemand sollte andere und sich selbst gefährden, weil er auf Drogen am Straßenverkehr teilnimmt.

Fotos und Social Media

Entscheide genau, wer Fotos von dir machen und in sozialen Netzwerken posten darf. Bilder im Netz können ein ungewolltes Eigen- und Nachleben führen. Kläre die Regeln im eigenen Freundeskreis. Lass dir helfen, wenn jemand dich fotografiert, ohne dass du es möchtest. Gegen Bilder, die ohne dein Einverständnis im Netz veröffentlicht wurden, kannst du rechtlich vorgehen.

Festivals und Wurmlöcher

Jugendszenen sind in gewisser Weise vergleichbar mit Wurmlöchern – deren Existenz wir einfach mal annehmen. Sie bringen Menschen von einem Ort (zum Beispiel ihrer Kindheit) zu einem entfernten anderen Ort (zum Beispiel einer anderen, erwachsenen Identität). Sie können helfen zu wachsen, können aber auch ausbremsen. Sie können Menschen verwandeln und bieten die Gelegenheit, ein eigenes Wertesystem zu testen, zu eigenen Ansichten und Überzeugungen zu gelangen, sie zu festigen, in Frage zu stellen oder einfach nur, sich ihrer bewusst zu werden.

Szenen sind Identitätsstifter, man fühlt sich zugehörig, weiß, wohin man gehört und wer man ist. So etwas verleiht Sicherheit. Das gilt im Grunde in jedem Lebensalter, allerdings sind Jugendszenen in der Regel auffälliger, risikofreudiger und oft weniger kompromiss- oder anpassungsbereit. Wenn man sich von einer bestimmten Szene angezogen fühlt oder Teil davon ist, teilt man neben dem Kleidungsstil und der Vorliebe für eine bestimmte Musikrichtung wahrscheinlich auch eine Vorliebe für bestimmte Formen von Highs und spezielle Substanzen (vielleicht aber eben auch Highs ohne Substanzen, wie zum Beispiel in der Straight-Edge-Szene). So werden in einem Techno-Club mit hoher Wahrscheinlichkeit zahlreiche Besucher Amphetamine wie Speed oder Ecstasy und Psychedelika nehmen, über einem Reggae-Konzert weht eine Cannabiswolke, und in Wacken, beim größten Heavy-Metal-Festival Europas, sind die Wiesen mit Bier und Wodka getränkt.

In manchen Szenen heißt das angestrebte High einfach »breit sein«, »sich abschießen«, so heftig wie möglich. Die Facetten und Feinheiten des Rausches wie eine verbesserte Selbstbeobachtung und verbessertes Einfühlungsvermögen oder der Genuss stehen dabei

weniger im Vordergrund; viel hilft viel, Quantität statt Qualität. Das gilt am Ballermann ebenso wie in Teilen des Nachtlebens in Berlin, Hamburg oder Frankfurt und auf dem Oktoberfest.
Solche Formen des Rausches sind unserer Ansicht nach auf Dauer uninteressant und wenig nützlich. Man nimmt kaum etwas Positives daraus mit, am Ende stehen meist nur Kopfschmerzen, Übelkeit, peinliche Erinnerungen, vollgekotzte Kleidung und zweifelhafte Fotos. Klar, auch ein Abschuss kann in manchen Lebensphasen schon mal seinen Reiz haben und im Einzelfall durchaus als sinnstiftende Erfahrung durchgehen. Trotzdem schadet es nicht, sich immer wieder zu fragen, welchen Nutzen man tatsächlich davon hat und welche Nachteile – egal für welche Substanz, welche Szene und welche Party man sich entscheidet.
Eine wichtige Rolle spielen Highs in der Goa- oder PsyTrance-Szene. Sie ist in ihren verschiedenartigen Ausformungen ein Beispiel dafür, wie sich ganz unterschiedliche Tanz- und Musikstile um bestimmte Zustände des Bewusstseins herum ausbilden: Farbenfrohe, intensivierende, traumähnliche, energetisierende, sexualisierte, entängstigende, kosmische und intellektuelle Highs stehen hier neben den dumpfen, betäubenden, ruhigstellenden, verlangsamenden, verpeilten Highs – und natürlich auch den dazugehörenden Downs.
Auf Goa-Festivals werden Highs geschätzt, die durch Psychedelika (Halluzinogene wie Magic Mushrooms, LSD und DMT) und Empathogene (zum Beispiel Ecstasy, MDE und 6-APB) ausgelöst werden. Zugleich legen Organisatoren und Besucher im Idealfall Wert auf gegenseitige Unterstützung, Respekt und Toleranz; es herrscht eine positive, freundliche Stimmung. Gewalt oder sexuelle Übergriffe finden so gut wie gar nicht statt, und Überdosen oder komatöse Zustände werden bei den organisierten Festivals durch *Harm-Reduction-Teams* aufgefangen. Natürlich trifft das, wie immer bei solchen Veranstaltungen, nicht auf alle Teilnehmer oder alle Festivals zu. Außerdem trägt die Tatsache, dass der Harm-Reduction-Gedanke noch nicht so weit akzeptiert ist, dass *Drug Checking* systematisch durchgeführt werden kann, zu erheblicher Unsicherheit über die konsumierten Substanzen bei.

Harm Reduction (dt. Schadensminimierung) ist ein moderner Ansatz im Umgang mit Drogenkonsumenten. Hier geht es primär darum, unmittelbare gesundheitliche Schäden für Drogennutzer zu reduzieren und ihr Überleben sicherzustellen. Dazu gehört z. B. die Versorgung von injizierenden Konsumenten mit sauberen Spritzen, aber auch Angebote wie das Drug-Checking, also die Möglichkeit, auf dem Schwarzmarkt erworbene Substanzen wie Ecstasy-Pillen auf Reinheit und Inhaltsstoffe testen zu lassen.

Das *Boom Festival*, das in jedem zweiten Jahr Anfang August in Portugal stattfindet, ist ein Treffpunkt der globalen PsyTrance-Kultur. Bei sengender Hitze treffen sich zwischen 30000 und 40000 Menschen, um an der Küste eines Natursees zu feiern. Fünf Tage lang tanzen sie zu elektronischer Musik, praktizieren Yoga, haben Sex, erfreuen sich an Performance-Kunst, Lichtinstallationen, vegetarischer Esskultur und vor allem der Loslösung von den üblichen gesellschaftlichen Normen. Dabei konsumieren die meisten Festivalbesucher wie Linda Drogen, vor allem psychedelische Substanzen.
Boom ist nicht das einzige in einem weltweiten Revival der sogenannten *Transformational Festivals* einer psychedelischen New-Hippie-Kultur: *Burning Man* in der Wüste von Nevada, *Ozora* in

Ungarn, das *Conscious Culture Festival* in Tonasket, *Lightning in a bottle* in Kalifornien, die *Fusion*-Festivals in der Nähe von Berlin oder die *Rainbow Gatherings*, die an verschiedenen Orten auf der ganzen Welt stattfinden, gehören auch dazu. Zahlreiche dieser Mega-Partys gibt es schon seit Jahrzehnten. Transformational Festivals sind mehr als Partys – sie sind Ausdruck einer weltweiten Bewegung für eine gemeinschaftsorientierte Ethik des Teilens, persönlichen Wachstums, sozialer Verantwortung, kreativer Lebensführung und antikapitalistischen Protests. Ohne die wachsende Bedeutung des Internets wären sie nicht denkbar. Diese Festivals sind Festspiele einer digital vernetzten, sich selbst organisierenden Subkultur, die in gewisser Weise sogar Teil des Mainstreams ist – viele, die sich hier treffen, stammen aus bürgerlichen Verhältnissen oder wohlhabenden Familien, sie zelebrieren einen vorübergehenden, manchmal auch langfristigen Ausstieg aus den Zwängen der Konsumgesellschaft, andere suchen hier nur den jeweils nächsten Entwicklungsschritt in ihrem Leben.

Die *Boom*-Subkultur etwa besteht zu einem recht hohen Anteil aus Akademikern, die meisten in ihren Zwanzigern und Dreißigern. Man trifft dort auf klassische Sinnsucher und Esoteriker, wilde Kulturphilosophen und Lebenskünstler oder Genießer aller Art – und natürlich Selbstdarsteller. Unter den Feiernden sind auch zahlreiche Jugendliche, nicht zuletzt wegen des freien und öffentlichen Cannabiskonsums und der Möglichkeit, in relativ sicherer Umgebung Rauscherfahrungen, beispielsweise mit LSD oder Ecstasy, zu machen. Oder mit Ketamin, 2C-B, DMT und jedem anderen psychoaktiven Buchstabensalat.

Es gibt öffentlichen und halböffentlichen Sex, gleichgeschlechtlich oder heterosexuell, internationale DJs legen auf, man sieht Männer in Wickelröcken und barbusige Mädchen. Man hört Gespräche über Politik, Ökologie, Rausch, Sucht und Heilung. Oder Vorträge zu Veganismus, der Psychologie von C. G. Jung, Feminismus, Schadensminimierung und Drogenpolitik. Das politische Engagement gegen die aktuelle Drogengesetzgebung ist ein Aspekt der Identitätsfindung in Teilen dieser speziellen Szene. Viele Menschen werden über die Frage nach Recht und Unrecht der Drogengesetze politisiert. Polizisten sieht man auf dem Gelände kaum. Portugiesische und europäische Behörden sind zu dem Schluss gekommen, dass diese Festivals keine ernst zu nehmende Gefahr für die öffentliche Gesundheit darstellen. Private Ordnungskräfte aus den umliegenden Ortschaften sorgen dafür, dass es auf dem Gelände nicht zugeht wie auf vielen anderen Festivals. Der Boden ist weitgehend frei von Müll und Zigarettenkippen, von Schnapsleichen sowieso, da wenig Alkohol konsumiert wird. Gewalttätige Zwischenfälle sind selten. Im Vergleich mit klassischen Rock-Festivals kommen trotz der Menge an konsumierten Substanzen wenig Menschen zu Schaden. Von den rund 35 000 Besuchern im Sommer 2014 wurden etwa 340 von Ärzten, Psychologen und anderen Nothelfern behandelt; die Gründe waren Überdosis, Kreislaufkollaps, psychische Krisen oder psychotische Episoden.

Wenn man sich für eine gewisse Zeit einer Subkultur anschließt, in der auch Drogen eine Rolle spielen, geschieht Ähnliches wie auf diesen Festivals: Man verändert sich, tankt Kraft für das Arbeits- und Beziehungsleben, lässt einfach die Sau raus, die sonst im Alltag brav weggesperrt bleibt. Und genau da liegt natürlich auch der Haken: Diese Zwischenräume sind auch Fluchtorte und Labyrinthe, in denen man sich verlieren kann. Auch auf dem *Boom*-Festival sieht man Menschen, für die Konsum eine viel zu große Rolle spielt; Menschen, deren Weltbild sich in der Begeisterung für psychoaktive Substanzen erschöpft, und solche mit ernsthaften Suchtproblemen.

Neben der PsyTrance-Kultur existieren viele weitere Subkulturen oder Szenen, in denen Drogen eine wichtige Rolle spielen. In der Hip-Hop- und Reggae-Szene ist es Cannabis, das wiederum in Teilen der Gothic-Szene eher verpönt ist. Einer der wichtigsten Trends der letzten Jahrzehnte ist, dass sich diese Szenen in atemberaubender Geschwindigkeit in Dutzende von Subszenen aufspalten und immer wieder neue Moden, Musikstile, Rituale und eine eigene Moral entwickeln, die sie von anderen Szenen abgrenzen sollen. Manchmal entsteht ein regelrechter Wettbewerb um Originalität. Fernsehen, Internet und Musikkultur tragen wesentlich dazu bei, dass sich Szenen heute schneller bilden, teilen und abspalten. Und die Industrie scoutet schon seit Jahrzehnten nach Trends in den Jugendsubkulturen, die oft schon im nächsten Sommer an der Kleiderstange der Modegeschäfte hängen. Auch das fördert neue Abgrenzungen. Abgrenzung gegen andere, oft ähnliche Szenen spielt also eine große Rolle – wer gehört dazu und wer nicht? Wer ist »Pseudo«, und wer verrät die Ideale? Diese Abgrenzung betrifft auch die Wahl der Drogen. Gerade wenn sich eine Szene in gleicher Weise oder sogar stärker über ihre Drogenwahl definiert als über Kleidung oder Lifestyle. Zitat aus einem Internetforum: »Ich bin ein Meth-Head, das heißt, ich bin Teil der wahrscheinlich meistgehassten Drogen-Subkultur. Persönlich kann ich die Ecstasy-Raver-Kultur nicht ausstehen. Eine Gruppe von Kindern schmeißt sich Pillen ein, schwenkt Leuchtstifte herum und tanzt wie Idioten zu Technomusik. Jeder, wie es ihm gefällt, aber ist definitiv nicht meins.« Sag mir, welche Drogen du nimmst, und ich sage dir, wer du bist.

Natürlich ist nicht jede Szene auch eine Drogenszene. Aber in vielen Musik- und Jugendszenen spielen Drogen, die Wahl der Substanz und die mit dem Konsum verbundenen Rituale durchaus eine Rolle. Szenen sind Mini-Lebenswelten, Biotope, Schutzräume, in denen man sich ausprobieren, verändern und wachsen kann – solange man sich bewusst und, bei aller Identifikation, auch kritisch mit der Szene, ihren Regeln, Ritualen und Denkmustern auseinandersetzt. Blindes Hinterherlaufen ist nie eine gute Idee und führt selten zu positiven Entwicklungen. Es geht schließlich um Identität: Wer bin ich? Was unterscheidet mich von anderen? Wie kann ich echter, intensiver, besser und moralischer als andere leben? Oder eben auch unmoralischer, beziehungsweise einer anderen

Moral verpflichtet. Ein wichtiges Element in vielen Szenen ist die Ablehnung des Mainstreams. Viele wichtige Veränderungen in der Gesellschaft haben sich aus solchen Subkulturen entwickelt, beispielsweise die Umweltbewegung. Es gibt mainstreamige Szenen oder Szenevarianten und randständige, auch einige, die mit Destruktivität, also mit Zerstörung und Selbstzerstörung, spielen. Destruktivität, auch destruktiver Drogengebrauch, wird als Alternative zu den Erwartungen der Eltern und einem angepassten Leben empfunden, denn wie könnte man besser gegen die Mainstream-Gesellschaft protestieren, als ihrem Gesundheits-, Disziplin- und Sauberkeitswahn etwas Zerstörerisches entgegenzustellen? Das Risiko, selbst kurz- und langfristig Schaden zu nehmen, ist in diesen Szenen natürlich besonders hoch.
Das gilt vor allem für Milieus, die sich in erster Linie über Drogengebrauch definieren. Große Teile der Heroinszene sind beispielsweise von einer Mischung aus sozialem Rückzug, trotzigem Außenseitertum, Verelendung und Protest geprägt. Viele Junkies sind nicht nur von ihrer Droge abhängig, sie leben oft auch in einer Art abhängiger Symbiose mit ihren Dealern und auch dem Drogenhilfe-System; regelmäßige Klinikaufenthalte sind Teil des Lebens. Manche Drogen haben bei vielen Junkies dann einen eher schlechten Ruf: Ecstasy zum Beispiel, aber auch LSD. Einer unserer Interviewpartner sagt: »Ecstasy ist eine Droge für Mädchen und Weichspüler. Und ich hasse LSD: Du weißt nie, was du kriegst. H ist anders: eine bestimmte Dosis, eine klar vorhersehbare Wirkung und eine vorausberechenbare Zeit. Das ist es, was ich von einer Droge erwarte.« Für manche Konsumenten steht also auch eine Art Sicherheit im Vordergrund, die Sehnsucht nach einer vorhersehbaren, klar kalkulierbaren Wirkung – wie bei einem Medikament.

Es ist übrigens ein Gerücht, dass die alternativen Lebensstile, die sich um Drogen herum bilden, nur Jugendszenen betreffen. Das zeigt nicht nur das *Boom*-Festival mit seinen unterschiedlichen Altersgruppen: Auch 50-jährige Whiskytrinker bilden eine Art Drogen-Subkultur, deren Werte in der Regel aber mit dem Mainstream kompatibel sind und weniger auf Widerstand beruhen. Die Jugend dagegen ist das Zeitfenster, in dem man eher bereit ist, vorgeschriebene und allgemein akzeptierte Wege des Denkens und Handelns zu verlassen und neuartige, riskante Erfahrungen zu machen. Szenen, auch solche, in denen Drogen eine wichtige Rolle spielen, haben meist Idole oder Aushängeschilder, die eine Haltung repräsentieren. LSD beispielsweise ist für einige bis heute mit Timothy Leary verbunden. Von ihm stammt das berühmte Zitat »Turn on, tune in, drop out«. Vielleicht einer der einflussreichsten Slogans der Gegenkultur. Leary ging allerdings das Eigenleben des Zitats ziemlich auf die Nerven. Ihm sei klar, schrieb er vor einigen Jahren, dass man seine Parole oft missverstehe und vereinfacht mit »Get stoned und vermeide jede konstruktive Aktivität« übersetze.

Leary erklärt seinen Slogan so: »Turn on: Sei bereit, deine neuronale und genetische Ausstattung zu aktivieren und dich zu sensibilisieren für die vielen verschiedenen Ebenen des Bewusstseins. Tune in: Lebe in Harmonie mit der Außenwelt und kehre die innere Perspektive nach außen. Drop out: Löse dich aktiv von ungewollten und unbewussten Bindungen und Verpflichtungen.«

Eine Theorie besagt, dass Subkulturen einen Weg zu intensiverem und zu vielseitigerem Drogenkonsum bereiten und damit die eigentlichen Einstiegsdrogen darstellen. Das ist kein Automatismus. Drogenszenen und Subkulturen können im Idealfall den Anstoß oder die Gelegenheit bieten, sich zu häuten, von Eltern oder der Gesellschaft übernommene Gewohnheiten oder Denkmuster in Frage zu stellen und zu verändern – auch im Zusammenspiel mit Drogen und Rauscherfahrungen. Im schlechtesten Fall können sie aber auch die Eigenständigkeit unterdrücken, indem sie die alte Programmierung einfach nur mit ihren eigenen Klischees und vorgeschriebenen Mustern überschreiben. Ob jemand mit Drogen klarkommt, hängt also weniger davon ab, *ob*, sondern *auf welche Weise* er Teil einer Subkultur ist.

Kokain & Crack

Kokain wird aus den Blättern der Kokapflanze gewonnen, die in Südamerika bereits seit einigen tausend Jahren als Kulturpflanze angebaut wird. Das Kauen von Kokablättern oder das Zubereiten als Tee hat eine sehr lange Tradition in Ländern wie Bolivien und Peru. Die Inkas kauten Kokablätter, um Hunger und Schmerzen zu mildern, was auch heute noch in den Anden verbreitet ist. Durch chemische Bearbeitung wird aus Kokain Kokainhydrochlorid hergestellt, ein weißes, kristallines Pulver, das manchmal auch »Schnee« genannt wird. Crack wiederum wird erzeugt, indem das pulverförmige Kokainhydrochlorid mit Backpulver und Wasser verbacken wird. Das Kokainhydrochlorid wird dabei in die Kokainbase (Freebase) umgewandelt. Nach dem Verdunsten des Wassers bleiben weiß-gelbliche Kristalle (rocks) zurück, die aufgrund der knackenden Geräusche beim Rauchen als Crack bezeichnet werden. Besitz, Erwerb und Handel von Kokain für den nichtmedizinischen Gebrauch sind gemäß dem Betäubungsmittelgesetz (BtMG) verboten. Die medizinische Verwendung ist unter bestimmten Voraussetzungen legal. Auf dem Schwarzmarkt verkauftes Kokain ist häufig gestreckt, zum Beispiel mit Milchzucker, Paracetamol, Lidocain, einem örtlich wirksamen Betäubungsmittel, und Amphetamin.

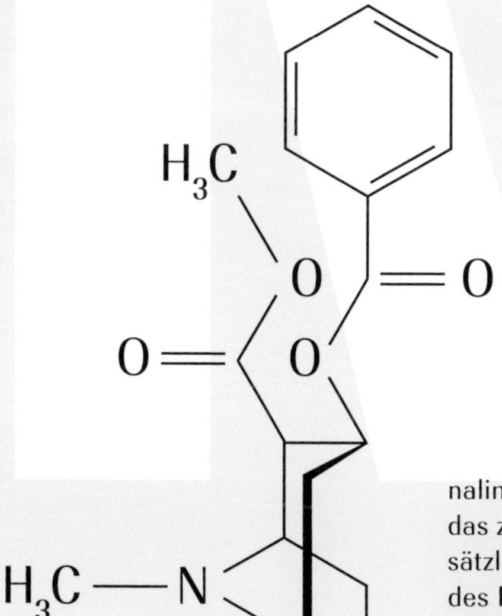

Konsumformen Kokain wird gesnieft, also in die Nase gezogen, geraucht oder gespritzt. Die Aufnahme über den Mund ist aufgrund der geringeren Wirkung und dem fehlenden Kick nicht mehr verbreitet. Crack wird in einer Pfeife geraucht. Beim Spritzen oder Rauchen setzt die Wirkung schnell und heftig ein. Die stimulierenden Substanzen gelangen rasch ins Gehirn und lösen den Flash aus. Dieser Flash oder Kick dauert ca. zehn Minuten, danach verschwinden die euphorisierenden Effekte und schlagen in eine eher depressive Stimmung um. Beim Schnupfen wirkt eine Dosis etwa 20 bis 60 Minuten.

Wirkung und Risiken Kokain ist in seiner Wirkung dem Amphetamin ähnlich, wirkt aber kürzer und stärker euphorisierend. Eine vermehrte Ausschüttung der körpereigenen Neurotransmitter Dopamin, Noradrenalin und Serotonin bewirkt die aufputschende Wirkung des Kokains; das zentrale Nervensystem wird massiv stimuliert. Kokain stellt keine zusätzliche Energie zur Verfügung, es mobilisiert lediglich die Notreserven des Körpers. Mögliche Wirkungen sind: · gesteigerte Wachheit · gehobene Stimmung, Euphorie · gesteigertes Selbstbewusstsein und Redebedürfnis · gesteigerte Energie und Leistungsfähigkeit · Überaktivität und Kontrollverlust · Selbstüberschätzung · Anstieg der Pulsfrequenz, des Blutdrucks, der Körpertemperatur und der Atemfrequenz · Verdauungsstörungen, Appetitlosigkeit und Abmagerung · Fehleinschätzungen der Realität mit Verfolgungsängsten und Wahnvorstellungen · Kurzschlusshandlungen · Niedergeschlagenheit, Angstzustände und verstärkte Suizidneigung · Gereiztheit, Aggressivität, Wahnvorstellungen und Halluzinationen · epileptische Anfälle · Verwirrtheit und Bewusstseinsstörungen, die

zum Koma führen können · Schlaflosigkeit · Verengung der Blutgefäße, Herzrhythmusstörungen, Herzinfarkt und Schlaganfall · bei Entzug Erschöpfung, depressive Verstimmung, verringerte Libido · bei Überdosierung Atemlähmung und Tod.
Die Dosis und die Art der Einnahme spielen dabei eine große Rolle, aber auch die allgemeine psychische Verfassung des Konsumenten, seine momentane Stimmung, seine Persönlichkeit und die Umgebung. Mit steigendem Konsum intensivieren sich die negativen Effekte, bei Dosissteigerungen als Folge der Gewöhnung steigt die Wahrscheinlichkeit für die Entwicklung einer psychischen Abhängigkeit. Bei überempfindlichen Personen können bereits kleinste Mengen Kokain einen sogenannten Kokainschock auslösen, die Symptome sind extreme Blässe, kalter Schweiß und Atemnot.
Kontrollierter und medizinischer Gebrauch In der Medizin wird Kokain heute kaum noch verwendet. Es gibt Gelegenheitskonsumenten, die Kokain gebrauchen, ohne eine Sucht, eine körperliche oder psychische Störung zu entwickeln. Die Übergänge zum problematischen Konsum sind fließend.
Problematischer Gebrauch Auf dem Schwarzmarkt gehandeltes Kokain wird häufig gestreckt und kann giftige Substanzen enthalten. Oft werden auch Amphetamine beigemischt, die dann unbeabsichtigt konsumiert werden. Der Gebrauch von Alkohol und anderen Drogen in Kombination mit Kokain ist riskant, da die Wirkung negativ beeinflusst oder verstärkt werden kann. Vor allem bei Crack und wenn das Kokain geraucht oder gespritzt wird, ist das Suchtrisiko sehr hoch. Die Teilnahme am Straßenverkehr ist unter Kokain nicht gestattet, Kokainkonsum kann bei einer Verkehrskontrolle innerhalb kürzester Zeit mit Testgeräten im Schweiß, Speichel oder Urin festgestellt werden. Problematisch ist Kokainkonsum zudem während der Arbeit und beim Sport aufgrund der erhöhten Verletzungsgefahr.
Verbreitung Kokain und Amphetamin wurden laut Drogen- und Suchtbericht der deutschen Bundesregierung im vergangenen Jahr von 0,8 Prozent der erwachsenen Bevölkerung (das sind rund 85 000 bis 90 000 Menschen) mindestens einmal konsumiert, wobei 0,2 Prozent der Bevölkerung von diesen Substanzen abhängig sind.

Sascha

25, Student aus Mannheim: *Meine Noten wurden immer besser.*

In dem Jahr vor meinem Abitur habe ich begonnen, mit Ritalin zur Leistungssteigerung zu experimentieren. Ein Freund hatte mir erzählt, dass er mit Ritalin besser lernen könne, also wollte ich das auch ausprobieren. In meiner Klasse war ein Junge, der das Ritalin vom Arzt verschrieben bekam, er hat die Pillen weiterverkauft. Aber man konnte das auch problemlos im Internet bekommen. Häufig habe ich zu dem Ritalin oder anstelle davon GBL genommen. Anfangs hat das sehr gut funktioniert. Es fiel mir leichter, den inneren Schweinehund zu überwinden, und ich konnte länger lernen. Es ist natürlich möglich, dass ein Teil der Wirkung auch eine Form der Selbstverarschung war. Vielleicht habe ich einfach deshalb konzentrierter gelernt, weil ich ja die Mittel zu genau diesem Zweck genommen hatte. Eine Art sich selbst erfüllende Prophezeihung möglicherweise.

Vor allem GBL habe ich dann aber immer häufiger gebraucht. Zuerst habe ich nur kleine Dosen nach der Schule genommen, zum Lernen eben. Aber die Dosen wurden immer größer und die Abstände dazwischen immer kürzer. Wenn ich nichts genommen hatte, war ich in der Schule total unmotiviert. Ich war immer gut im Mündlichen, aber mit einem Mal habe ich mich nicht mehr gemeldet, weil ich unsicher war und mich nicht blamieren wollte. Ich habe mich gefragt, was die Lehrer wohl denken, wenn ich eine falsche Antwort gebe, also habe ich gar keine gegeben. Ohne GBL fühlte ich mich zunehmend unwohl, ich wurde ziemlich paranoid und habe mit niemandem mehr geredet. Aber zum Glück kam diese Phase erst ziemlich spät, das Abitur habe ich bestanden. Während des Studiums habe ich dann noch andere Substanzen entdeckt, die sich zum Lernen eigneten – *Research Chemicals* wie 4-FMA oder 4-FA, die man einfach so im Internet bestellen konnte. Nebenbei habe ich immer auch GBL genommen. Der Effekt war zuerst wieder klasse, ich fühlte mich konzentrierter, wacher, meine Noten wurden immer besser. Der Kater am nächsten Morgen war für mich einfach nur ein notwendiges Übel.

Zwischendurch habe ich mich dann immer wieder zusammengerissen und Cleanphasen von zwei bis drei Wochen eingelegt. Vor allem, als ich im Rahmen meines Lehramtsstudiums an einer Schule hospitiert und eine zwölfte Klasse unterrichtet habe. Es war ein absurder Spagat, ein regelrechtes Doppelleben: Wenn ich als Lehrer in der Schule Verantwortung für andere übernehmen musste, riss ich mich zusammen und blieb nüchtern. Sobald ich allein war, dachte ich: »Scheiß drauf!« und hatte ständig GBL am Start.

Als ich mich auf meine mündliche Prüfung vorbereitete, wurde es ziemlich finster: Ich habe mir einen Liter GBL zugelegt und mich drei Wochen in meinem Zimmer oder in den Fachschaftsräumen

4-Fluormethamphetamin (4-FMA) und 4-Fluoramphetamin (4-FA) sind Research Chemicals aus der Gruppe der Stimulanzien. Die Wirkung von 4-FA hält bei oraler Einnahme etwa vier bis sechs Stunden an. Sie bewirken Euphorie, erhöhte Leistungsfähigkeit, Stimmungsaufhellung, Rededrang, aber auch Kieferverspannungen, Schlaflosigkeit und Appetithemmung. Das Wirkungsspektrum liegt zwischen MDMA und Amphetamin. Beide Substanzen sind illegal. Es liegen wie bei fast allen Research Chemicals keine ausreichenden Untersuchungen vor.

an der Uni verkrochen und gelernt, voll druff. Es war die völlige soziale Isolation. Zu Anfang dachte ich, der Liter GBL reiche für mindestens drei Monate. Nach drei Wochen war ein halber Liter weg. GBL ist ein faszinierendes Zeug – auf der einen Seite aufmunternd und wach machend, bei hoher Dosierung stark sedierend. Ich habe also GBL genommen, um zu lernen, dann eine größere Dosis, um zumindest eine halbe Stunde zu schlafen. Obwohl das eher kurze Komaphasen waren als Schlaf. Bis ich irgendwann völlig zusammengebrochen bin.

Nina

23, Studentin aus Göttingen:
Ich weiß nicht, ob ich ohne Kiffen mein Studium geschafft hätte.

Ich bin oft ziemlich aufgedreht, hyperaktiv und chaotisch. Das ist sehr anstrengend. Ich neige dazu, viel zu viele Gedanken im Kopf zu wälzen, ein Gedanke jagt den anderen, in rasender Geschwindigkeit, ich switche von einem zum anderen, verrenne mich in Gedankenketten, aus denen ich nicht mehr hinausfinde. Das geschieht vor allem in Augenblicken, in denen der Druck von außen oder innen besonders groß ist.
Eigentlich bin ich ein positiver, optimistischer und hoffnungsvoller Mensch, aber in solchen Momenten rutsche ich ins Negative, alles erscheint mir düster, ich male mir im Kopf kommende Katastrophen aus, sehe keinen Ausweg und stelle mich und alles, was ich tue, in Frage. Solche Phasen, in denen ich mich gefangen fühle, können schon mal Tage dauern. Ich mag starke Emotionen, aber die, die ich als negativ empfinde, die Panik, die Verzweiflung, sollen möglichst keinen allzu großen Raum in meinem Leben einnehmen.
Kiffen hilft mir dann, aus dem negativen Gedankenkarussell auszusteigen und abzuschalten. Es macht mich ruhiger, entspannter, holt mich runter. Ich kann besser loslassen. Andererseits hilft es mir auch, mich zu fokussieren, störende Gedanken beiseitezuschieben und mich konstruktiv mit den Dingen zu beschäftigen.
Im Studium, vor allem in Prüfungsphasen, ist das Kiffen deshalb sehr hilfreich für mich. Am Ende meines Bachelor-Studiums zum Beispiel hatte ich Monsterstress, ich war in einer krassen Phase, konnte gar nicht mehr abschalten und habe mich total verrannt. Ich hatte den roten Faden verloren und kam einfach nicht mehr weiter. Damals hat das Kiffen mir geholfen, diese Phase zu überstehen, ich weiß nicht, ob ich die Prüfungen ohne geschafft hätte. Auch jetzt im Master-Studium kiffe ich, wenn der Stress besonders krass wird, wenn ich mich entspannen will oder eine Blockade in meinem Kopf lösen muss. Das funktioniert überraschend häufig. Bekifft kommen mir manchmal die rettenden Ideen, echte Aha-Erlebnisse. Ich neige dazu, die Dinge zu zerdenken, manchmal reicht schon eine winzige Tüte, dann lässt der Druck nach, ich fühle mich entlastet, nicht mehr

Selbstmedikation mit Cannabis bei Schlafstörungen oder Unruhezuständen ist ein häufiger Konsumgrund. Bei einer solchen Selbstbehandlung besteht die Gefahr, die eigentlichen Ursachen der Symptome nur zu verdrängen und nicht zu verändern und so langfristig eine Verschlechterung zu bewirken.

blockiert, meine Perspektive weitet sich, und alles geht mir leichter von der Hand.
Das gilt nicht nur für die Uni – zwei- oder dreimal im Monat nehme ich mir meine Kamera, drehe mir einen Joint und gehe zum Fotografieren in die Natur. Das Kiffen verändert und verstärkt meine Wahrnehmung, gerade im Zusammenhang mit dem Fotografieren ist das sehr geil. Wenn ich etwas geraucht habe, sehe ich so viele Motive, die ich ablichten möchte! Ähnlich wie beim Sex gerate ich auch beim Fotografieren durch das Gras in eine Art Blase, losgelöst von der Welt, sehe alles nur noch durch den Sucher meiner Kamera. Ich gerate in einen Flow, alle Störelemente sind ausgeschaltet, da sind nur noch die Kamera und ich. Meine Bilder bearbeite ich dann in der Regel am PC, auch das ist bekifft besonders spannend. Ich habe den Eindruck, dass ich dann weniger eingeschränkt bin, besser über den Tellerrand hinausblicken kann und wagemutiger, verspielter und kreativer bin. Das Ergebnis überrascht mich dann oft selbst.
In manchen Situationen ist das Gras geradezu dafür geschaffen, mir das Leben zu erleichtern oder zu versüßen. Aber ich weiß, dass ich mir selbst dabei auf die Finger sehen muss. Ich habe miterlebt, wie man mit Kiff abstumpfen und versumpfen kann. Aber ich will mir im Moment auch keinen zu großen Kopf darüber machen. Ich bin Studentin, noch kann ich das Kiffen, den Rausch genießen. Wer weiß, wie mein Leben aussehen wird, wenn ich einen Job oder Kinder habe.

Anne

22, Studentin aus Kassel:
Ich fühlte mich auf Ritalin fast schon übermenschlich.

Meine erste Ritalinpille habe ich von einem Freund bekommen, der hatte ADHS. Ich war siebzehn. Er hat mich gefragt, ob ich das nicht auch mal probieren wolle. Da waren wir gerade in der Schule. Ich habe mir gedacht: »Klar, warum nicht?« Ich hatte ja auch vorher schon einige andere Drogen ausprobiert und habe gehofft, dass das Methylphenidat bei mir als Nicht-ADHSler positiven Einfluss auf meine Konzentrations- und Leistungsfähigkeit haben würde. Das Abi war nicht weit weg, und ich stand unter großem Leistungsdruck. Meine Eltern wollten, dass ich BWL studiere.
Das Ritalin habe ich zuerst kaum gespürt. Okay, es fiel mir etwas leichter, mich zu konzentrieren. Irgendwann habe ich es zerbröselt und durch die Nase gezogen. Den Tipp hatte mir eine Freundin gegeben. Da war die Wirkung dann extrem – ich war viel leistungsfähiger, hatte ein Übermaß an Energie, wollte alles auf einmal machen. Das war sehr angenehm. Das Ritalin hat mich zwar nicht intelligenter gemacht, aber ich war deutlich motivierter als ohne: Hausaufgaben, für Prüfungen lernen – kein Problem. Ich wurde nicht so schnell müde, hatte keinen Hunger und fühlte mich regelrecht euphorisch,

Methylphenidat, der Wirkstoff in Ritalin, ist ein Beispiel dafür, wie unterschiedlich Substanzen bei verschiedenen Menschen wirken: Wer unter ADS oder ADHS leidet, wird durch das Medikament eher ruhiger, seine Konzentrationsfähigkeit und Impulskontrolle werden verbessert. Bei Menschen, die diese Krankheit nicht haben, steht die aufputschende Amphetaminwirkung im Vordergrund. Tabletten zerstoßen und durch die Nase ziehen ist eine riskante Konsumform.

fast schon übermenschlich. Ich konnte so unglaublich viel schaffen und wurde nicht von störenden Bedürfnissen abgelenkt. Dass das Ritalin auch meinen Appetit unterdrückt hat, war auch klasse, da ich mich zu dick fühlte, seit ich dreizehn war, und abnehmen wollte. Heute weiß ich, dass ich magersüchtig bin.
Danach habe ich jeden Tag Ritalin genommen bis zum Abi. Bei der Abi-Prüfung lag ein kleines Döschen mit Pillen vor mir auf dem Tisch, ich bin dann immer mal wieder auf die Toilette gegangen und habe mir etwas eingeworfen. Durch die Nase zu ziehen war mir zu riskant, weil es ja auch auf der Toilette Kontrollen gibt. Ich wollte nicht, dass die das hören. Also vor der Schule durch die Nase und dann zum Auffrischen auf der Toilette oral. Das hat niemand gemerkt. Mein Abi ist dann auch ziemlich gut geworden. Keine Ahnung, ob es ohne Ritalin schlechter geworden wäre.
Nach dem Abitur und während des BWL-Studiums ging es so weiter mit dem Ritalin. Ziemlich bald habe ich gemerkt, dass ich immer häufiger Kopfschmerzen hatte und kaum noch schlafen konnte. Die Schlafstörungen wurden immer stärker, ich musste mit Schlaftabletten dagegen anarbeiten. Davon hatte ich am nächsten Morgen einen Hangover und musste wieder mit Ritalin gegensteuern, um in der Uni fit und leistungsfähig zu sein. Zum Teil musste ich mehrmals täglich Ritalin sniefen, um die Wirkung aufrechtzuerhalten. Leistungsfähigkeit und Erfolg habe ich dann irgendwann völlig dem Methy zugeschrieben, nicht mehr meinen Fähigkeiten. Ich bin dann in eine Art Teufelskreis geraten – Ritalin, Schlaftabletten, wieder Ritalin. Das hat mich ziemlich fertiggemacht. Dazu kamen gesundheitliche Probleme wegen meiner Magersucht.
Nach einem halben Jahr an der Uni habe ich meinen Ritalinkonsum dann reduziert. Zurzeit nehme ich es nur phasenweise. Mein BWL-Studium habe ich abgebrochen. Meine Eltern hatten vorher gedroht, mir das Geld zu entziehen und dass ich nicht mehr nach Hause kommen dürfe. Die Erpressung hat dann erst mal funktioniert, aber dann habe ich alle Prüfungen verhauen. Da haben sie mir auch die Erlaubnis gegeben zu wechseln – irgendwas musste ich ja machen. Ich habe dann ein Medizinstudium begonnen.
In Prüfungszeiten nehme ich heute noch hin und wieder mal Ritalin. Aber ich brauche es nicht unbedingt, um mit dem Studium zurechtzukommen. Im nächsten Jahr möchte ich meinen Abschluss machen. Schlafstörungen habe ich immer noch, ich nehme deshalb hin und wieder Schlaftabletten. Manchmal kiffe ich auch phasenweise, um runterzukommen. Ich bin sowieso ein Phasenmensch. Wenn der Stress in der Uni steigt, dann mache ich es so wie früher mit dem Ritalin. Der Unterschied ist nur, dass ich dann mal einen Tag Pause mache. Ob das was hilft, keine Ahnung.
Das Ritalin nehme ich alleine, nur für mich, nie mit Freunden. Das Kiffen ist schon noch was Soziales, aber die Tabletten waren von Anfang nicht sozial eingebunden. Die Einstellung meiner Freunde hat sich da auch geändert. Früher haben sie es auch ausprobiert. Jetzt finden sie es nicht mehr gut, auch weil es immer mehr wurde bei mir. Mittlerweile rede ich nicht mehr groß darüber.

Die Pillen bekomme ich auch weiterhin von meinem ADHS-Freund. Ich bin ein zu großer Schisser, ich kaufe nichts auf dem Schwarzmarkt. Meine Eltern haben nie was davon mitbekommen. Sie hätten es merken müssen, mein Vater hat mal eine Box mit vielen Tabletten gefunden. Die stand auf der Heizung, mein Vater sagte nur: »Nimm die mal von der Heizung runter, das ist nicht gut für die Tabletten.« Vielleicht hatte er keine Ahnung, oder er wollte es nicht wissen. Er hat mich jedenfalls nicht gefragt, was das für Tabletten sind.

Meine Essstörung ist immer noch ein großes Lebensthema für mich. Magersucht, später auch Bulimie, daraus resultierender Selbsthass und Selbstverletzungen. Ich war auch schon in der Klinik deswegen. Heute versuche ich, anders mit mir umzugehen, mich nicht mehr so fertigzumachen, aus der Selbsthass-Schiene rauszukommen. Meine Eltern haben immer nur wütend auf meine Magersucht reagiert und mir Vorwürfe gemacht.

Heute bin ich schon viel entspannter als früher. Ich möchte Therapeutin werden. Vor allem hoffe ich natürlich, dass dann all das, was ich heute brauche, um zu funktionieren, nicht mehr nötig ist. Zurzeit habe ich leider immer noch den krassen Leistungsdruck.

10

Fit und smart mit Drogen

Schule, Ausbildung, Beruf, Sport—in vielen Bereichen des Lebens sind Höchstleistungen gefragt. Sogenannte *Smart Drugs* sollen dabei helfen, Körper und Geist zu tunen. Funktioniert das? Können Mittel wie Modafinil, Piracetam, Selegilin, Dilantin, GH3, Taurin, Ritalin oder Adrafinil und natürlich Drogen wie Koffein, Amphetamine oder Kokain tatsächlich die Leistungsfähigkeit steigern?

»Na komm schon, Gehirn. Ich mag dich nicht, und du magst mich nicht. Aber da müssen wir jetzt leider durch. Danach werde ich dich auch wieder kräftig mit Bier ersäufen.«

Homer Simpson, gelber Bierliebhaber

»Der Wein steigt in das Gehirn, macht es sinnig, schnell und erfinderisch, voll von feurigen und schönen Bildern.«

William Shakespeare (1564–1616), englischer Dramatiker

»Potente Gehirne stärken sich nicht durch Milch, sondern durch Alkaloide«

Gottfried Benn (1886–1956), deutscher Dichter und Arzt

»Natürlich können Drogen die künstlerische Arbeit befeuern, das weiß man von Goethe, Freud, Bukowski und vielen anderen. Aber die haben eben auch die Regel befolgt: Im Rausch schreiben, nüchtern gegenlesen.«

Udo Lindenberg (*1946), deutscher Musiker mit Hut

Im täglichen Wettlauf um Erfolg, Geld und Anerkennung nutzen viele Menschen Drogen aus den Laboren oder der Natur, denen eine leistungssteigernde Wirkung nachgesagt wird. Das Tuning ihrer Fähigkeiten treiben sie dabei allerdings häufig bis zum Maschinenschaden. Nicht selten sind langwierige Behandlungen notwendig, um die Schäden zu beheben, die Drogen, die oft nicht so smart sind wie ihr Ruf, anrichten. Wenn man sich für die falsche Substanz entscheidet, Fehler bei Zeitpunkt, Dosierung oder Häufigkeit macht und kein Gefühl dafür hat, sein Leben mit und ohne Substanz in der Balance zu halten, kann einiges schiefgehen. Wer leistungssteigernde und stimulierende Drogen regelmäßig einsetzt, benötigt zum Beispiel wie Anna Schlafmittel, um überhaupt wieder zur Ruhe zu kommen. Und riskiert Abhängigkeit.

Ein Anstieg beim Konsum von leistungssteigernden Drogen findet sich bei Berufstätigen in den meisten Industrieländern und auch bei Schülern und Studenten. 2008 war im Wissenschaftsmagazin *Nature* zu lesen, dass jeder fünfte Leser – wahrscheinlich der größte Teil von ihnen Akademiker – schon einmal Ritalin, Modafinil oder Betablocker zur Steigerung der mentalen Leistungsfähigkeit genommen hat. Bei amerikanischen Studierenden lässt sich je nach Studie bei 3 bis 11 Prozent ein Stimulanziengebrauch nachweisen. In einem DAK-Gesundheitsreport haben 2009 etwa 150 von 3000 Arbeitnehmern angegeben, regelmäßig am Arbeitsplatz zu dopen. Aktuell wird die Zahl derer, die in Deutschland Alltagsdoping mit Medikamenten zur Leistungssteigerung betreiben, auf 1,5 Millionen geschätzt.

Smart Drugs oder nootropische Substanzen (*noos*, gr.: der Geist) haben positive Effekte auf mentale oder körperliche Fähigkeiten. Sie verbessern beispielsweise die Erinnerungs- oder Denkleistung oder haben einen Anti-aging-Effekt. Einige der derzeit als Smart Drugs benutzten Substanzen sind Stimulanzien.

Nach einer repräsentativen Umfrage hält ein Viertel der Deutschen Gehirndoping für vertretbar, wenn Konzentration und Gedächtnisfähigkeit im Beruf gesteigert werden. Diese Zahlen sind ungenau, weil es nicht möglich ist, eine klare Grenze zwischen Smart Drugs, Freizeitdrogen und Medikamenten, die zur Behandlung von Krankheiten oder Befindlichkeitsstörungen eingesetzt werden, zu ziehen. Welche Überschneidungen gibt es beispielsweise zu den mehr als 1,4 Millionen medikamentenabhängigen Menschen in Deutschland? Mit Hilfe von Substanzen klarer denken und kreativ sein, länger konzentriert und wach bleiben, Muskeln aufbauen, körperlich länger leistungsfähig sein oder zum Sexgott werden ist eine bestechende Idee. Eine, die unsere Gesellschaft noch lange beschäftigen wird. In den nächsten Jahrzehnten und Jahrhunderten wird die Suche nach Smart Drugs, neben dem Versuch, unsere Gene zu optimieren, wohl eine wichtige Rolle spielen. Es ist also sinnlos, sie pauschal zu verdammen. Aber wir brauchen Regeln und Kriterien, damit man den Nutzen steigern und den Schaden vermeiden oder minimieren kann. Denn die traurige Wahrheit ist: Die allermeisten der sogenannten Smart Drugs sind keine smarten, also intelligenten Drogen, sondern ziemliche Streubomben, die neben dem angestrebten Effekt jede Menge Unsinn verursachen. Wie lassen sich Smart Drugs von anderen Drogen unterscheiden?

Smart Drugs sind keine eindeutige Kategorie. Jeder Verkäufer oder Dealer kann jede Substanz als Smart Drug bezeichnen. Einige Substanzen, die in der Vergangenheit als Smart Drugs galten, werden heute eher als Partydrogen oder Aphrodisiaka (Sexdrogen) genutzt. Kokain zum Beispiel wurde zunächst zur Schmerzbehandlung bei Augenoperationen benutzt. Dann wurde es als fantastischer *Energizer* bejubelt und als Unterstützung für langes, konzentriertes Arbeiten – beispielsweise vom damals jungen Psychoanalytiker Sigmund Freud.

Wie viele heute illegalisierte Drogen wurde auch Kokain anfangs als Medikament eingesetzt. Der Augenarzt Carl Koller nutzte im Jahr 1884 erstmals die lokalanästhetische Wirkung von Kokain in der Augenheilkunde – Kokain wirkt bei Kontakt mit den Schleimhäuten örtlich betäubend. Das wird seit langem nicht mehr praktiziert. Allerdings gibt es Berichte, dass Kokain in Südamerika noch medizinisch verwendet wird.

Auch heute sind Drogenexperimente zur Leistungssteigerung in Schule und Studium nicht selten – mit unterschiedlichen Ergebnissen. Oft werden dazu Amphetamine wie Speed oder Crystal Meth und vor allem Methylphenidat, also Ritalin, eingesetzt, gelegentlich auch GBL und Kokain, seltener, wie bei Nina, Cannabis. Manchmal geht das gut, oft nicht dauerhaft – diese Drogen sind keine wirklichen Smart Drugs, ihre Wirkung ist vielfältig, zahlreiche Effekte, die sie auslösen, sind zum Lernen nicht unbedingt nützlich: Sascha zum Beispiel hat von seinem Ritalin- und GBL-Experimenten vor dem Abitur kurzzeitig profitiert, aber in dem Moment, in dem der Substanzkonsum sich verselbständigt hat, war es auch mit den positiven Lerneffekten vorbei. Andere User berichten, dass Amphetamine ihre Konzentrationsfähigkeit geschädigt und ihre Aufmerksamkeitsspanne auf die eines Eichhörnchens reduziert haben. Oft vernebeln die Substanzen auch die Selbsteinschätzung. Wer beispielsweise eine Prüfung zugekokst absolviert und von seiner grandiosen Leistung überzeugt ist, kann durchaus die Erfahrung machen, dass die Prüfer das völlig anders sehen. Da Drogen wie Amphetamine oder Kokain über ein breites Wirkspektrum verfügen, ist der Effekt schwierig zu kontrollieren und ein zielgenauer Einsatz ziemlich problematisch.

Smart Drugs oder smarte Konsumenten?

Einige Menschen können gut mit bestimmten Substanzen, mit deren Nebenwirkungen und der Suchtgefahr umgehen, andere nicht. Leider ist das in recht hohem Maß abhängig von der sozialen Schicht, aus der jemand stammt, mit klaren Vorteilen für Menschen aus den bürgerlichen Schichten. Sie haben nicht nur einen einfacheren Zugang zu den neuesten Substanzen und können sie sich eher leisten, sie verfügen zudem über die Bildung, die ihnen die Auswahl der Substanzen und das Management von Nebenwirkungen leichter macht. Auch dieser Faktor macht eindeutige Aussagen zu Smart Drugs nicht einfacher.

Aber die sind ohnehin schwer zu treffen, denn genau genommen befinden wir uns noch im Mittelalter der Drogenforschung. Erst seit wenigen Jahrzehnten wird das Gehirn differenziert studiert. Und erst seit wenigen Jahren kann man mit Hilfe von *Genome Editing* zielgenau Gene in die menschliche Erbsubstanz einschleusen. Dieses Verfahren wird nach Einschätzung vieler Experten bald

genutzt werden, um (Gen-)Defekte zu korrigieren und die Verbesserung unserer Leistungsfähigkeit zu bewirken. Eine weitergehende Vision lautet, Smart Drugs zu erschaffen, die zielgenaue und vorhersehbare Effekte haben ohne das heute übliche Feuerwerk an Nebenwirkungen. Für solche intelligenten Drogen werden parallel Gegendrogen (Antidote) entwickelt, die bei Bedarf alle Effekte der ersten aufheben. Und einige Forscher möchten noch tiefer in die Erbsubstanz eindringen: Unsere Gene selbst so zu manipulieren, dass sie optimal mit von außen zugeführten Drogen arbeiten, ist keine abwegige Idee mehr.
Einige Suchtbehandler – und wohl auch Politiker – träumen zudem davon, dass die Medizin Substanzen entwickelt, die zielgenau die Wirkung von Freizeitdrogen wie Alkohol und Cannabis ausschalten, damit man Menschen gegen deren Wirkung impfen kann. Trinkt man dann Alkohol oder raucht einen Joint, würde man überhaupt keinen Effekt spüren. An diesen Ideen wird bereits geforscht. So soll Abhängigen dabei geholfen werden, auf ihre Droge verzichten zu können. Wenn die gewünschten Effekte ausbleiben, so die Idee, wird auch der Konsum uninteressant. Ein Szenario, das nicht allen gefällt, da auf diesem Weg die psychischen und sozialen Faktoren, die zur Abhängigkeit führen, vernachlässigt werden. Die Vorstellung, dem eigenen Gehirn die Fähigkeit, auf Substanzen zu reagieren, per Medikament zu nehmen, erscheint auch Abhängigen nicht unbedingt verlockend – da sie leicht zum Spielball manipulativer Bevormundung durch Ärzte und Politiker werden könnten.

Ein Antagonist ist eine Substanz, die eine andere in ihrer Wirkung hemmt, ohne selbst einen bedeutsamen Effekt auszulösen. Naloxon-Hydrochlorid wird beispielsweise verwendet, um die Aufnahme des Opioids an den Opioidrezeptoren zu blockieren, wirkt allerdings nur kurzfristig. Für viele psychoaktive Substanzen gibt es noch keine spezifisch wirksamen Gegenmittel.

Von der beliebtesten Smart Drug nimmt jeder Deutsche im Durchschnitt mehr als 7 Kilogramm oder 160 Liter im Jahr zu sich. Es ist das Lieblingsgetränk der Nation … nein, nicht Bier, sondern Kaffee. Kaffee war noch im 19. Jahrhundert ein verdächtiges und politisiertes Getränk, vergleichbar mit Cannabis heute: Widerständige Demokraten und vermeintliche Unruhestifter trafen sich in Kaffeehäusern für konspirative Umtriebe. Kaum vorstellbar, wenn man heute in unzähligen Cafés jederzeit und überall Kaffeetrinker beobachtet. Es gibt verschiedene Theorien darüber, wann Menschen begonnen haben, Kaffee zu trinken. Einige davon behaupten, dass wir uns die Begeisterung für Kaffee von Katzen, Vögeln und Ziegen abgeschaut haben, die gelegentlich Kaffeebohnen kauen. Irgendwann zwischen dem 8. und 15. Jahrhundert erfanden Menschen, vermutlich auf dem Gebiet des heutigen Jemen, die recht aufwendige Technologie, mit der man die bitteren Beeren in ein passables Getränk verwandelt. Der Geschmack von Kaffee – oft mit der anderen Mainstream-Droge Zucker vermischt – ist mittlerweile so populär, dass einige Menschen ihn heute entkoffeiniert trinken – also ohne den aktiven Wirkstoff.
Der im Kaffee enthaltene Wirkstoff Koffein blockt ein gehirneigenes Molekül namens Adenosin, das für Schläfrigkeit verantwortlich ist. Wie stark Kaffee wirkt, ist davon

Kopi Luwak und Kape Alamid sind spezielle Kaffeesorten. Sie wurden ursprünglich aus Exkrementen von in freier Wildbahn lebenden Fleckenmustangs hergestellt. Heute hat sich eine Herstellung mit Hilfe von Katzen etabliert, die – meist in nicht tiergerechter Haltung – mit Kaffeebohnen gefüttert werden, bis sie diese wieder ausscheiden. Diese Bohnen werden dann teuer verkauft.

abhängig, welche Art von Adenosin-Rezeptor man besitzt. Selbst wer regelmäßig größere Mengen Kaffee trinkt, erlebt ohne Kaffee eher selten heftiges Craving. Aber starke Kopfschmerzen und üble Stimmungsschwankungen sind bei einem Konsumstopp recht verbreitet – was heißt, dass viele Coffeinados körperlich abhängig sind. Trotzdem ist Kaffee der Musterknabe stimulierender und leistungssteigernder Drogen: Wir kennen keine Kaffee-Junkies, die alte Omis überfallen, um an ihren Stoff zu kommen, auch keine weltweiten Kampagnen gegen das Laster des Kaffeetrinkens – obwohl es durchaus gesundheitliche Nachteile gibt: zum Beispiel eine verminderte Kalziumaufnahme und verzögerte Befruchtung der Eizelle bei Frauen, die große Mengen Kaffee trinken.
Laut einer Dreißig-Jahre-Studie mit über 40 000 Menschen steigt sogar das Sterberisiko ab vier Tassen täglich bedeutsam. Wer Kaffee aber maßvoll konsumiert, genießt wohl sogar gesundheitliche Vorteile. Einige Studien sprechen von weniger Herzversagen, Schutz bei einigen Krebsarten und geringerem Suizidrisiko – Kaffee ist auch ein mildes Antidepressivum. Koffein wird wie alle Rauschmittel in den Stoffwechsel des Organismus eingebaut. Dort wirkt es dann zum Beispiel anregend, verbessert die geistige Leistungsfähigkeit und hebt die Stimmung. Fehlt der Stoff, meldet der Organismus das Defizit als Entzugserscheinungen. Man ist resigniert, niedergeschlagen, antriebslos, verwirrt, müde, lustlos oder leidet unter Kopfschmerzen. Die erste Tasse Kaffee dient dann nicht der Aktivierung, sondern der Milderung der Entzugserscheinungen.
Bleibt die Frage: Verbessert Kaffee die Denkleistung? Vermutlich. Einige Studien zeigen allerdings, dass er das am stärksten bei Kaffeetrinkern mit hohem Konsum tut. Das gibt der Theorie Nährboden, dass der nächtliche Kaffeeentzug, den man beim Schlafen durchmacht, zunächst ausgeglichen werden muss, um wieder auf das Niveau vom Vortag zu kommen. Es könnte also auch sein, dass die Nebenwirkungen mit der Zeit erst einmal die Denkleistung und Wachheit verschlechtern – und wir dann begeistert darüber sind, dass es uns besser geht, wenn mit den ersten Tassen Kaffee diese Nebenwirkungen verschwinden.

Mit Drogen zu Nobelpreis und Marathonsieg?

Drogen, die zur mentalen Leistungsverbesserung eingenommen werden, wirken grundsätzlich über eine Verbesserung der Gedächtnis- oder Konzentrationsleistung. Modafinil ist eine der bekanntesten Smart Drugs und gehört wie viele dieser Stoffe zur Gruppe der Stimulanzien. Andere Markennamen sind Provigil, Modavigil, Armodafinil, Nuvigil. Es wird medizinisch zur Behandlung von Schlafkrankheit (Narkolepsie) eingesetzt und wurde auch Schichtarbeitern zur Linderung ihrer Schlaf-Wach-Beschwerden verschrieben. Modafinil hält wach und erhöht die Konzentrationsfähigkeit. Bekannt ist der Gebrauch bei Soldaten, LKW-Fahrern und

Piloten. Es unterliegt dem Betäubungsmittelgesetz und ist wie die meisten Substanzen im Internet auch illegal erhältlich. Modafinil löst ein eher sanftes High aus, das viele bei durchschnittlicher Dosierung kaum bemerken. Da vor allem leistungsorientierte Menschen Modafinil nutzen, gilt es bei manchen als Managerdroge. Bei Studierenden ist es kaum bekannt. Wenn es eingesetzt wird, dann meist, ohne die Nebenwirkungen der Substanz überhaupt zu kennen. In höherer Dosierung wird es auch manchmal als Partydroge oder für das Sportdoping benutzt. Die amerikanische Sprinterin Kelli White wurde im Jahr 2003 Doppelweltmeisterin über 100 und 200 Meter. Kurz darauf musste sie die Medaillen wegen Dopings zurückgeben: Sie hatte neben EPO auch Modafinil eingesetzt.

Modafinil ermöglicht es, für längere Zeiten wach zu bleiben und so die Lernphase auszudehnen. Dem steht aber wie immer das ausgleichende Ruhebedürfnis gegenüber: Die Wachphase wird mit Schlafbedürfnis erkauft. Der Schlaf ist aber auch nach Abflachen der Wirkung oft noch gestört, dadurch entstehen Übermüdung und unproduktive Phasen, die wiederum Zeit kosten. Häufige unerwünschte Nebenwirkungen von Modafinil sind Kopfschmerzen und zittrige Nervosität, seltener schwere Hautreaktionen, Suizidgedanken und Manie. Zahlreiche User berichten, dass Mittel wie Modafinil oder Ritalin zwar die Konzentration oder die Wachheit fördern, auf der anderen Seite aber häufig auch eine verminderte geistige Beweglichkeit verursachen, was zu einer Verringerung von Einfallsreichtum und Kreativität sowie eindimensionalem Denken führt.

Mehr oder weniger smart sind natürlich auch Drogen, die die körperliche Leistungsfähigkeit verbessern. Dopingmittel wie die anabolen Steroide, die die Wirkung männlicher Sexualhormone nachahmen, vor allem die des Testosteron. Sie werden benutzt, um das Muskelwachstum anzuregen sowie die Kraft und Schnellkraft zu verstärken. Sie steigern zudem die Ausbildung der männlichen Geschlechtsmerkmale – auch bei Frauen. Mehr als 15 Millionen Konsumenten weltweit nutzen diese Substanzen zum Doping. Anabole Steroide steigern den Aufbau von Eiweiß in der Muskulatur bei gleichzeitigem Muskeltraining. Die Risiken rechtfertigen den Nutzen nicht, denn es gibt je nach Dosis und Dauer der Einnahme eine umfangreiche Liste von Nebenwirkungen: Leber- und Nierenschäden bis zu Organversagen, Erhöhung des Krebsrisikos, Akne, erhöhter Blutdruck, Haarausfall, Schlafprobleme, psychotische und depressive Episoden, Erektionsschwäche und Impotenz gehören dazu. Absurderweise bezeichnen Kraftsportler die Einnahme von Steroiden trotzdem oft als »Kur«. Aber auch jenseits der Fitnessstudios wird im Breitensport wie im Spitzensport gedopt, oft ohne darüber nachzudenken. Der ehemalige Weltklasse-Handballer Stefan Kretzschmar äußerte in einem Interview, dass er zu seiner aktiven Zeit vor jedem Spiel hohe Dosen Voltaren eingenommen habe – ohne das Medikament hätte er

Etwa 6 bis 8 Prozent der Jugendlichen haben Erfahrungen mit dem Konsum von Anabolika und anderen Dopingsubstanzen (Robert Koch Institut 2010). Umfragen in Sportstudios und unter Bodybuildern ergeben oft zweistellige Prozentzahlen beim Anabolikagebrauch. Der jährliche Umsatz für Dopingmittel in Deutschland beträgt mehr als 100 Mio. Euro.

die Schmerzen in seinem Knie nicht aushalten können. Und sein Kollege, der deutsche Nationalspieler Florian Kehrmann, gab an, ohne Aspirin oder Voltaren wäre wohl kaum ein Handballer in der Lage, ein Turnier wie eine Europa- oder Weltmeisterschaft durchzustehen. Klar, das fällt nicht unter Doping, schließlich handelt es sich nicht um verbotene Substanzen. Aber das Muster ist ähnlich, Doping ist der nächste Schritt.

Neben Schmerzmitteln kommen im Breitensport auch kortisonhaltige Asthmasprays, Ephedrin und Medikamente wie Clenbuterol-Präparate zum Einsatz. Asthmasprays verbessern die Sauerstoffaufnahme in den Lungen, Clenbuterol und Ephedrin haben eine leicht aufputschende Wirkung und gelten als Fettverbrenner. All diese Medikamente haben Risiken und Nebenwirkungen.

Auch zahlreiche Freizeitsportler benutzen Schmerzmittel wie Ibuprofen, um bei Wettkämpfen erfolgreicher zu sein, einen Marathon durchzustehen oder mit Jüngeren mithalten zu können. Eine Entwicklung, über die nachzudenken nicht schadet. Wenn sogar im Freizeitsport nicht der Spaß am Spiel, am Gemeinschaftserleben oder der Bewegung im Vordergrund steht, sondern die Leistungsfähigkeit, sollte man seine Haltung und seinen Medikamentenkonsum überdenken. Auch wenn Ibuprofen, Diclofenac, Paracetamol und ASS weit verbreitete und frei verkäufliche Wirkstoffe sind, haben sie schädliche Nebenwirkungen, vor allem wenn sie regelmäßig eingenommen werden. Dazu gehören Leber- und Nierenschäden, Darmgeschwüre und Magenblutungen. Eine Abhängigkeit ist bei vielen Wirkstoffen möglich.

Nicht nur Sportler und Kopfarbeiter setzen Substanzen ein, um ihre Leistungsfähigkeit zu steigern. Auch Künstler nutzen sie, um ihre Kreativität zu befeuern oder Inspiration zu finden. Durchaus beliebt sind illegale Substanzen: Wenn Musiker das Marihuana-High zielgerichtet einsetzen, um ihre musikalische Produktivität, Improvisations- und Hörfähigkeit zu steigern, kann man Cannabis in diesem Fall als Smart Drug bezeichnen. Oder LSD und andere Halluzinogene, wenn Maler oder bildende Künstler durch die Substanzen zu einer neuen Perspektive gelangen. Kokain für einen Schriftsteller, dem es gelingt, damit vorübergehend sein Schreibpensum zu erhöhen, Alkohol für Schauspieler, die dadurch ihre Nervosität eindämmen. Und DMT oder LSD wären es für jemanden, dem es gelingt, naturwissenschaftliche Durchbrüche zu erzielen, indem er seine Denkroutinen durchbricht – wie der Nobelpreisträger Karly Mullis, der seinen Erfolg auch seinem LSD-Gebrauch zuschrieb. Entscheidend dabei ist, wie immer in unserer Gesellschaft, der Erfolg. Und natürlich die Nebenwirkungen. Wenn Gesundheit oder Sozialleben auf der Strecke bleiben, ist auch die anfänglich smarte Wirkung zweifelhaft. Und es existiert kein Hinweis darauf, dass ein geistig bescheiden begabter Mensch durch Smart Drugs zum Nobelpreisträger werden kann wie Caesar im Film *Planet der Affen*, der durch medizinische Versuche vom Schimpansen zum Übermenschen im Affenfell mutiert.

GHB (Gammahydroxybuttersäure) wurde von Bodybuildern in den 1980er Jahren zunächst nach dem Verbot der Steroide getestet. GHB hat einen leicht positiven Einfluss auf die Ausschüttung von Wachstumshormonen. Viele Bodybuilder nutzen es außerdem als Schlafmittel. GHB kann eine starke Abhängigkeit erzeugen.

Die meisten Smart Drugs sind nach genauer Analyse keine. Tatsächlich gibt es aber »Smart Druggers«, also Menschen, die einige der ungefährlicheren Substanzen klug und erfolgreich einsetzen. Doch es gibt eben nur sehr wenige Smart

Cannabis

Cannabis, lateinischer Name für Hanf, wird seit etwa 3000 Jahren fast überall auf der Welt angebaut und hat eine lange Tradition als Nutz- und Heilpflanze. Der Hauptwirkstoff Tetrahydrocannabinol (THC) sammelt sich in Blüten, Blättern und dem abgesonderten Harz der weiblichen Pflanze. Im 19. und 20. Jahrhundert war Cannabis in Deutschland ein Tabakersatz für arme Leute und wurde »Knaster« genannt. Ab den 1970er Jahren wurde Cannabis als psychoaktive Substanz in Deutschland populärer. Der Besitz, Handel und Erwerb selbst kleiner Mengen ist gemäß dem Betäubungsmittelgesetz (BtMG) in Deutschland verboten. Seit dem sogenannten »Cannabis-Beschluss« des Bundesverfassungsgerichts im Jahre 1994 kann bei Besitz einer geringen Menge zum Eigengebrauch von einer Strafe abgesehen werden. Als geringe Menge gilt in den meisten deutschen Bundesländern sechs, seltener auch zehn Gramm. Auf europäischer Ebene reicht die Rechtsprechung von Tolerierung in den Niederlanden bis zu strenger strafrechtlicher Verfolgung in Schweden. In den USA haben zwei Bundesstaaten 2013 für die Legalisierung von Cannabis gestimmt, in Uruguay sind der Konsum und Handel seit 2013 legal.

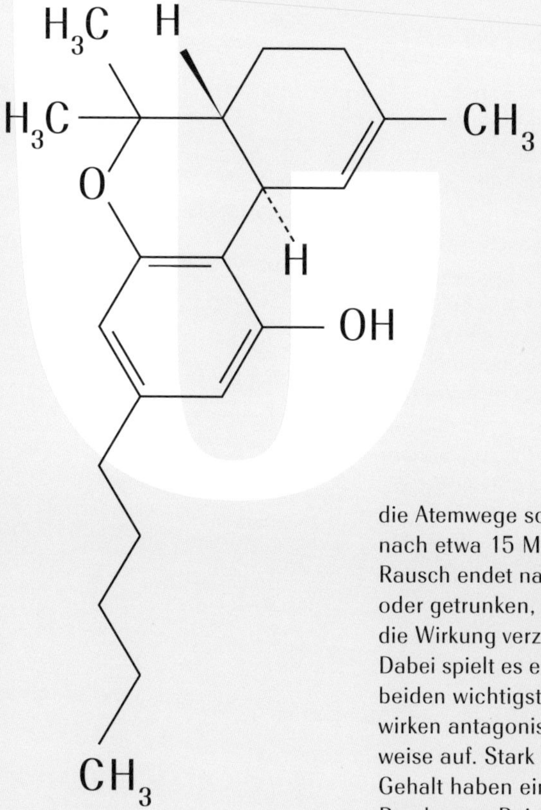

Konsumformen · Marihuana (umgangssprachlich »Gras«), die getrockneten Blüten, Blätter und Stängelspitzen · Haschisch (umgangssprachlich »Dope«, »Shit«), aus dem Harz zu Platten und Klumpen gepresst · Haschischöl, aus den harzhaltigen Teilen der Pflanze gewonnen. Der THC-Gehalt kann stark variieren: Von Marihuana zu Haschischöl steigt er an. Je nach Anbaugebiet, Anbaumethode und Verarbeitung schwankt er erheblich. Haschisch und Marihuana werden meist geraucht: als Joints, zerbröselt und mit Tabak vermischt zu einer Zigarette gedreht, oder pur in »Bongs« genannten Wasserpfeifen oder in einer Pfeife. Ebenso möglich ist das Einatmen über einen Vaporizer. Cannabis kann auch in Kekse und Kuchen eingebacken oder in Tee aufgelöst werden.

Wirkung und Risiken Je nach Konsumform ist die Wirkung von Cannabis unterschiedlich. Wird es geraucht, setzt sie meist sofort ein, da das THC über die Atemwege schnell ins Gehirn gelangt. Die Hauptwirkung beginnt nach etwa 15 Minuten und klingt nach 30 bis 60 Minuten ab. Der Rausch endet nach etwa zwei bis drei Stunden. Wird Cannabis gegessen oder getrunken, ist die Gefahr der Überdosierung besonders hoch, da die Wirkung verzögert, oft sehr plötzlich und nicht vorhersehbar eintritt. Dabei spielt es eine Rolle, wie viel und was vorher gegessen wurde. Die beiden wichtigsten Wirkstoffe in der Cannabispflanze, THC und CBD, wirken antagonistisch, das heißt, sie heben ihre jeweilige Wirkung teilweise auf. Stark THC-haltige Cannabiszüchtungen mit geringem CBD-Gehalt haben ein drastisch höheres Risikopotenzial zur Auslösung von Psychosen. Bei einem Cannabisrausch ist ein Nebeneinander von anregenden und beruhigenden, in hohen Dosen auch halluzinogenen Wirkungen möglich, außerdem:

· Entspannung oder Müdigkeit · gesteigerter Appetit · intensiviertes Gemeinschaftserleben, Albernheit · Veränderungen des Hörens, Sehens, Fühlens und Denkens, des Raum- und Zeiterlebens sowie Wachträume, Verlangsamung der Motorik · Angst- und Panikattacken, Verwirrtheit, Verfolgungsängste und Wahnvorstellungen oder Psychose (falls eine Veranlagung dazu vorhanden ist, zum Beispiel bei Fällen von Schizophrenie in der Familie) · Übelkeit und Erbrechen, Kreislaufbeschwerden und Herzrasen oder sinkender Blutdruck, Mundtrockenheit und Augenrötung · Einschränkungen des Kurzeitgedächtnisses und Konzentrationsschwäche · erhöhtes Lungenkrebsrisiko.
Die Cannabis-Wirkung kann individuell sehr unterschiedlich sein. Sowohl Dosis und Art der Einnahme als auch psychische Verfassung, Stimmung, Persönlichkeit und Umgebung spielen dabei eine Rolle.
Medizinischer und kontrollierter Gebrauch Cannabis wird gelegentlich als appetitsteigerndes Mittel bei Aids und Krebs oder in der Behandlung von chronischen Schmerzen und Multipler Sklerose eingesetzt. Cannabis macht nicht körperlich abhängig, kann aber zu einer psychischen Abhängigkeit führen. Der gelegentliche Konsum führt in der Regel nicht zu negativen Effekten. Ausgenommen ist das Psychoserisiko: Bei Menschen mit dahin gehender Veranlagung kann schon einmaliger Konsum eine Psychose auslösen. Zahlreiche Konsumenten gebrauchen Cannabis, ohne je eine Sucht oder eine andere körperliche oder psychische Störung zu entwickeln.
Problematischer Gebrauch Man geht davon aus, dass ungefähr 300 000 Menschen in Deutschland eine Suchterkrankung durch Cannabiskonsum entwickelt haben. Die Teilnahme am Straßenverkehr ist unter Cannabiswirkung nicht gestattet, der Konsum kann bei einer Verkehrskontrolle innerhalb kürzester Zeit mit Testgeräten im Schweiß, Speichel oder Urin festgestellt werden. Da Cannabis zwischen 36 Stunden und mehreren Tagen nachweisbar ist, in den Haaren viele Wochen, kann auch zurückliegender Konsum negative Konsequenzen wie Verlust der Fahrerlaubnis oder Anordnung einer MPU haben. Problematisch ist Cannabiskonsum zudem während der Arbeit und beim Sport aufgrund der erhöhten Verletzungsgefahr sowie bei gleichzeitiger Einnahme von manchen Medikamenten und in Kombination mit anderen Drogen. In Schwarzmarkt-Cannabis können auch gesundheitsgefährdende Streck- oder Zusatzstoffe wie Glasstaub oder giftige Spritzmittel enthalten sein.
Verbreitung Laut Drogen- und Suchtbericht der Bundesregierung haben 5,6 Prozent der 12- bis 17-Jährigen innerhalb der vergangenen zwölf Monate Erfahrungen mit Cannabis gesammelt. Bei den 18- bis 25-Jährigen waren es 15,8 Prozent, bei Männern liegt die Quote bei 20,8 Prozent.

Drugs. Die meisten Substanzen erfüllen die Voraussetzung aktuell noch nicht, und leider nutzen die meisten User sie auch nicht smart. Der Begriff ist eher ein Werbeslogan und wird von Pharmaindustrie und Händlern auch recht exotisch ausgelegt – so wird beispielsweise die sonst als Partydroge benutzte Substanz GHB auch als Smart Drug beworben, beispielsweise für Bodybuilder.

Smart-Drug-Check

Wenn eine Droge folgende Kriterien erfüllt, kann man sie als *smart* bezeichnen:

Wirkung **Eine Droge ist smart, wenn sie deine kognitive und/oder körperliche Leistungsfähigkeit zielgenau verbessert. Smarte Drogen sind nachhaltig, sie wirken über lange Zeit gleich oder ähnlich.**

Wirkmechanismus **Eine Droge ist smart, wenn sie einen bekannten spezifischen Wirkmechanismus hat. Sie sollte also kein Rezeptorfeuerwerk im Gehirn abbrennen, das einmal in diese und einmal in eine andere Richtung laufen kann. Eine Droge ist smart, wenn man auf der Grundlage ihres Wirkmechanismus ein Antidot entwickeln kann, das ihre Wirkungen rasch zum Verschwinden bringt.**

Nebenwirkungen **Eine Droge ist smart, wenn ihre Nebenwirkungen gering und tolerabel sind. Smarte Drogen machen dich auf die Dauer nicht dümmer, wenn du sie nicht mehr nimmst. Smarte Drogen haben kein oder ein geringes Abhängigkeitspotenzial.**

Hirndoping

Welche Substanz(en) haben Sie zur eigenen Leistungssteigerung und/oder zur Beruhigung eingenommen?

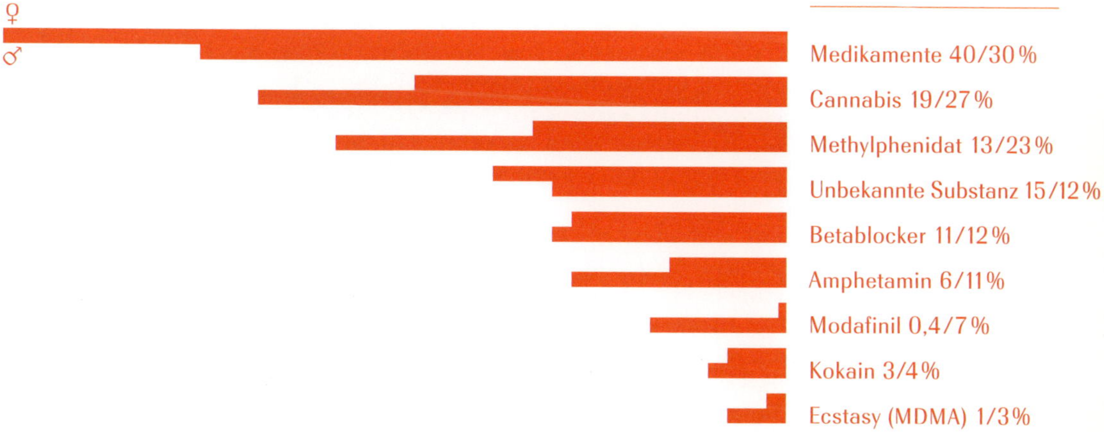

Elena

20, Studentin aus Dresden:
Drogen können ein Boost für geilen Sex sein!

Letztens, an einem Sonntagmorgen nach der After-Hour, hatten mein Freund und ich auf Speed megakrassen Pornosex, das war fast schon reines Geficke. Ich habe nicht mit ihm als Menschen geschlafen, sondern mit seinem geilen Körper. Das war ein krasser Kontrast zu Sex auf MDMA – also stundenlang im Bett liegen und kuscheln, was ja etwas ganz Persönliches ist, genauso wie Sex mit Liebe auch etwas total Besonderes ist. Auf MDMA ist eben jede Berührung viel intensiver, und ich liege einfach gern nur da und streichele meinen Freund und werde gestreichelt. Der tatsächliche Sex tritt eher in den Hintergrund. Aber wenn es dann doch dazu kommt, kann das auch sehr schön und berührend sein. Auf Speed war es völlig anders – wir konnten wirklich alles andere um uns herum komplett vergessen. Wir haben Sachen kaputt gevögelt, die uns im Weg lagen, und einfach mal beim Sex die komplette Küche auseinandergenommen. Ein richtig animalischer Fick, was hin und wieder auch mal ganz geil ist. Die Mischung von LSD und Speed ist auch krass. Du kannst halt ewig, aber kommst einfach nicht. Und ich bin trotzdem der festen Überzeugung: Drogen können ein Boost für geilen Sex sein, aber schlechter Sex mit dem falschen Partner wird auch durch Substanzen nicht besser!

Ähnlich dem Kokain bewirkt Speed Euphorie und eine Steigerung des Selbstbewusstseins bei gleichzeitiger Reduktion von Ängsten. Die triebhafte Seite der Sexualität kann dadurch enorm gesteigert werden. Bei hoher Dosierung wird ein Orgasmus eher nicht erreicht. Das kann zu übermäßiger Reizung der Haut und zu Verletzungen führen und wird oft erst nach Abklingen der Wirkung bemerkt.

Anke

22, Studentin aus Leipzig:
Sex auf Heroin war schöner als auf Alkohol oder ganz ohne Drogen.

Ich wollte es einfach schön finden. So wie die anderen alle. Es wird einem ja suggeriert, völlig pervers zu sein – keinen Spaß am Sex zu haben, das gibt's doch nicht. Eine Freundin riet mir, zum Arzt zu gehen: »Vielleicht stimmt mit deinem Hormonhaushalt etwas nicht!« Aber alle Werte waren okay. Also musste ich mir wohl selbst helfen. Mit Alkohol zum Beispiel. Meine Mutter hat das in meiner Kindheit ständig gemacht und am Wochenende betrunken irgendwelche Männer mit nach Hause gebracht. Der Sex muss wohl toll gewesen sein. Zumindest war ihr der Pfeffi am Nachmittag, mit dem sie sich für den geilen Abend in Form getrunken hat, wichtiger, als mit ihrer Tochter auf den Spielplatz zu gehen. Nein, sie war keine schlechte Mutter! Sie war sehr fürsorglich und hat immer darauf geachtet, dass mir keiner etwas tut. Aber ihr Umgang mit Alkohol hat mich geprägt, ich war da früh ziemlich locker. Vielleicht auch, weil ganz viele bei uns im Wohnblock in Neubrandenburg gesoffen haben. Mit fünfzehn hatte ich zum ersten Mal betrunken Sex, nachdem ich eine Box »Kleiner Feiglinge« aus dem Alk-Schrank meiner Mutter hatte mitgehen lassen. Ich war bei meinem damaligen Freund, wir wollten vorglühen. Aus dem Vorglühen wurde das Hauptglühen und

Nachglühen, und dann landeten wir im Bett. Ich musste dauernd aufstoßen, aber das war egal, insgesamt war mir auf Alkohol vieles egal. Ob ich hinter eine Parkbank gekotzt oder irgendwelche Kerle angeflirtet habe. Also habe ich mir gedacht: »Trink was, Mädel! Und dann wird dir das schon Spaß machen, du kannst gelöster sein, und wenn du ihn anfasst oder er über deine Brust streichelt, wird sich das toll anfühlen!«
So war es aber nicht. Ich war irgendwie gelähmt. Er hat mir meine Bluse über den Kopf gestreift, und in dem Moment habe ich mich total verkrampft. Es fühlte sich irgendwie falsch an, obwohl ich es doch unbedingt wollte und betrunken doch sonst alles viel mehr Spaß machte. Aber das Gelöste, Heitere war weg. Ich habe alles mitgemacht, aber eher so inaktiv, passiv. Weil es eben nicht geil war, wenn er meine Brust gestreichelt oder mich an sich gedrückt hat. Zwei Wochen danach hab ich mich von ihm getrennt. Es fühlte sich alles so falsch an, nüchtern und betrunken. Ich wollte das nicht, nicht so.
Damals habe ich noch gehofft, dass es mit einem anderen besser würde. Aber auch der One-Night-Stand mit dem Surfertypen mit diesen krassen Bauchmuskeln, auf die immer alle so stehen, war nicht besser. Es wurde nie besser. Egal welcher Kerl, sobald wir nackt waren, war es so, als wäre alle Lockerheit weg. Peng. Einfach so. Also musste es wohl am Alkohol liegen, dass es nicht besser wurde. Ich bin dann immer häufiger durch die Clubs getingelt. Allein. Ich wollte jemanden aufreißen. Jemanden, der geil aussah, der etwas Besonderes an sich hatte. Und der Drogen hatte, die mich geil machten. Eine Zeitlang habe ich es auch mit Ingwer und Muskatnuss probiert. Seitdem hasse ich Ingwerplätzchen, Ingwertee und Kartoffelbrei. Wirklich aphrodisierend hat das nicht gewirkt. Daher war ich dann offen für richtiges Zeug. Also Drogen oder so. Vielleicht hätte ich einfach mal die Wirkungen recherchieren sollen. Nun ja. Oder einfach mal darüber reden und mir eingestehen, dass ich nun mal keinen Spaß am Sex habe, wäre wohl besser gewesen. Aber sich eingestehen, dass man Sex nicht toll findet? Dass man scheinbar die Einzige ist, die nicht weiß, was alle daran so super finden? Dass man wohl keine Familie gründen wird? Wo doch Sex als das Größte überhaupt gilt und alle Zukunftspläne mit Sex zu tun haben?

Mit siebzehn lernte ich dann Jan kennen, einen Fixer und mein späterer Freund. An unserem ersten Abend hatten wir keinen Sex. Dafür habe ich das erste Mal Heroin genommen. Nachdem er meine Vene gefunden hatte, das Blut ein Stück weit in die Kanüle geschossen war und er mir die bräunliche Mixtur hineingedrückt hatte, war mir Sex völlig egal. Der Zwang, es unbedingt wollen zu müssen, war weg. Ich war weg, die Welt war weg und ich endlich angekommen. Irgendwo zwischen Glückseligkeit und tiefer Ruhe. Ohne die Zweifel, zermürbenden Fragen und Selbstvorwürfe, warum Sex für mich nicht so toll ist, wie er sein sollte. Sex auf Heroin war nicht unbedingt erfüllender oder

Opiate mindern Aggressivität und Schmerzen, aber auch Orgasmusfähigkeit und sexuelle Lust, die bei chronischem Gebrauch in der Regel irgendwann ganz versiegt. Unter Junkies ist der Sex ohne Orgasmus also eher normal. Manche User setzen Opiate sogar gezielt ein, um den Sex zu verlängern, da es meist erst nach Stunden zu einem Höhepunkt kommt, wenn überhaupt.

geiler. Gekommen bin ich zwar davor auch noch nie, aber auf Heroin erst recht nicht. Aber das war mir egal, ich war in mir selbst befriedigter, zwar nicht sexuell, aber irgendwie emotional nicht mehr so aufgewühlt, denke ich im Nachhinein. Die Welt, die konnte mich mal. Der sexuelle Druck, der konnte mich mal. Alles konnte mich mal. Und das tat mir gut. Das hab ich sofort gespürt. Und dann war die Wirkung vorbei. Und mir ging es richtig dreckig, es war, als würde die ganze Schwere der Welt wieder auf mir lasten, und ich habe fast Panik bekommen, alles wurde immer greller, unerträglicher.
Der nächste Druck hat mich dann wieder zurückgebracht. Hat mich Sex mit Jan haben lassen, ohne dass ich mich selbst fertigmachen musste. Ja, irgendwie war es schöner als auf Alkohol oder auch ganz ohne Drogen. Nicht weil ich es geiler fand, sondern weil ich in mir ruhiger war und es mir eher egal war. Meine Mutter hat das alles überhaupt nicht verstanden. Eigentlich konnte nie jemand das, was ich gefühlt oder gedacht habe, verstehen oder gar nachvollziehen. Aber für mich war Heroin die Lösung des Problems. Dass ich alle anderen, wichtigeren Dinge außer Acht gelassen und mich nur noch darauf konzentriert habe, dieses Gefühl festzuhalten, draufzubleiben, habe ich gar nicht wahrgenommen. Es hat zwei Jahre gedauert, bis ich den Absprung vom Heroin geschafft habe.

Nina

23, Studentin aus Göttingen:
Wenn ich in einen Flow gerate, ist der Sex besonders toll.

Rausch und Sex waren für mich immer eng miteinander verknüpft. Wenn ich früher betrunken war, bin ich immer mal wieder mit einem Typen im Bett gelandet. Ich war in einer Experimentierphase, wollte mich ausprobieren, neue Erfahrungen machen. Der Alkohol hat es mir leichter gemacht, ich hatte einfach weniger Hemmungen. Anfangs war es auch sehr aufregend, nicht zu wissen, was genau passieren wird: meine Wirkung auf Jungs austesten, mich gehen lassen. Ich war Single und neugierig, warum also nicht? Krass schlechte Erfahrungen habe ich dabei eigentlich nie gemacht, der Impuls ging immer von mir aus. Ich bin nie vergewaltigt worden oder so. Trotzdem hat mir betrunkener Sex irgendwann keinen Spaß mehr gemacht. Im Gegenteil: Das Ganze war ziemlich unbefriedigend, emotional, aber auch sexuell. In der Nacht, wenn ich voll war und mit dem Typen im Bett, fühlte sich alles noch okay und aufregend an, aber am nächsten Morgen dann nicht mehr. Vor allem, weil ich mich an die Nacht und den Sex oft kaum noch erinnern konnte. Ich hatte Sex mit jemandem gehabt, den ich kaum kannte, mit dem mich nichts verband, und ich konnte mich nicht mal wirklich daran erinnern, es blieb nichts übrig. Was sollte das also? Bekiffter Sex war da schon besser. Zu Beginn meines Studiums, ich war noch in meiner Sturm-und-Drang-Phase, hatte das Saufen stark reduziert und kiffte stattdessen ziemlich exzessiv, habe ich einige

Jahre krass gefeiert und immer mal wieder jemanden mitgenommen. Im Gegensatz zu meiner Alk-Zeit konnte ich mich zumindest am nächsten Morgen noch an den Sex erinnern, und ich habe ihn mehr genießen können.
Seit etwas mehr als zwei Jahren habe ich einen Freund. In der Beziehung mit ihm ist die Verbindung von Kiff-Rausch und Sex besonders toll. Wir zelebrieren das Kiffen regelrecht, sorgen dafür, dass uns nichts stört und wir uns wohlfühlen. Manchmal entsteht dann schon beim Rauchen eine sexuelle Spannung. In Verbindung mit Kiff fällt es mir leichter, mich fallen zu lassen, mein Denken auszuschalten, Zeit und Raum zu vergessen, ganz im Augenblick zu sein. Ein Zustand, der für guten Sex wichtig ist, denke ich. Klar, nüchtern kann ich diesen Zustand auch erreichen, aber es dauert manchmal länger, und ich bin anfälliger für Störungen. Manchmal fällt es mir schwer, meinen Kopf auszuschalten, und gerade beim Sex ist das sehr lästig. Ich lasse mich dann schnell ablenken oder, was noch störender ist, analysiere den Sex, den wir gerade haben. Deshalb mag ich es sehr, wenn das Kiff mich gefangen nimmt, der Rausch meine Aufmerksamkeit auf meinen Körper und meine Lust lenkt und ich in einen Flow gerate. Dann ist der Sex besonders toll. Interessanterweise hat nicht jede Grassorte, jede Form von Rausch die gleiche Wirkung auf mein Sexleben. Manchmal ist Sex bekifft fast unmöglich. Wenn ich so platt bin, dass jede Bewegung mir unmöglich erscheint, zum Beispiel. Oder wenn das Gras mein Denken so stark anregt, dass ich mich nicht mehr auf den Sex konzentrieren kann und ständig innerlich abschweife. Aber so gut bekiffter Sex ist, mir ist es auch wichtig, nüchtern tollen Sex zu haben. Dann fühlt sich alles klarer an, nicht so schummrig.

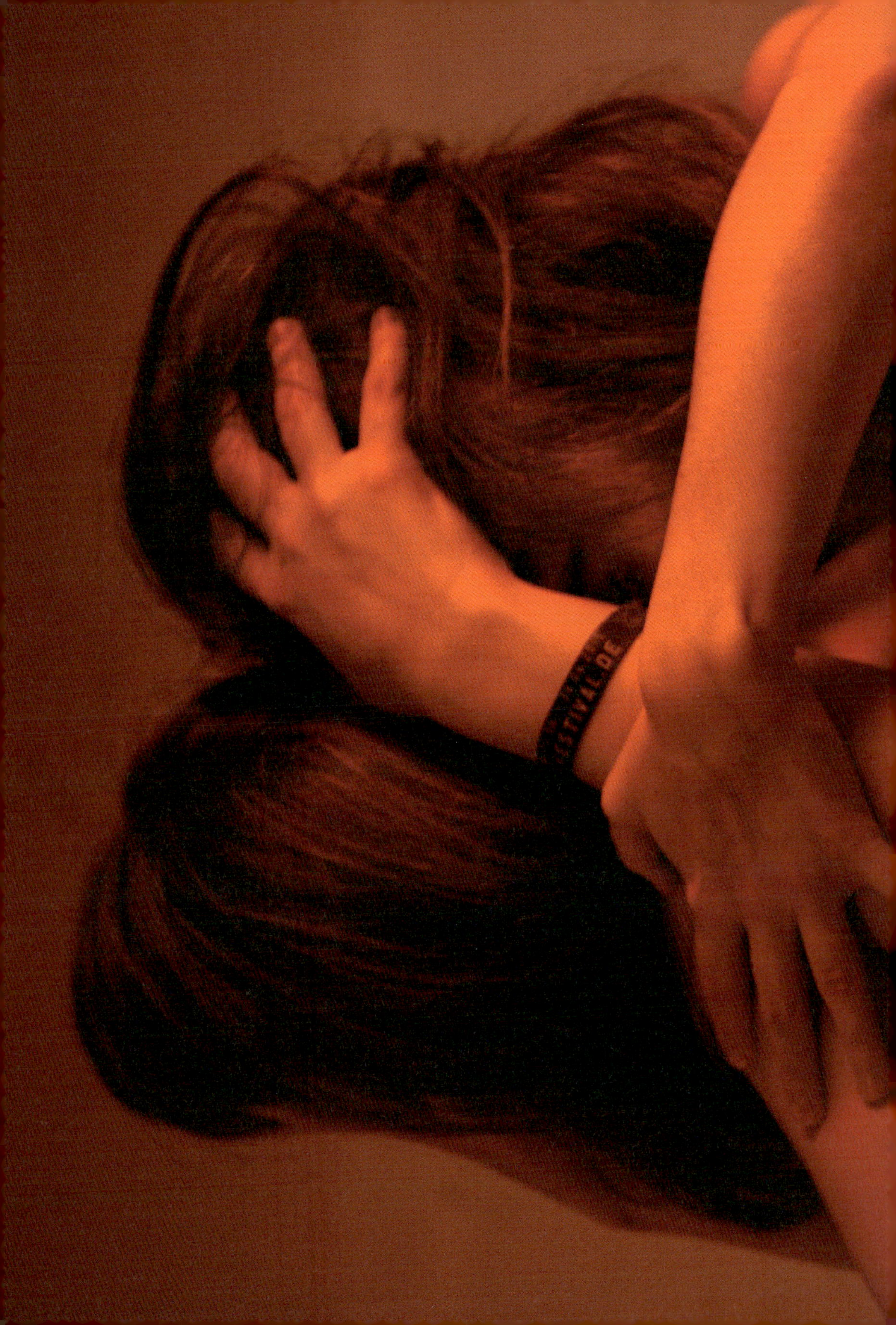

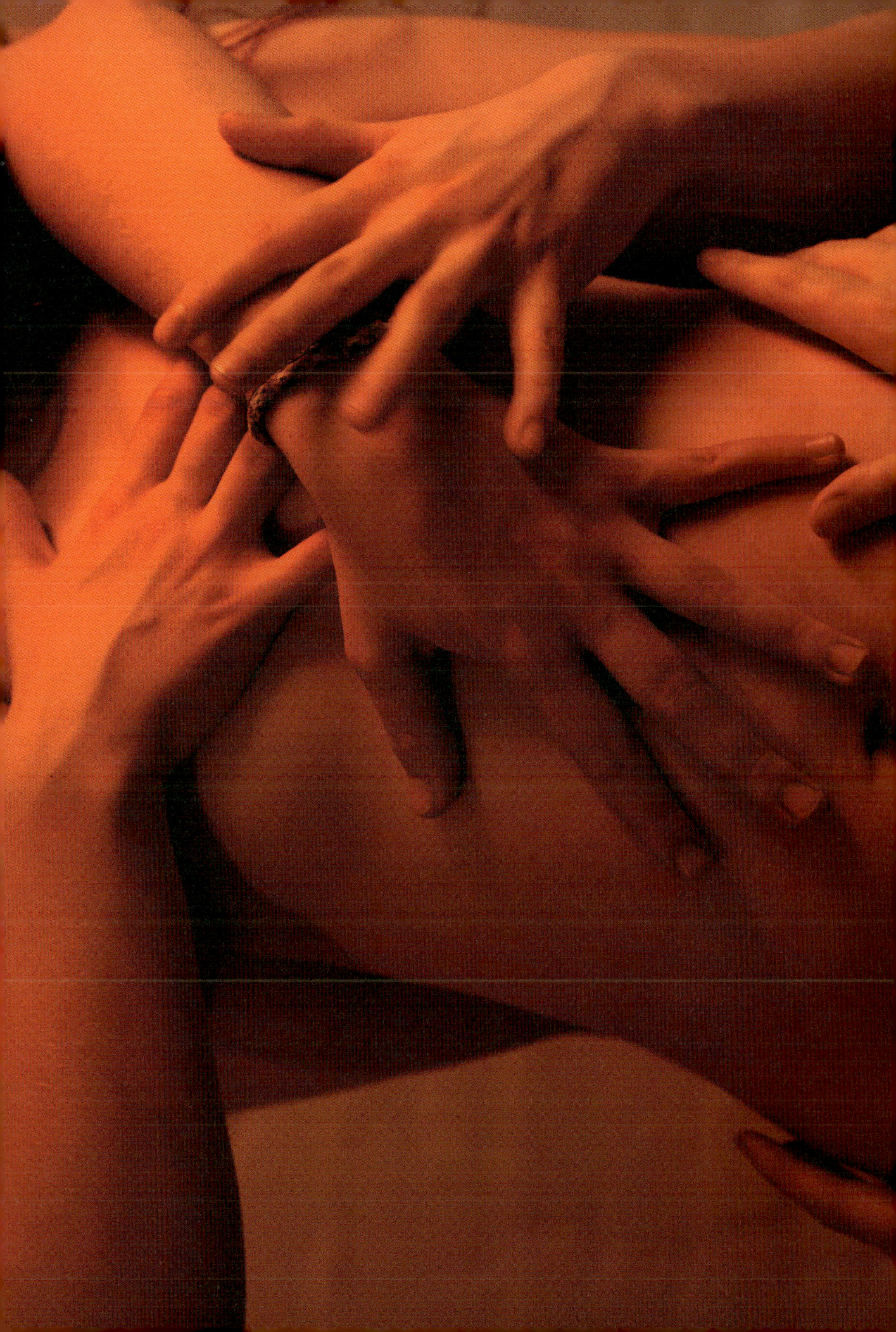

11

Sex on the Rocks

Die Suche nach einem Liebestrank ist so alt wie die Menschheit. Über Jahrtausende haben Menschen versucht, durch unterschiedlichste Mittel, von Säften bis zu Liebeszaubern, zu verführen, die Wünsche und Lust eines anderen — oder die eigenen — zu beeinflussen, über Tanz und Musik gemeinsam in Stimmung zu kommen oder mit Düften Leidenschaft oder einfach nur Geilheit zu entfachen. Versucht, mit Drogen besseren Sex zu haben. Mit Drogen überhaupt Sex haben zu können. Mit Drogen wieder Sex zu haben oder auch einen Ersatz für Sex zu finden.

»Sex and drugs and rock and roll
is all my brain and body need
sex and drugs and rock and roll
is very good indeed.«

Ian Dury & the Blockheads, englische Rockband,
»Sex and Drugs and Rock'n'Roll«

»Versuchungen sollte man nachgeben.
Wer weiß, ob sie wiederkommen!«

Oscar Wilde (1854–1900), britischer Autor und Hedonist

»Der Wein wandelt den
Maulwurf zum Adler.«

Charles Baudelaire (1821–1867), französischer Dichter

»Guinness – helping ugly
people having sex since 1759.«

Aus einer Bierwerbung

»Wer Trinken, Rauchen und Sex
aufgibt, lebt auch nicht länger.
Es kommt ihm nur so vor.«

Sigmund Freud (1856–1939), Kulturphilosoph

Die Motive und Ziele beim Einsatz von Aphrodisiaka sind vielfältig. Es kann darum gehen, erotische Schwingungen überhaupt zu spüren oder eine erotische Begegnung aufzuladen und zu steigern. Es kann um Abwechslung gehen oder den Weg aus einer Beziehungskrise. Manche Menschen versuchen, mit Hilfe dieser Substanzen innere Grenzen, Schranken und Verbote zu überwinden. Bei Liebestränken und Liebesdrogen geht es darum, mit einer Substanz Liebe, Lust und Leidenschaft anzufachen, ungetrübte Geilheit zu erzeugen oder Grenzüberschreitung zu ermöglichen. Und einigen geht es auch um die Überwältigung anderer, also um Vergewaltigung und nichteinvernehmlichen Sex mit wehrlosen Personen. Funktionieren Aphrodisiaka? Ja, manche. Wenn man sich selbst und andere Menschen nicht als schnöde Maschinen betrachtet, bei denen nur ein Schalter umgelegt werden muss. Es existieren tatsächlich zahlreiche Mittel, die einen oder mehrere Effekte auf das Liebesleben haben. Sex auf Drogen kann dann intensiver oder geiler, schneller oder langsamer, ungehemmter oder fantasievoller, kosmischer oder komischer, gefährlicher oder gewalttätiger, oberflächlicher oder getriebener, anonymer oder persönlicher sein.

Aphrodisiaka nennt man nach der griechischen Göttin der Liebe – Aphrodite – Mittel und Substanzen, die das Lustempfinden steigern oder auch direkt die Geschlechtsorgane reizen sollen.

Der Wunsch, sich durch einen Trank, eine Speise oder eine Salbe in einen Liebesgott zu verwandeln, ist uralt. In der Geschichte der Menschheit sind schon einige hundert Substanzen als Liebesdrogen benutzt worden. Manche von ihnen sind psychoaktiv, andere nicht. Sie haben keine, eine sehr geringe oder eine fragwürdige Wirkung. Grünkohl, Alraune, kandierte Früchte, Schlagsahne, Austern oder Spargel, Nashornpulver oder Stierhoden wurden oder werden als Aphrodisiaka eingesetzt. Die meisten dieser Mittel sind Placebos. Placebos sind nicht unwirksam, aber sie entfalten ihre Effekte nicht aufgrund ihrer Inhaltsstoffe, sondern dadurch, dass sie von demjenigen, der sie einnimmt, mit Bedeutung aufgeladen werden – in diesem Fall mit erotischer Energie. Natürlich sind nicht alle Aphrodisiaka Placebos. Auszüge aus der Rinde des westafrikanischen *Yohimbe*-Baums beispielsweise werden seit Jahrhunderten als Aphrodisiakum und Potenzmittel eingesetzt. Der Wirkstoff *Yohimbin* bewirkt eine erhöhte Durchblutung der Geschlechtsorgane und setzt im Gehirn den Neurotransmitter Noradrenalin frei. Dieser bewirkt eine erhöhte Wachheit und sexuelle Bereitschaft. In hohen Dosierungen ist Yohimbin psychoaktiv.
Wie bei allen Substanzen sind natürlich auch bei Yohimbin unerwünschte Nebenwirkungen möglich. Dazu gehören Zittern, Unruhe, Herzrasen, Schlafstörungen, Blutdruckstörungen, Schwindel, Übelkeit und starker Speichelfluss. Die Kombination mit Koffein bewirkt eine Verstärkung der Wirkung und Nebenwirkung.
Essen wurde schon immer mit Liebe und Sexualität in Verbindung gebracht, nicht ohne Grund: In zahlreichen Nährstoffen stecken Scharfmacher. Samen, Nüsse, Vollkorn sind magnesiumhaltig und ebenso wie Früchte und Beeren mit ihrem Vitamin C und E an der Bildung und Steuerung von Sexualhormonen beteiligt. Gewürze

und Kräuter haben die stärkste Wirkung auf die Lust. In der Muskatnuss ist ein ätherisches Öl enthalten, das *Myristicin*. Es ist ein schwacher MAO-Hemmer. Im Mittelalter wurde Muskatnuss mit Milch oder Wein gemischt. Möglicherweise wird *Myristicin* im Körper ähnlich wie MDMA verstoffwechselt. Auch die Petersilie enthält in den ätherischen Ölen ihrer Blätter *Myristicin* und *Apiol*, ebenfalls ein MAO-Hemmer. Sellerie hatte schon vor seiner chemischen Erforschung den Ruf, ein potentes Aphrodisiakum zu sein. Der Wirkstoff *Butylphthalid* im Sellerie hat eine entspannende Wirkung. Und außerdem enthält er Sexuallockstoffe, also Pheromone. Scharfe Nahrungsmittel lösen eine Form von Schmerz aus, auf die der Körper mit der Ausschüttung von Endorphinen reagiert, die unsere Stimmung befeuern und Euphorie auslösen. Schärfe reizt außerdem die Schleimhäute und die Genitalien. Der erotische Hauptwirkstoff in Chilischoten ist das Alkaloid *Capsaicin*. Im Pfeffer ist es das *Piperin*. Scharf macht also scharf. Und wenn es nicht der Wirkstoff täte, so tun es die körperlichen Signale rund um feurige Speisen: Lippenlecken, Augenaufreißen, Mund weit öffnen. Außerdem fördert scharfes Essen die Durchblutung der Genitalien.

MAO-Hemmer verhindern den Abbau von Dopamin, Serotonin und Noradrenalin. Dadurch sind diese Stoffe besser im Körper verfügbar, was das Lustempfinden erleichtert. Wer MAO-Hemmer einnimmt, sollte bestimmte Speisen und Drogen (wie Koffein, Kokain und MXE, eine Abwandlung von Ketamin) meiden, sonst könnte ein Serotonin-Syndrom entstehen: Schüttelfrost, Muskelzucken, Ruhelosigkeit, Durchfall, beschleunigte Atmung mit ernsthaften bis tödlichen Folgen.

Selten führen diese Stoffe zu einem ausgewachsenen High. Vor allem nicht in den Mengen, die normalerweise im Essen enthalten sind. Darüber hinaus sind sie schwer zu dosieren und führen in größeren Mengen häufig nicht zu einer Sexorgie, sondern zu einer Brechorgie. Aber auch in geringeren Dosen wirken sie anregend, vor allem wenn Stimmung und Umgebung ohnehin schon sexuell aufgeladen sind.

Zu einer beliebten Sexdroge haben sich die sogenannten *Poppers* entwickelt. Sie verdanken ihren Namen dem Geräusch, das beim Öffnen der Glasampullen entstand, in denen die flüssigen und kurzzeitig wirksamen Drogen anfangs erhältlich waren – »to pop« bedeutet auf Englisch so viel wie knallen. Heute werden Poppers direkt aus kleinen Fläschchen inhaliert. Meist enthalten sie *Amylnitrit*, das früher gegen *Angina pectoris* eingesetzt wurde. Poppers bewirken eine etwa zehn Minuten andauernde Intensivierung der Sinnesempfindungen, den »Rush« oder »Flash«, und sind vor allem in der Schwulenszene sehr verbreitet, aber nicht nur da. Unerwünschte Nebenwirkungen sind Hautrötungen, Schwindel, Kopfschmerz, Herzrasen, Übelkeit, Erbrechen und Schwitzen.
Die am häufigsten eingesetzten Liebesdrogen sind dennoch Alkohol, Cannabis, MDMA und Kokain. Sie können sehr unterschiedliche Highs erzeugen, ihre Wirkungen, Nebenwirkungen und Nachteile sind sehr verschieden. Dementsprechend sehen auch Erotik und Sex im Zusammenspiel mit diesen Drogen anders aus.

Amphetamine führen häufig dazu, dass der Schwanz schrumpft. Nein, nicht dauerhaft, der Grund ist eine durch die Substanz verursachte schlechte Durchblutung, ähnlich wie bei Hautkontakt mit sehr kaltem Wasser. Lässt die Wirkung der Droge nach, lässt auch der Effekt nach.

Folgende Aspekte von Erotik und Sexualität werden durch gelungene Highs positiv beeinflusst:

- Zunahme der Kontaktfreudigkeit (vor allem MDMA und Alkohol)
- Abbau sozialer Hemmungen, zum Beispiel Schüchternheit und Unsicherheit (vor allem Alkohol, Amphetamine und Kokain)
- Abbau von sexuellen Hemmungen und Scham (vor allem Alkohol, Kokain, Amphetamine und Ecstasy)
- Intensivierung von Sinnesempfindungen, vor allem des Tastsinns und der Körperwahrnehmung, des Hörens, Sehens und Riechens (vor allem Cannabis, Psychedelika und MDMA)
- Steigerung der sexuellen Lust (vor allem Alkohol, Kokain, Amphetamine, Cannabis und Poppers/Amylnitrit)
- Förderung der Erektion (vor allem Kokain, Amylnitrit, Yohimbe)
- Förderung der körperlichen Entspanntheit (vor allem Alkohol, Cannabis, Opiate und GHB)
- Fähigkeit zur Hinauszögerung des männlichen Orgasmus (vor allem Cannabis, Psychedelika, Opiate und Kokain)
- Verlängerung des Orgasmus und Ausdehnung der Plateauphase (vor allem Cannabis und Psychedelika)
- Intensivierung des Orgasmus (vor allem Cannabis, Psychedelika, Kokain, Amphetamine und Poppers)
- Fähigkeit, auf den Orgasmus zugunsten gemeinsamen Kontakts und Genusses zu verzichten (vor allem MDMA und Psychedelika)
- Erhöhtes Einfühlungsvermögen (vor allem MDMA und Psychedelika)

Diesen verlockend klingenden Möglichkeiten stehen Nachteile und Nebenwirkungen gegenüber. Neben den für alle psychoaktiven Drogen geltenden Risiken sind das vor allem:

- Einschränkung des Urteilsvermögens beispielsweise bezüglich sicherer Umgebungen und Personen, dadurch erhöhte Gefahr, missbraucht zu werden (vor allem Alkohol, GHB, Cannabis, Halluzinogene, Amphetamine, Poppers und Kokain)
- Einschränkung der körperlichen Mobilität mit möglicher Wehrlosigkeit gegen Vergewaltigungsversuche (vor allem GHB und Alkohol)
- Zunehmende Beliebigkeit in der Partnerwahl (vor allem Kokain, Alkohol und Amphetamine)
- Versiegen der sexuellen Lust zugunsten einer traumartigen Abwesenheit (Opiate)
- Neigung zur Unterlassung von Schutzmaßnahmen (Safer Sex) wie Kondomen gegen sexuell übertragbare Krankheiten und zur Verhütung (vor allem Poppers, Amphetamine, GHB und Alkohol)
- Verminderte Fähigkeit, die Einzigartigkeit des Sexualpartners zu würdigen (vor allem Kokain, Alkohol, GHB und Poppers)

Kokain führt zu einer sexuellen Enthemmung und enormen Triebsteigerung, wobei mit der gesteigerten Lust ein Verlust des Einfühlungsvermögens für andere einhergehen kann. Die Luststeigerung führt nicht immer zu einem befriedigenden Orgasmus. Kokain ist zudem ein Lokalanästhetikum, es macht schmerzunempfindlich. Koks auf den Penis aufzutragen führt nicht zu besserem Sex, bestenfalls wird die Ejakulation verzögert. Das geschieht aber bereits durch die Wirkung von Kokain im Gehirn. Kokain auf dem Penis ist also pure Vergeudung.

Wie die unterschiedlichen Substanzen den Sex beeinflussen, hängt natürlich auch stark von den beteiligten Personen, ihrer Absicht und dem Umfeld ab, in dem sie Sex haben. Für einige Menschen ist Alkohol oder eine der anderen Substanzen ein Hilfsmittel, den Kopf auszuschalten und ihren Körper zu spüren. Es gibt Paare, die mit Hilfe von Cannabis ihr zum Stillstand gekommenes Sexleben wieder auf Touren gebracht haben. Viele psychoaktive Substanzen wirken allerdings generell als Katalysator innerer Regungen, insbesondere die Psychedelika wie LSD und Psilocybin. Sie intensivieren vorhandene Gefühle und lassen unterdrückte Gedanken frei fließen. Das kann aber auch bedeuten, dass zerstörerische Energie freigesetzt wird, wie suizidale Gedanken und Aggressivität gegen andere, was sich in der sexuellen Begegnung als Selbstverletzung und Brutalität gegen den Sexpartner niederschlagen kann. Auch deshalb sollte niemand mit diesen Mitteln leichtfertig umgehen.

Manchen Usern geht es darum, Gefühle von Schuld oder Scham zu betäuben, bevorzugt mit Alkohol, Speed oder Kokain. Betäuben ist selten eine gute Idee. Vor allem nicht auf Dauer. Wer sich menschlich weiterentwickeln will, wer Selbstliebe lernen, eine zerstörerische Familiengeschichte oder Missbrauchserfahrungen verarbeiten will, wird das nicht durch Betäubung mit psychoaktiven Substanzen schaffen. Schon gar nicht in Verbindung mit Sexualität.

Aber ein Liebesspiel, das zu besonderen Gelegenheiten mit Hilfe von Substanzen von roher, wilder Begeisterung oder wahlweise von kindlichem Staunen begleitet wird, kann auch den alltäglichen Sex positiv verändern. Genau genommen bedeutet das – Fußballfans müssen jetzt ganz tapfer sein –, dass Drogen wohl in Wahrheit die zweitschönste Nebensache der Welt sind. Schließlich lassen sie sich so wunderbar mit der schönsten verbinden.

Ach ja, dann gibt es natürlich auch noch *Viagra*. Es ist keine psychoaktive Droge, sondern ein Potenzmittel, dessen Preis in den letzten Jahren stark gesunken und das über das Internet auch ohne Rezept zugänglich ist. Der Wirkstoff ist *Sildenafil*, es hilft bei Durchblutungsstörungen, die oft auch in Kombination mit psychischen Problemen auftreten, wirkt aber nicht bei Nervenverletzungen oder Hormonstörungen. Es gibt sogar eine Reihe von positiven Nebenwirkungen bei Viagra, beispielsweise eine Verbesserung der Gedächtnisleistung.

In einer israelischen Studie wird berichtet, dass Viagra nicht nur bei Männern die Erektion fördert, sondern auch Schnittblumen und Erdbeeren frisch hält: Die Spannkraft der Stängel verbesserte sich!

Das hauptsächlich von Männern eingenommene Medikament wird inzwischen auch häufiger von Frauen geschluckt, da es auch bei ihnen die Durchblutung der Geschlechtsorgane verbessert und damit die Empfindung in den Genitalien positiv verändert. Bekannte Nebenwirkungen sind Kopfschmerzen, Gesichtsrötung oder Sehstörungen. Menschen mit Herzerkrankungen sollten auf Viagra verzichten. Generell ist es eine gute Idee, vor der Einnahme einen Arzt aufzusuchen. Dort kann man sich nicht nur über Nebenwirkungen aufklären, sondern sich bei dauerhaften Erektionsstörungen auch auf organische Ursachen untersuchen lassen.

Einige Menschen nehmen Viagra zusammen mit psychoaktiven Substanzen. Da MDMA bei vielen Männern die Fähigkeit zur Erektion beeinträchtigt, wird oft mit Viagra nachgeholfen. Wirklich gefährlich wird es, wenn Viagra mit anderen durchblutungssteigernden Substanzen wie Poppers kombiniert wird – diese Kombination hat schon zu Todesfällen geführt.

Die Schattenseite des Themas Sex und Substanzen sind vor allem die schon erwähnten *Rape Drugs.* Vergewaltigungsdrogen sind ein großes Thema in der Presse. Die Rape Drug Nummer eins ist allerdings Alkohol. Die meisten Vergewaltigungen stehen in Zusammenhang mit dieser Droge, nicht zuletzt auf Täterseite. Daneben gibt es Schlaf- und Beruhigungsmittel wie *Rohypnol*, die von Tätern leicht ins Glas gemischt werden können und das Opfer wehrlos machen oder das Urteilsvermögen einschränken. Studien weisen darauf hin, dass der Einsatz von K.-o.-Tropfen eine Art modernes Märchen ist, also viel seltener geschieht als angenommen. Trotzdem sind K.-o.-Tropfen natürlich eine reale Gefahr und ein weiterer Grund, nichts einzunehmen, das man nicht kennt. Wir möchten dieses Kapitel mit einigen Tipps und Fragen für den Sex unter Drogeneinfluss abschließen:

1 Rede vorher mit deinem Partner darüber, was du vom Sex erwartest und was du nicht willst. Besonders gilt das, wenn ihr vor dem Sex eine Substanz einnehmt. Was erwartet ihr euch davon? Was wollt ihr auf keinen Fall?

2 Wenn Alkohol oder Cannabis regelmäßig eine Rolle bei euren sexuellen Begegnungen spielen, probiert es mal wieder nüchtern: Kennst du den anderen noch, und könnt ihr nüchtern noch lustvollen Sex haben?

3 Denke vorher an Verhütung und Safer Sex und lege alles bereit. Unter der Wirkung von Drogen könnte dein Urteilsvermögen drastisch gesunken und dein Drang nach Sex ebenso drastisch gestiegen sein.

4 Wähle als Liebesdroge Substanzen, die du kennst und bei denen du deine Reaktion auf die eingenommene Dosis einschätzen kannst.

Der Drogenforscher Joachim Eul befragte Anfang der 2000er Jahre rund 1600 Partybesucher nach der Auswirkung unterschiedlicher Drogen auf ihre Sexualität im Vergleich zum nüchternen Zustand. Die Highs verschiedener Drogen hatten bei dieser sehr konsumerfahrenen Zielgruppe sehr unterschiedliche Effekte.

Legende

- stark vermindert
- etwas vermindert
- wie nüchtern
- etwas erhöht
- stark erhöht
- extrem erhöht

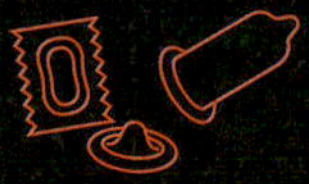

Kondomgebrauch
extrem selten
seltener als sonst
wie immer

Drogen und Sex: Was wirkt wie?

Oft benutzte Drogen

- **Alkohol** 0,05 ‰
- **Alkohol** 0,10 ‰
- **Cannabis**

Typische Partydrogen

- **MDMA (Ecstasy)**
- **Amphetamin (Speed)**
- **Methamphetamin (Crystal Meth)**
- **Kokain**
- **GHB/GLB (Liquid Ecstasy)**

Psychedelika

- **LSD**
- **Psilocybin (Pilze)**
- **Ketamin**

Sexuelle Stimulanzien

- **Viagra**
- **Yohimbe**
- **Poppers**

Andere

- **Heroin**

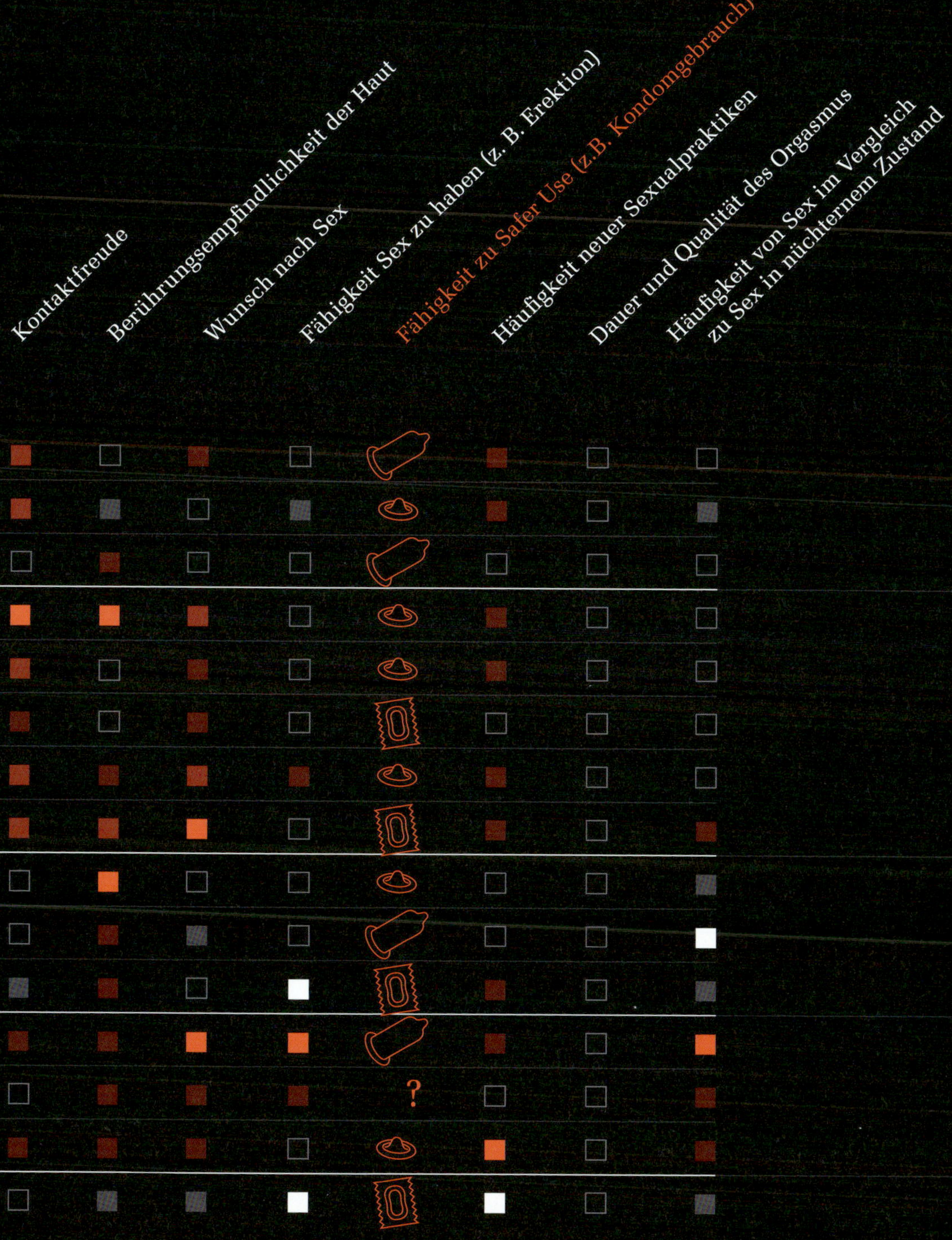
Kontaktfreude
Berührungsempfindlichkeit der Haut
Wunsch nach Sex
Fähigkeit Sex zu haben (z. B. Erektion)
Fähigkeit zu Safer Use (z.B. Kondomgebrauch)
Häufigkeit neuer Sexualpraktiken
Dauer und Qualität des Orgasmus
Häufigkeit von Sex im Vergleich zu Sex in nüchternem Zustand
?

Alex

17, Patient im *Come In!*: *Sie haben mir die Tür eingetreten und wollten alles leer räumen.*

Als ich elf war, habe ich mich bei einer Silvesterfeier im Glas vergriffen und versehentlich eine Mische meines Vaters getrunken. Fand ich ganz cool. Also habe ich öfter mal am Wochenende ein Bierchen getrunken, zusammen mit meinen Freunden. Die waren alle älter, zwischen vierzehn und sechzehn. Mit zwölf kamen dann die harten Sachen dazu, Wodka und so. Geraucht habe ich da auch schon. Ich bin dann auch schon mal betrunken nach Hause gekommen, aber das hat meinen Vater nicht weiter gestört. Zumindest hat er nichts gesagt.

Ich bin auf dem Dorf in Niedersachsen aufgewachsen. Als ich dreizehn war, haben sich meine Eltern getrennt, und meine Mutter ist nach Bad Oldesloe gezogen. Ich bin bei meinem Vater geblieben, ich war schon immer ein Papa-Kind. Meine beiden Brüder und meine Schwestern waren schon erwachsen.

Mit vierzehn habe ich dann meinen ersten Joint geraucht. Ein Kollege hat mich angerufen und gesagt, dass er Gras hat. Wir haben uns dann auf dem Spielplatz getroffen und geraucht. Ich bin fast eingeschlafen. Aber das war schon gut. Ich habe über die ganzen Probleme nicht mehr nachgedacht. In der Schule hatte ich ständig Stress mit den Lehrern, weil ich mich oft geschlagen habe. Zweimal in der Woche wurden meine Eltern in die Schule bestellt, mindestens. Mein Vater hat mir dann immer übel den Arsch aufgerissen. Mit dem Gras war mir das egal.

Ich habe dann jeden Tag gekifft. Auch mit dem Alkohol wurde es immer mehr, mit fünfzehn habe ich meinem Vater das Konto leer geräumt. Da hat er mich dann rausgeschmissen, und ich bin zu meiner Mutter gezogen. Am gleichen Tag habe ich zum ersten Mal Amphetamine genommen. Ich kannte da einen Dealer und bin direkt zu ihm hin, ich wollte runterkommen von dem Stress. Eigentlich wollte ich Cannabis, aber er hat gesagt, er habe da etwas Neues, ein bisschen Speed. Ich habe dann eine Nase gezogen. Das habe ich dann eine Zeitlang jedes Wochenende gemacht, obwohl ich eher der ruhige Typ bin und lieber chillen möchte und so.

In Bad Oldesloe habe ich neue Leute kennengelernt, die waren auch wieder alle älter als ich. Mit sechzehn war ich dann auf einer Party in einer Kneipe. Zu der Zeit habe ich schon selbst ab und zu was verkauft. Ich habe eine größere Menge eingekauft, Speed oder Gras, ein bisschen für mich behalten und den Rest weiterverkauft. An die Partynacht kann ich mich kaum erinnern, die war ziemlich rasant. Ich habe mit einem Kollegen getrunken und ein bisschen Speed gezogen, und in der Kneipe kam dann ständig einer, der sagte, er habe dies oder das. Da habe ich dann zum ersten Mal Ecstasy geschmissen. Alle fünf Minuten bin ich aufs Klo und habe eine Nase gezogen, Speed, Koks, ich war komplett außer Kontrolle. Eine Pappe, also einen LSD-Trip, gab es dann auch noch. Später zu Hause konnte ich nicht schlafen, dann kam meine Mutter rein und hat rumgeschrien, wo ich gewesen sei und so. Da bin ich das erste Mal richtig aggressiv gegen sie geworden, ich habe sie am Kragen gepackt, gegen die Wand gedrückt und ihr gesagt, sie solle mir nicht auf den Sack gehen. Auch meinen Bruder habe ich mal fast verprügelt.

In der Zeit danach wurde es richtig schlimm. Ich habe jeden Tag was genommen. Gekauft habe ich bei einem älteren Typen, der war siebenunddreißig oder so, den kannte so ziemlich jeder in der Stadt. Der hat alles verkauft, auch Heroin und so. Ein Kumpel hat mich da mit hingenommen. Den Tag über habe ich gekifft, nachts habe ich entweder Kokain, Speed oder Ecstasy eingepfiffen. Zu der Zeit waren meine Freunde alle deutlich älter, die hatten die Drogen und eigene Wohnungen. Wenn die unterwegs waren, neuen Stoff holen oder so, habe ich auf ihre Bude aufgepasst und für sie verkauft. Zu Hause bei meiner Mutter war ich nur noch ein- oder zweimal in der Woche, wenn ich kein Geld mehr hatte für Essen und so. Zur Schule bin ich auch nicht mehr gegangen. Nach der achten Klasse habe ich abgebrochen, die Lehrer meinten, ich würde den Abschluss eh nicht schaffen.

Na ja, dann hat meine Mutter ein Gramm Speed bei mir gefunden, und das war ihr dann zu viel, auch weil ich immer ausgerastet bin. Das Speed hat sie zur Polizei gebracht, ich musste dann hin und sollte eine Aussage machen, wo das herkommt. Habe ich aber natürlich verweigert. Der Polizist hat dann gesagt, dass er nichts weiter tun kann, das eine Gramm würde unter Eigenbedarf fallen.

Geringe Mengen illegaler Substanzen gelten als Eigenbedarf und werden vor allem bei unter Achtzehnjährigem selten strafrechtlich verfolgt. Die Menge, die als Eigenbedarf angesehen wird, schwankt je nach Substanz und Bundesland.

Meistens habe ich bis mittags geschlafen, habe mir dann meine Sachen gekrallt und bin in die Stadt, mit den Leuten chillen und ein bisschen was verchecken. Gegen Mitternacht bin ich dann wieder nach Hause, habe mir ein bisschen was reingeknallt und mich vor meine Xbox gesetzt und bis drei oder so *Call of Duty* gespielt, dann bin ich schlafen gegangen. Ich habe mir so ziemlich alles reingepfiffen, was ich bekommen konnte, Speed, LSD, Ecstasy und Koks. Das Koks hat mich selbstbewusster gemacht, man denkt, man wäre der Boss. Nur vor Crystal und Heroin hatte ich zu viel Respekt, aber das wäre bestimmt auch bald gekommen. Das Geld für die Drogen habe ich durchs Verkaufen verdient oder durch Einbrüche. Manchmal habe ich auch Leute auf der Straße abgezogen. Ich habe mir deren Handy zeigen lassen, habe es eingesteckt und bin abgehauen. Auch meiner Mutter habe ich so ziemlich alles abgezogen, was ich finden konnte. Ihren Schmuck zum Beispiel, den habe ich verkauft.

Zum Schluss habe ich mich dann mit meinen Leuten richtig in die Haare bekommen, ich weiß nicht, was da in mir vorgegangen ist. Ich wollte einfach nicht mehr bezahlen und so, hab mir dann noch einmal eine richtige Ladung geholt und dann – weiß nicht, wie viele Tage – durchgemacht, vielleicht drei, vier. Kokain, Ecstasy, LSD, Speed. Na ja, und dann standen die auf einmal vor der Wohnung. Haben mir dann die Tür eingetreten und wollten alles leer räumen. Ein Kollege und ich waren in meinem Zimmer, wir haben es richtig laut krachen gehört. Wir hatten ein bisschen Pfefferspray dabei und haben die vollgesprüht und sind dann schnell raus. Zwei Tage später bin ich in die Entgiftung. Sonst würde ich hier nicht mehr sitzen. Ich hatte Angst vor den Leuten, und ich glaube, wenn das nicht passiert wäre, würde ich jetzt immer noch Drogen nehmen. In der Therapie mache ich gerade meinen Hauptschulabschluss, ich versuche es zumindest. Läuft gerade nicht so gut, aber ich will das unbedingt schaffen, entweder hier drin oder dann später draußen. Danach möchte ich eine Kochlehre machen. Und ich möchte wieder häufiger mit meinem Vater angeln gehen. Das habe ich vor den Drogen immer gerne gemacht. Ich denke, es ist gut, wenn ich nicht zu viel freie Zeit habe, dann komme ich wenigstens nicht auf dumme Gedanken.

Elena

20, Studentin aus Dresden: *Ich wollte schreien: Helft ihm, verurteilt ihn, macht irgendwas mit ihm!*

Ich habe so drei, vier Freunde, die den Drogen ziemlich verfallen sind. Einer von ihnen fährt immer wieder in den Knast ein wegen Beschaffungskriminalität. Er hat auch einmal einen Dealer überfallen oder ist unter Einfluss von Speed Auto gefahren und erwischt worden. Und dann ist da noch Ralfie. Seine Eltern haben sich getrennt, da war er zwölf. Er war immer der Jüngste in unserer Gruppe. Wir Mädels haben immer gegen die anderen gewettert: »Hey, raucht keine Bong mit ihm, der ist erst dreizehn!« Das hat aber nichts gebracht. Mit fünfzehn hat er angefangen, Amphetamine zu nehmen, und ist jetzt Pepp-abhängig. Zwischenzeitlich war er auch süchtig nach Ketamin und Benzos und hat dadurch eine Sozialphobie entwickelt. Er ist schon häufiger erwischt worden, auch mit großen Mengen Pepp. Aber da er zu dem Zeitpunkt immer unter achtzehn war, ist das dann alles zu einer Straftat zusammengefasst worden. Bei der Verhandlung war ich mit ihm vor Gericht, weil seine Mutter nicht mit hinwollte.

Vorher haben wir noch eine Urinprobe gefakt: Er hatte sich im Internet einen *Screenie-Weenie* bestellt, das ist ein künstlicher Penis mit einem Beutel daran. Den Beutel erwärmt man unter der Achsel und drückt ihn aus und pinkelt so scheinbar vor dem Arzt. Mit dem sauberen Test sind wir ins Gericht gefahren. Ich war innerlich ziemlich zerrissen. Eigentlich wollte ich schreien: »Helft ihm, helft ihm bitte! Verurteilt ihn, macht irgendwas mit ihm!« Rausgegangen ist er dann mit fünfzig Sozialstunden. Es war schlimm für mich, als seine Freundin dabei zu sein, ihn dabei zu unterstützen, keine hohe Strafe zu bekommen, wo ich doch eigentlich wollte, dass ihn irgendetwas herausreißt aus seinem Vor-sich-hin-Wittern. Er ist so ein lieber Kerl, sehr sanftmütig, ich konnte immer gut mit ihm reden. Er hat es gerade so zum Realschulabschluss geschafft, und dann kam halt nichts mehr. Jetzt ist er auch schon einundzwanzig und hat nichts weiter vorzuweisen. Mittlerweile sieht er auch ein

Heroin

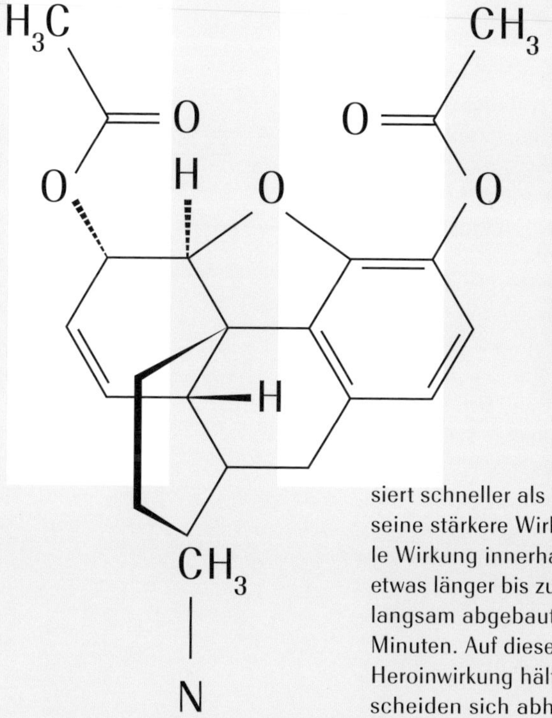

Heroin (3,5-Diacetyl-Morphin) ist ein halbsynthetisches Opioid. Es wird mittels eines chemischen Verfahrens aus Morphin hergestellt. Dieses wird aus Rohopium, dem Saft der Schlafmohnkapsel, gewonnen. Die Eigenschaften von Heroin werden hier stellvertretend für andere Opiate skizziert.

Ab 1898 vermarktete die deutsche Pharmafirma Bayer AG Heroin als Schmerzmittel, als Hustenstiller und zur Behandlung von Morphinabhängigkeit. Als sich herausstellte, dass Heroin noch stärkere Nebenwirkungen als Morphin hat und wesentlich schneller abhängig macht, nahm der Konzern die Substanz 1931 vom Markt. Seit einem Beschluss des Deutschen Bundestages im Jahr 2009 kann die Droge in Deutschland von Ärzten an Schwerstabhängige verschrieben werden. Der Besitz, Erwerb oder Handel für den nichtmedizinischen Gebrauch selbst kleiner Mengen ist in Deutschland gemäß dem Betäubungsmittelgesetz (BtMG) verboten. Auf dem Schwarzmarkt verkauftes Heroin ist häufig mit Paracetamol, Zucker oder Henna gestreckt. Straßenheroin enthält oft nur noch etwa 5 bis 20 Prozent Heroinanteil. Es kann stark verunreinigt sein und hochgefährliche Beimischungen enthalten.

Konsumformen Heroin ist ein braunes bis hellbeigefarbenes Pulver, häufig auch von körniger Beschaffenheit. Es kann geraucht, gespritzt, gesnieft, also durch die Nase gezogen, oder geschluckt werden. Letzteres wird aufgrund der geringeren Wirkung und des fehlenden Kicks eher selten praktiziert.

Wirkung und Risiken Wird Heroin geraucht, tritt die Wirkung sehr schnell ein, intensiviert sich und erreicht ihren Höhepunkt nach einigen Minuten. Im Gehirn wird Heroin zu Morphin umgebaut. Da Heroin selber nur schwach an die Opioid-Rezeptoren im Gehirn andockt, wird die Wirkung hauptsächlich über dessen aktive Metaboliden (Umbaustoffe) vermittelt. Es passiert schneller als Morphin die Blut-Hirn-Schranke, worauf vermutlich seine stärkere Wirkung zurückzuführen ist. Wird es gespritzt, ist die volle Wirkung innerhalb von Sekunden spürbar. Wird es gesnifft, dauert es etwas länger bis zum Eintritt der Wirkung; über den Magen wird Heroin langsam abgebaut, bis die Wirkung spürbar wird, vergehen rund 30 Minuten. Auf diesem Weg ist die Dosierung besonders schwierig. Die Heroinwirkung hält etwa vier bis fünf Stunden an. Die Risiken unterscheiden sich abhängig von der Konsumform. Heroin wirkt gleichzeitig beruhigend, schmerzlösend und euphorisierend, es beseitigt zeitweise unangenehme Empfindungen.

Mögliche Wirkungen sind: · Entspannung oder Schläfrigkeit · Euphorie, Zufriedenheit und gesteigertes Wohlbefinden · Schmerzreduktion und Angstminderung · verminderter Appetit, Übelkeit, Erbrechen · starke

Benommenheit · Atembeschwerden · bei regelmäßigem Konsum quälende Entzugserscheinungen wie starkes Verlangen nach der Droge, Nervosität, Schlaflosigkeit, Schweißausbrüche, Schüttelfrost, Durchfall, Erbrechen, schmerzhafte Krämpfe · Organschäden · HIV- oder Hepatitis-Infektionen vor allem bei intravenösem Konsum · bei Überdosierung Bewusstlosigkeit, Atemdepression, Kreislaufversagen, Verlangsamung der Herztätigkeit, Tod.

Die Heroinwirkung kann individuell unterschiedlich sein, Dosis und Art der Einnahme als auch psychische Verfassung, momentane Stimmung, Persönlichkeit und Umgebung spielen dabei eine Rolle. Regelmäßiger und häufiger Heroinkonsum löst psychische und körperliche Abhängigkeit aus. Der Spielraum zwischen einer verträglichen und einer lebensgefährlichen Dosis ist sehr gering. Gewohnheitsmäßige Konsumenten benötigen eine ständig steigende Dosis, um die gewünschte Wirkung zu erzielen. Dadurch steigt die Gefahr der Überdosierung und einer tödlichen Vergiftung, dieses Risiko wird durch die zusätzliche Einnahme von Alkohol oder Medikamenten massiv verstärkt.

Beim Spritzen von Heroin gibt es zusätzlich Infektionsrisiken durch unsaubere Spritzen. Erkrankungen wie Hepatitis, HIV/Aids oder bakterielle Infektionen sind unter Heroinkonsumenten weit verbreitet. Auch beim gemeinsamen Benutzen von Röhrchen oder Geldscheinen können über kleine Verletzungen in der Nase, Infektionskrankheiten wie Hepatitis oder Herpes übertragen werden.

Kontrollierter und medizinischer Gebrauch Heute darf Heroin nur noch unter strengen Auflagen an Schwerstabhängige abgegeben werden. Manche Gelegenheitskonsumenten gebrauchen Heroin, ohne eine körperliche oder psychische Störung zu entwickeln. Im Vergleich mit anderen Drogen ist das allerdings eher selten, die Übergänge zum problematischen Konsum sind fließend. Auch seltener Gebrauch ist riskant, da das Suchtpotenzial der Droge sehr hoch ist.

Problematischer Gebrauch Die Teilnahme am Straßenverkehr ist unter Heroineinfluss nicht gestattet. Heroinkonsum kann bei einer Verkehrskontrolle innerhalb kürzester Zeit mit Testgeräten im Schweiß, Speichel oder Urin festgestellt werden. Auf dem Schwarzmarkt angebotenes Heroin kann giftige Substanzen enthalten, daher ist der Gebrauch immer riskant. Besonders gefährlich ist Mischkonsum zusammen mit Alkohol oder Beruhigungsmitteln, zahlreiche Todesfälle gehen darauf zurück. Problematisch ist Heroinkonsum zudem während der Arbeit und beim Sport aufgrund der erhöhten Verletzungsgefahr.

Verbreitung Weniger als ein Prozent der 15- bis 16-jährigen Schüler und Schülerinnen haben mindestens einmal diese Droge konsumiert. Heroinkonsum ist die Hauptursache drogenbezogener Todesfälle. Am 1. Juli 2013 befanden sich in Deutschland 77 300 Patienten in einer Therapie zur Behandlung ihrer Heroinabhängigkeit.

bisschen merkwürdig aus, weil er sich irgendwie nicht weiterentwickelt hat in den vergangenen Jahren. Er schafft es so gar nicht, seine Tage zu strukturieren, nach jahrelangem Bongrauchen und Pepp, Bongrauchen und Pepp ist der Kerl einfach kaputt. Egal wie offen und intensiv wir mit ihm über Zukunft und Lebensplanung geredet haben, er hat es trotzdem nicht hinbekommen. Das ist schon sehr traurig, mit anzusehen, ich habe mich oft gefragt, wie und ob ich ihm helfen kann.

Laura

16, Patientin im *Come In!*:
Meine Mutter hat mich wegen Drogenbesitzes angezeigt.

Als ich vierzehn war, haben meine Eltern mitbekommen, dass ich am Wochenende was getrunken hatte. Das war aber überhaupt kein Thema, das bisschen Alkohol. Von den Drogen haben sie lange nichts gemerkt. Erst, als ich irgendwann immer mehr Geld für Crystal brauchte und ihren Fernseher und den Laptop verkauft habe, ist ihnen aufgefallen, dass irgendwas nicht stimmt.
Einige aus meiner Klasse wussten, dass ich Drogen nehme. Die Lehrer haben nichts gemerkt, denke ich. Zumindest hat mich nie jemand darauf angesprochen. Allerdings bin ich in der Schule einmal voll ausgerastet – ich war total drauf, und ein anderes Mädchen ist mir blöd gekommen, da habe ich sie übel beschimpft und total fertiggemacht. Die hat mich wegen Bedrohung angezeigt. Irgendwann hat eine Klassenkameradin es dann den Lehrern gesagt und die meinen Eltern. Zuerst habe ich meine Eltern angelogen und gesagt, ich kiffe nur und zieh ab und zu Speed, mein tägliches Crystalziehen habe ich verschwiegen. Ich musste dann aber trotzdem sofort zu einer ambulanten Therapie im nächstgrößeren Ort. Ich bin da jedes Mal total drauf hingefahren, das haben die da gar nicht gecheckt. Das hat mir nicht so viel gebracht. In der Zeit hab ich dann auch meinen erweiterten Realschulabschluss an meinem Gymnasium gemacht. Zwar eher schlecht, wohl wegen der ganzen Drogen, aber ich kann zumindest darauf aufbauen.
Meine Mutter hat mich dann sogar bei der Polizei angezeigt. Wir waren zusammen shoppen, und ich hatte ihr erzählt, ich nähme nichts mehr. Dann habe ich in der Umkleide eine Line gezogen und wollte ihr gerade sagen, dass ich jetzt zu meinen Kumpels gehe. Sie hat mich angesehen und wohl an meinen Augen oder so erkannt, was mit mir los war. Dann ist sie mit mir direkt zur Polizei gefahren und hat mich angezeigt wegen Verstoßes gegen das Betäubungsmittelgesetz. Da wurde ich dann befragt, wer das von meinen Freunden nimmt und von wem ich das habe und so. Ich habe natürlich nichts gesagt, man verrät ja seine Kumpel nicht. Und seinen Dealer zu verraten ist so ziemlich das Blödeste, was man machen kann!
Mittlerweile hat meine Mutti die Anzeige aber zurückgezogen, direkt nachdem ich in die Therapie gegangen bin. Heute freue ich mich total, wenn sie mich hier besucht. Ich habe erst jetzt begriffen, was sie mir bedeutet.

12

2

Umgangs-regeln

Wie sollen Jugendliche mit Eltern, Lehrern oder Polizisten, wie sollen Lehrer und Eltern mit erwachsen werdenden Kindern umgehen, wenn Alkohol und andere Drogen im Spiel sind? Ein schwieriges Thema. Umstritten. Ideologisch aufgeladen. Von allen Seiten mit Bedeutung überfrachtet.

»Seit ich Vater bin, geh ich
zum Kiffen vor die Haustür.«

Jan Delay (*1976), deutscher Musiker

»Manche meinen, ich hätte Probleme
mit Drogen. Das stimmt nicht. Ich habe
nur Probleme mit der Polizei.«

Keith Richards (*1943), Gitarrist der Rolling Stones

»With my kid on my shoulders I try
Not to hurt anybody I like
But I don't have the drugs to sort
I don't have the drugs to sort it out, sort it out«

The National, amerikanische Indie-Rock-Band,
»Afraid of Everything«

»Wenn man tatsächlich all seine Freunde
und all seine Beziehungen zerstören will,
dann ist Kokain die richtige Droge!«

David Bowie (*1947), britischer Popstar
und erfahrener Drogenkonsument

»Die einzige Erfahrung, die ein Lehrer
mit der freien Marktwirtschaft hat, ist
der Drogenhandel auf dem Schulhof.«

Dieter Nuhr (*1960), deutscher Comedian

Nicht darüber zu reden ist keine Lösung und hilft niemandem. Das zeigt sich sehr deutlich bei dem Thema Sexualaufklärung in den USA: Dort wird vielerorts noch auf Tabuisierung und Abschreckung gesetzt, während gleichzeitig – und auch als Folge dessen – die USA weltweit in der Spitzengruppe bei Teenagerschwangerschaften in Industrieländern rangieren. Wie kann also ein angemessener Umgang mit dem Thema Drogen und Rausch aussehen? Einer, der nicht gedankenlos und verharmlosend ist, aber ebenfalls nicht von Bevormundung, Entmündigung und Kontrollexzessen geprägt ist? In diesem Kapitel wollen wir einige Hinweise geben, die Eltern von experimentierfreudigen Jugendlichen und jungen Erwachsenen das Leben leichter machen können – und umgekehrt. In diesem Zusammenhang ist es für alle Seiten hilfreich, sich die ganze Sache einmal aus der Perspektive des anderen anzuschauen.

Eltern möchten, dass es ihren Kindern gut geht. Das gilt in aller Regel auch für Eltern, die selbst suchtkrank sind. Kinder und Jugendliche dagegen möchten etwas erleben, eigene Erfahrungen machen, oft eben auch intensive oder extreme, sie möchten Spaß haben und sich ausprobieren, in die Welt hineinwachsen. Eltern sorgen sich. Jugendliche sind risikobereit. Aber manchmal ist es auch umgekehrt. In beiden Fällen hat unsere Kultur leider einen chronisch verkrampften Umgang mit Rausch und Rauschmitteln.

Dieses Buch hat einen roten Faden. Der lautet: Eine kritische Selbstbeobachtung, konsumfreie Zeiten und Orte sowie der Mut, seine Probleme zu lösen, statt sich zu betäuben, sind die Voraussetzung für einen auf lange Sicht gelungenen Drogenkonsum.

Unsere Empfehlung lautet deshalb wenig überraschend: Redet miteinander! Hört zu, äußert eure Ängste und Bedürfnisse und erkennt die des anderen an. Stellt gemeinsam Regeln auf. Haltet sie ein. Und seid euch bewusst, dass es immer Konflikte geben wird, wenn die Bedürfnisse und Sorgen des anderen – oder auch die Gesetze – nicht ernst genommen und ignoriert werden.

Vertrauen – die unverzichtbare Grundlage

Eltern Wenn Sie den Eindruck haben, dass Ihr Sohn oder Ihre Tochter zu früh oder zu viel Alkohol trinkt oder andere Drogen nimmt oder sogar ein Suchtproblem hat, sollten Sie mit ihm oder ihr reden. Wichtig ist dabei, schon vorher eine vertrauensvolle Basis für ein Gespräch zu schaffen. Verdächtigungen sind ebenso kontraproduktiv wie moralische Vorwürfe oder entwertende Kritik. Gespräche sind nur auf Augenhöhe zielführend. Zeigen Sie, dass Sie Vertrauen in Ihren Sohn oder Ihre Tochter haben (oder dieses Vertrauen wiedergewinnen möchten) und dass Ihr Kind Ihnen vertrauen kann. Hören Sie zu, nehmen Sie die Argumente Ihres Kindes ernst und versuchen Sie, dessen Gründe für den Substanzkonsum zu begreifen. Vorschnelle Verdächtigungen oder Kritik transportieren oft auch Botschaften wie »Du bist nicht okay« oder »Dir kann ich nicht vertrauen« oder »Du hast keine Ahnung, ich weiß besser, was gut für dich ist«. Auch heimliches Durchsuchen des Zimmers drückt vor allem Misstrauen aus. Das schafft keine gute Basis für vertrauensvolle Gespräche, egal ob sich Ihre Sorgen als unbegründet herausstellen sollten oder nicht. Und – möglichst keine Aussprache in emotional aufgeladenen Konfliktsituationen suchen, sondern versuchen, eine besonnene, gute Atmosphäre zu schaffen, bevor Sie in die Auseinandersetzung einsteigen.

Junge Erwachsene Wenn du Drogen nimmst, werden sich Eltern, Verwandte, Lehrer und Freunde früher oder später Sorgen machen und Fragen stellen. Vielleicht wollen sie dich beraten oder unterstützen, vielleicht auch kontrollieren und bevormunden. Letzteres fühlt sich oft mies an, verletzend und herabsetzend. Trotzdem solltest du erst einmal davon ausgehen, dass sie das aus Sorge und Hilflosigkeit tun, weil sie nicht wissen, wie sie mit der Situation angemessen umgehen sollen. Suche von dir aus das Gespräch, schildere ihnen, wie du dich fühlst, was du denkst. Bevor ihr über brisante Themen wie Alkohol oder andere Drogen redet, mache dir und ihnen klar, was du dir von diesem Gespräch erwartest. Das setzt natürlich voraus, dass du dir selbst darüber im Klaren bist, zu welchem Zweck du Substanzen nimmst. Weißt du das nicht, werden die anderen das schnell merken. Das ist natürlich keine gute Gesprächsgrundlage – und auch keine gute Grundlage für den Drogenkonsum. Auch wenn du wie jeder andere auch davon überzeugt bist, selbst am besten zu wissen, was gut oder schlecht für dich ist, und Entscheidungen aufgrund eigener Erfahrungen treffen möchtest, ist es durchaus von Vorteil, anderen zuzuhören. Möglicherweise verfügen Ältere tatsächlich über Wissen und Erfahrungen, die dir noch fehlen, einfach wegen des Altersvorsprungs.
Wenn allerdings trotz mehrfacher ernsthafter Gesprächsversuche kein Vertrauen entsteht, solltest du ihnen das sagen. Und dir andere erwachsene Gesprächspartner suchen, denen du vertrauen kannst. Vielleicht lässt sich ja auch ein gemeinsames Gespräch mit deinen Eltern und jemandem, dem du vertraust, arrangieren?

Informiert über Drogen sprechen

Eltern Gerade zum Thema Alkohol und Drogen gibt es sehr viel Un- oder Halbwissen. Macht Cannabis abhängig? Ist man sofort süchtig, wenn man einmal Kokain oder Crystal probiert? Ist es wirklich gesund, täglich ein Glas Wein zu trinken? Ist Alkohol harmloser als Cannabis? Um mit Jugendlichen auf Augenhöhe über deren Konsum und Drogen allgemein reden zu können, ist es wichtig, selbst informiert zu sein. Jugendliche merken schnell, wenn ihr Gegenüber weniger weiß als sie selbst. Natürlich können Sie kaum über alle Drogen informiert sein; es gibt niemanden, der das ist. Müssen Sie aber auch nicht. Suchen Sie, vielleicht sogar gemeinsam mit Ihrer Tochter oder Ihrem Sohn, nach brauchbaren Informationen. Jemanden zu kennen, der Alkoholiker ist oder eine

Heroinabhängigkeit hinter sich hat, ist für erfolgreiche Gespräche über den Drogenkonsum Ihrer Kinder nicht zwangsläufig nützlich. Denn die Erfahrungen aus Ihrem Bekanntenkreis lassen sich nicht zwingend auf das Erleben Ihrer Kinder übertragen.

Folgende Grundaussagen des britischen Drogenexperten David Nutt, ursprünglich als Hinweise an junge Menschen gedacht, sind ein guter Ausgangspunkt für Gespräche zwischen Eltern und ihren Kindern:

- **Alkohol und Tabak sind Drogen, es gibt keinen sicheren Konsum.**
- **Alle Drogen haben angenehme Effekte. Deshalb unterschätzt man oft die Risiken.**
- **Fang niemals an, Drogen zu spritzen, denn das ist die gefährlichste Art des Konsums überhaupt.**
- **Halte dich auch von Lösungsmitteln fern. Inhalieren tötet jede Woche einen Menschen.**
- **Trink niemals Alkohol, wenn du andere Drogen konsumierst. Dabei können neue Substanzen im Körper entstehen, die noch viel schädlicher sind.**
- **Selbst wenn wir mit der Kriminalisierung von Drogen nicht einverstanden sind: Ein Eintrag im Strafregister kann dein Leben ruinieren.**
- **Finde zuverlässige Quellen für Informationen.**
- **Wer Drogen verteufelt, lügt – genauso wie jeder lügt, der Drogen glorifiziert oder verharmlost.**
- **Wann immer du Drogen nimmst, sei dir im Klaren darüber, warum. Das gilt auch für Alkohol und Zigaretten.**
- **Wenn du Probleme mit Drogen bekommst, hol dir so schnell wie möglich Hilfe. Auch bei uns Eltern. Wir bestrafen dich nicht, sondern sind für dich da.**
- **Wenn du mit Drogen experimentierst: Sorge dafür, dass deine Abenteuer keine Folgen für die Schule haben. Nimm niemals Drogen mit dorthin und konsumiere auch keine auf dem Schulgelände. Deine Experimente sollten auch nicht verhindern, dass du deine Hausaufgaben machst oder nüchtern am Unterricht teilnimmst.**

Im Internet finden sich einige verlässliche und hilfreiche Quellen, beispielsweise die Homepage der Bundeszentrale für gesundheitliche Aufklärung (www.bzga.de) oder deren Projekt www.drugcom.de. Auch »Kenn dein Limit« (www.kenn-dein-limit.info) und »Drug Scouts« (www.drugscouts.de) sowie die Website des Projekts Rebound (www.my-rebound.de) sind nützlich und informativ, ebenso zu empfehlen sind usernahe Websites wie www.erowid.org.

Junge Erwachsene Gib deinen Eltern Informationen an die Hand – eine Internetadresse, ein Buch wie dieses. Belehre sie nicht, sondern lass sie ihre eigenen Schlüsse ziehen. Und überprüfe deinen Informationsstand – was weißt du wirklich? Aus welchen Quellen stammt dein Wissen? Bevor du anderen Unwissenheit vorwirfst, schließe deine eigenen Wissenslücken und setze dich auch mit unterschiedlichen Standpunkten auseinander. Kennst du jemanden, der langfristig problemlos mit Cannabis umgeht, und jemanden, der das nicht geschafft hat? Wo liegen die Unterschiede?

Interesse am anderen zeigen!

Eltern Jugendliche streben nach Unabhängigkeit von den Eltern. Das ist grundsätzlich gut und wichtig. Häufig wirken sie dabei verschlossen und blocken neugierige Fragen der Eltern ab. Aber auch wenn sie nicht den Eindruck erwecken, ist es dennoch wichtig für sie, dass man Interesse an ihrem Leben zeigt: Mit wem trifft er oder sie sich? Wie verbringen sie ihre Zeit? Wenn Grenzen überschritten werden, ist es wichtig, nicht darüber hinwegzusehen. Auch mit der vielleicht unangenehmen und unerwünschten Konfrontation bei Fehlverhalten signalisieren Sie: »Ich interessiere mich für dich!« oder auch »Ich mache mir Sorgen um dich«. Vorwürfe und Vorhaltungen allerdings treiben den anderen eher in die Defensive und tragen meist nicht zu einer Lösung bei. Jugendliche haben jedes Recht darauf, respektvoll behandelt zu werden.

Junge Erwachsene Du willst in Ruhe gelassen werden? Dann suche den Kontakt zu deinen Eltern, statt dich abzuschotten. Vorwärtsverteidigung ist die beste Strategie. Zeige Interesse an ihrer Sorge, versuche, dich verständlich zu machen und sie zu verstehen. Eltern sind im Grunde auch nur älter gewordene Jugendliche. Solange du nicht volljährig bist oder solange du im Haus deiner Eltern wohnst und sie dein Leben finanzieren, haben sie das Recht, Regeln für euer Zusammenleben einzufordern, natürlich auf respektvolle Art und Weise. Im Idealfall natürlich solche Regeln, die ihr gemeinsam aufgestellt habt.

Provokationen

Eltern Beim Streben nach Unabhängigkeit gehört es für junge Erwachsene häufig dazu, Autoritäten (und ganz besonders die Eltern) herauszufordern und zu provozieren. Das hat einerseits die Funktion, Grenzen auszutesten, andererseits ist es auch ein Zeichen von Identitätssuche durch Abgrenzung von den Erwartungen und Überzeugungen der Eltern. Letztlich erleichtern Jugendliche ihren Eltern so auch das Loslassen: Wenn Sie gelegentlich vor Ihren unzugänglichen und schwierigen Kindern kapitulieren, kann das manchmal durchaus etwas Gutes haben. Mitunter wird so der in dieser Altersphase anstehende Ablöseprozess erleichtert. Mit Desinteresse sollte das allerdings nicht verwechselt werden: Auch wenn pubertierende Jugendliche häufig verschlossen wirken, so brauchen sie dennoch die Gewissheit, dass sie jederzeit um Hilfe bitten können.

Junge Erwachsene Tief durchatmen und kurz nachdenken, bevor du provozierst oder einen Streit anzettelst. Geht nicht? Doch, wenn du es immer wieder ernsthaft versuchst! Mach dir klar, dass es deinen Eltern womöglich genauso schwerfällt, Ruhe zu bewahren. Sie provozieren dich? Fordere Respekt ein. Respekt einfordern kann allerdings nur, wer seinerseits respektvoll mit dem anderen umgeht. Grundsätzlich geht es dir und allen Beteiligten besser, wenn ihr das mit dem Vertrauen und Respekt hinbekommt.

Ecstasy (MDMA)

Der Hauptinhaltsstoff von Ecstasy, das MDMA (3,4-Methylendioxy-N-Methylamphetamin) wurde erstmals 1914 von der deutschen Pharmafirma Merck in einer Patentschrift erwähnt. Es gehört zur Gruppe der Amphetamine und wurde nie als Medikament auf den Markt gebracht. In den 50er Jahren experimentierte die US-Armee kurzfristig mit MDMA als »Wahrheitsserum«. Die Substanz wurde Mitte der 70er Jahre dann durch Sasha Shulgin wiederentdeckt und für therapeutische Kreise in den USA hergestellt, wo sie legal, aber ohne wissenschaftlichen Hintergrund als Unterstützung in der Psychotherapie benutzt wurde. Erst seit Anfang der 80er Jahre wird Ecstasy auch als Partydroge konsumiert, größere Beliebtheit erlangte es in der Techno- und Rave-Szene der 90er Jahre. 1986 wurde MDMA von der amerikanischen DEA (Drug Enforcement Administration) als Schedule-1-Droge in die höchste Gefahrenklasse eingestuft, ebenfalls ohne wirkliche wissenschaftliche Grundlage. Ecstasy wird synthetisch hergestellt und vor allem von der Presse als Designerdroge bezeichnet. Die Dosierung in einer Pille oder Kapsel auf dem Schwarzmarkt variiert stark, häufig sind auch andere psychoaktive Substanzen wie Amphetamine oder Halluzinogene enthalten. Als Streckmittel werden Milchzucker oder Paracetamol verwendet. Der Besitz, Handel und Erwerb von MDMA ist gemäß dem Betäubungsmittelgesetz (BtMG) auch in Deutschland verboten.

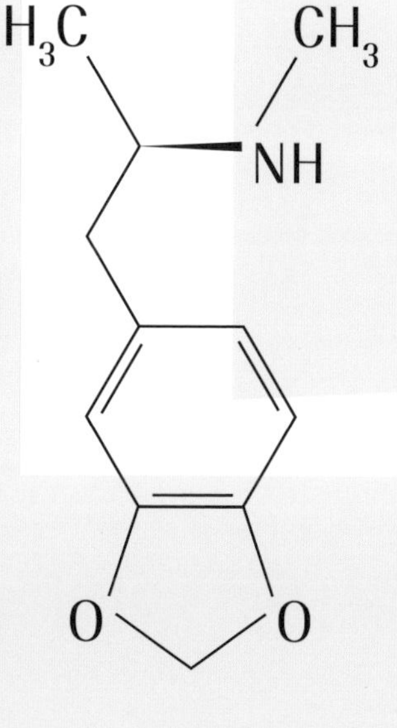

Konsumformen Die Pillen werden mit unterschiedlichen aufgeprägten Symbolen angeboten und geschluckt. Ecstasy wird heute zunehmend als Pulver oder in kristalliner Form gehandelt, was die Dosierung für Geübte leichter, für Ungeübte aber gefährlich macht. Manchmal werden auch die Pillen zerkleinert und geschnupft oder sogar gespritzt, beides ist hochriskant.

Wirkung und Risiken Ecstasy führt zur Ausschüttung des körpereigenen Neurotransmitters Serotonin. In geringerem Ausmaß werden Dopamin, Noradrenalin und Cortisol freigesetzt. Es erfolgt eine massive Ausschüttung von Oxytocin, dem Bindungshormon. Das ist wohl der Grund für die starke prosoziale Wirkung von MDMA. Die Wirkung einer Dosis setzt gewöhnlich nach etwa 20 bis 45 Minuten ein, hält zwischen zwei und sechs Stunden an und kann, abhängig von den Inhaltsstoffen und der Dosierung, sehr unterschiedlich sein, selbst bei identisch aussehenden Pillen. Auch die psychische Verfassung des Konsumenten, seine Stimmung, die Persönlichkeit und die Umgebung können die Wirkung entscheidend beeinflussen. Mögliche Wirkungen von MDMA sind: · Steigerung der körperlichen Leistungsfähigkeit und starke Stimmungsaufhellung · Entspannung und erhöhte Empathie (Einfühlungsvermögen in andere Menschen) · größere Extrovertiertheit mit Rededrang · Bedürfnis, andere Menschen zu berühren (nicht gleichzusetzen mit genitalem Sex) · Entängstigung mit der Möglichkeit, auch problematische und traumatische Erinnerungen und Emotionen wiederzu-

erleben und im angemessenen Setting mitzuteilen · leicht halluzinogene Effekte, Veränderung der Wahrnehmung und des Körperempfindens · Verlust des Hunger-, Durst- und Müdigkeitsgefühls · Depressionen, Ängste oder psychotische Störungen,
Übelkeit, Schwindel, erhöhte Körpertemperatur und Herzrasen · Verkrampfen des Kiefers · Nieren- und Leberversagen, innere Blutungen, Kreislaufkollaps · Konzentrations- und Gedächtnisstörungen. Zu den indirekten Risiken gehört Dehydrierung, da Warnsignale des Körpers wie Durst und Erschöpfung nicht wahrgenommen werden. In vermeintlichen Ecstasy-Pillen wurden auch immer wieder gefährliche Inhaltsstoffe festgestellt, die zu Wirkverzögerungen und unangenehmen Effekten wie Krämpfen, Erbrechen und Panikattacken oder zu Vergiftungen führen können. Wie Alkohol ist auch MDMA neurotoxisch; welche Menge und Häufigkeit für Menschen bei durchschnittlichen Dosen dauerhaft schädlich sind, ist umstritten. Missbrauch in hohen Dosen führt zu massiver Beeinträchtigung kognitiver Leistungen.
Kontrollierter und medizinischer Gebrauch MDMA wird seit den 2000er Jahren in psychotherapeutischen Studien erforscht. Eine vielversprechende Anwendung liegt in der Unterstützung von Traumatherapien. Zahlreiche Gelegenheitskonsumenten nehmen Ecstasy, ohne je eine Sucht, eine körperliche oder psychische Störung zu entwickeln. Die Übergänge zum problematischen Konsum sind fließend.
Problematischer Gebrauch Da Ecstasy auf dem Schwarzmarkt giftige Inhaltsstoffe enthalten oder zu hoch dosiert sein kann, ist ein kontrollierter Gebrauch oft schwierig. Bei Ecstasy tritt rasch ein Gewöhnungseffekt ein, was zur Dosissteigerung führen kann. Die Wechselwirkung mit Alkohol oder anderen Drogen ist schwer einzuschätzen, das Risiko gefährlicher Nebenwirkungen ist gerade beim Mischkonsum sehr hoch. Die Teilnahme am Straßenverkehr ist unter Ecstasy-Einfluss nicht gestattet, Ecstasy-Konsum kann bei einer Verkehrskontrolle innerhalb kürzester Zeit mit Testgeräten im Schweiß, Speichel oder Urin festgestellt werden. Problematisch ist Ecstasy-Konsum zudem während der Arbeit und beim Sport aufgrund der erhöhten Verletzungsgefahr.
Verbreitung Laut Drogenaffinitätsstudie der Bundeszentrale für gesundheitliche Aufklärung haben nur 4 Prozent der 12- bis 25-Jährigen mindestens einmal in ihrem Leben Ecstasy konsumiert. In einigen Partyszenen ist MDMA neben Cannabis die am meisten verbreitete Substanz.

Vorbild sein

Eltern Wie Jugendliche mit Alkohol und anderen Drogen umgehen, hängt auch davon ab, wie im Elternhaus damit umgegangen wird. Nicht nur, aber auch. Und dazu gehört auch der Umgang mit Medikamenten und Drogen, angefangen bei der Kopfschmerztablette über Beruhigungsmittel bis hin zu Alkohol und Zigaretten. Wer sich selbst nicht erlaubt, krank, erschöpft oder überfordert zu sein und jede Störung mit Medikamenten bekämpft, um möglichst belastbar und funktionstüchtig im Beruf und Alltag zu sein, sollte darüber nachdenken, welches Beispiel für den Umgang mit eigenen Schwächen, aber eben auch mit Substanzen er abgibt.
Das bedeutet nicht, dass Jugendliche das Verhalten der Eltern grundsätzlich imitieren. Das ist nur ein mögliches Muster. Auch das Gegenteil ist möglich: Wenn Sie selbst gar keinen Alkohol trinken oder verantwortlich damit umgehen, kann es zur jugendtypischen Ablösung vom Elternhaus gehören, genau das Gegenteil von dem zu tun, was Sie vorleben. Dennoch bleiben Sie als Erwachsene mit Ihrem eigenen Verhalten immer auch zu einem großen Teil Vorbild für Jugendliche. Deshalb ist es wichtig, auch seinen eigenen Umgang mit Substanzen zu überprüfen – wenn Sie selbst starker Raucher sind, ohne zwei Feierabendbier nicht ins Bett finden oder sich bei jedem Fest betrinken, sollten Sie das zumindest offen ansprechen, wenn Sie mit Ihrer Tochter oder Ihrem Sohn über deren Cannabis- oder Ecstasy-Konsum reden wollen.
Das gilt natürlich in besonderem Maße, wenn Sie selbst ein Suchtproblem haben. Dann sind Ihre Kinder tatsächlich gefährdeter als andere. Reden Sie mit Ihren Kindern darüber. Zeigen Sie Ihre Schwächen, dann fällt es den Jugendlichen leichter, Sie zu verstehen. Und verschanzen Sie sich nicht im Käfig Ihrer Kleinfamilie. Ziehen Sie andere Erwachsene oder professionelle Berater dazu, wenn es nicht so läuft, wie Sie es sich wünschen. Oder wenn Ihre Kinder offenkundig unter Ihrer Sucht leiden.

Junge Erwachsene Zeige deinen Eltern, dass du dir über deinen Substanzgebrauch Gedanken machst und dich um einen gesunden Umgang mit Alkohol, Cannabis oder anderen Drogen bemühst. Wie sollen sie das einschätzen können, wenn du nicht mit ihnen redest? Wenn Eltern auf Vermutungen oder Andeutungen von anderen angewiesen sind, entwickeln sie logischerweise oft übertriebene Ängste. Rede mit ihnen über konkrete Risiken und Nebenwirkungen, über positive und negative Erfahrungen in deinem Umfeld. Und höre dir die Erfahrungen deiner Eltern oder ihrer Freunde an. Wir lernen alle aus Beispielen. Allerdings hören wir leider meist nur von negativen Fällen, weil Menschen, die einen positiven Umgang mit Rauschmitteln haben, oft nicht darüber reden. Ein Grund mehr, auch positive Erfahrungen mit deinen Eltern zu teilen!
Falls umgekehrt deine Eltern Probleme mit Alkohol haben, sei eben du ihnen ein Vorbild. Suche Unterstützung, wenn es Probleme gibt. Es ist nicht deine Aufgabe, deine Eltern zu therapieren. Viele Kinder

versuchen genau das und scheitern regelmäßig daran. Niemand muss ein Alkohol- oder Drogenproblem verheimlichen und sich vor Scham verstecken oder die Eltern schützen. Allen ist am besten damit gedient, wenn das Problem aktiv und zeitnah angegangen wird.

Zu Hause konsumieren

Eltern Zu einem kontrollierten Umgang mit Alkohol und jeder anderen Droge gehört, dass man einerseits Orte und Zeiten für Konsum und andererseits Orte und Zeiten für Nüchternheit definiert. Es ist prinzipiell Ihr Recht, die eigenen vier Wänden zu einer drogenfreien Zone zu erklären. Falls Sie selbst dann aber konsumieren, Alkohol oder Nikotin zum Beispiel, setzen Sie ein zwiespältiges Signal. Wobei es natürlich völlig in Ordnung ist, darauf zu bestehen, dass keine illegalen Substanzen in Ihrem Haus oder Ihrer Wohnung gelagert oder konsumiert werden. Zu Hause eine drogenfreie Zone auszurufen, ohne mit Ihren Kindern darüber gesprochen zu haben, geht übrigens meistens schief.
Es gibt sehr unterschiedliche kulturelle Muster, die eigenen Kinder unverkrampft an einen funktionierenden Umgang mit Alkohol heranzuführen. Es gibt Eltern, die ihre Kinder ab einem bestimmten Alter durch Riechen an Gläsern oder kleine Schlucke mit Alkohol vertraut machen. Viele lehnen das vehement ab. Andere wiederum trinken gemeinsam mit ihren jugendlichen Kindern. Für welche Methode Sie sich auch entscheiden, tun Sie es bedacht: Welche Persönlichkeit hat Ihr Kind? Ist es schon als Kleinkind sehr impulsiv gewesen und hat Grenzen ausgetestet? Dann ist der frühe Probierkonsum von Substanzen – auch begleitet – eher keine gute Idee. Ist Ihr Kind in der Lage zuzuhören, ist es vielseitig interessiert und neugierig? Dann kann begleiteter Probierkonsum eine gute Wahl sein.
Manche Eltern versuchen das auch mit Cannabis und anderen Drogen, sie kiffen beispielsweise gemeinsam mit ihren Kindern. Zu Erfolg oder Misserfolg dieser Strategie sind noch keine statistischen Untersuchungen bekannt. Es gibt sowohl positive als auch negative Fallbeispiele dieser Konsuminitiation durch Eltern. Wir raten dazu, dies, wenn überhaupt, nicht isoliert zu tun, sondern mit kritischen und reflexionsfähigen Freunden die Fallstricke und Risiken zu diskutieren und sich Unterstützung zu holen, wenn etwas schiefzulaufen droht. Egal welchen Weg Sie wählen: Vermeiden Sie es, Konsum zu normalisieren und zu bagatellisieren und im Alltag unreflektiert Konsumsituationen vorzuleben. Achtsamkeit und eine kritisch-vorsichtige Haltung zu demonstrieren ist wichtig!

Junge Erwachsene Du wohnst bei deinen Eltern und möchtest deine Freunde einladen, einige Biere trinken oder eine Party feiern? Rede vorher mit deinen Eltern darüber und kläre mit ihnen, was für sie okay ist und was nicht. Vereinbare gemeinsam mit ihnen Regeln und schreibt diese vor einer Party auf – dann gibt es hinterher keinen Streit über die genaue Formulierung. Solange du von deinen Eltern abhängig bist und bei ihnen wohnst, solltest du Rücksicht auf ihre

Wünsche und Regeln nehmen. Das ist auch in deinem Interesse und vereinfacht das Zusammenleben. Du möchtest zu Hause Cannabis oder andere illegale Substanzen konsumieren? Das ist für die meisten Eltern ein schwieriges Thema, ganz besonders, wenn du noch nicht volljährig bist. Wenn du nicht auf den Konsum verzichten willst, dann vereinbare mit deinen Eltern nachvollziehbare Regeln zu Ort und Häufigkeit und so weiter. Regeln, an die du dich dann allerdings halten musst. Gib deinen Eltern die Chance, sich in ihrem Tempo zu verändern und deine Situation verstehen zu lernen. Sind sie dazu nicht bereit oder in der Lage, dann bleibt dir die Möglichkeit, dir deine eigene Lebenswelt und Rückzugsräume zu schaffen – außerhalb der Wohnung deiner Eltern. Egal ob du zu Hause kiffen, trinken oder Pillen nehmen darfst oder nicht: Tue nichts, was deinen Eltern ernsthafte Schwierigkeiten mit der Polizei einbrocken könnte. Wer aus seinem Kinderzimmer heraus dealt, im Gartenschuppen Crystal Meth zusammenbrauen möchte oder einfach nur das MDMA für die nächsten Monate in seinem Schreibtisch lagert, bricht geltendes Recht, und das kann auch negative Folgen für die Erziehungsberechtigten haben.

Schule und Drogen

Lehrer Die Schule sollte ein drogenfreier Raum für Lehrer und Schüler sein. Sie ist es natürlich nicht. Sorgen Sie dafür, dass Ihre Schule eine faire, übersichtliche und verständliche *Suchtmittelvereinbarung* besitzt, die allen bekannt ist – Schülern und Lehrern. Eine Suchtmittelvereinbarung ist ein praktisches Instrument, das den Umgang mit Substanzen an der Schule, aber auch die Erwartungen und Verantwortlichkeiten der unterschiedlichen Seiten klar regelt. Leider liegt dieses Dokument in fast allen Schulen tief unten in der Schublade. Initiieren Sie ein für die Schüler ansprechendes und fundiertes Präventionsprojekt. Sprechen Sie suchtgefährdete oder psychisch labile Schüler unter vier Augen direkt an oder bringen Sie sie in Kontakt mit dem Vertrauenslehrer oder Schulpsychologen. Ganz wichtig dabei: Gehen Sie Ihren Schülern nicht mit Besserwisserei auf die Nerven, behandeln Sie die Jugendlichen nicht von oben herab, vermeiden Sie Bevormundung. Sie werden Ihre Sorge und kritische Begleitung nur akzeptieren, wenn sie in aufrichtigem Kontakt mit Ihnen sind. Suchen Sie Verbündete für eine realistische und konsequente Rauschmittelpolitik in Ihrer Schule. Realistisch bedeutet: anerkennen, dass die meisten jungen und älteren Menschen Rauscherfahrungen suchen, dass es gute und schlechte Motive oder Situationen dafür gibt, und dass einige Jugendliche in der Schule konsumieren, weil sie provozieren möchten; andere, weil sie verzweifelt sind. Erkennen Sie an, dass Sie nicht alle Probleme der Schule und Schüler lösen können. Konsequent bedeutet: Die Suchtmittelvereinbarung wird umgesetzt, und zwar sowohl mit pädagogischen Mitteln als auch, wenn notwendig, mit Sanktionen. Sie ist für jeden verpflichtend, für Schüler, Lehrer und den Rektor.

Es gibt eine Reihe wirksamer Präventionsprojekte, die von Schulen und mit ihnen vernetzten Institutionen durchgeführt werden können. Hinweise zu konkreten Programmen befinden sich im Anhang.

Schülerinnen und Schüler Irgendwann wird die Schule langweilig, nervig, belastend, zu anstrengend. Für jeden. Da kann man schon mal auf die Idee kommen, dass der Unterricht bekifft besser zu ertragen wäre. Vielleicht ist das tatsächlich so. Wahrscheinlich schafft das aber mehr Probleme, als es löst. Die Schule ist nach unserer Auffassung nicht der richtige Raum für Rausch. Außerdem sind in dieser Umgebung überhaupt nur ziemlich eingeschränkte Highs möglich. Viele haben wohl schon in einer Freistunde oder in der großen Pause eine Flasche Bier getrunken. Ist das okay? Jein. Schadet es? Erst mal nicht. Aber so etwas häufig zu tun ist eine schlechte Idee. Wer die positiven Seiten von Rausch entdecken will und einen kontrollierten Umgang mit Rauschmitteln anstrebt, sollte lernen, die richtige Zeit, den richtigen Ort und die richtige Substanz zu wählen. Die Schule ist definitiv nicht der richtige Ort. Zum einen ist es kaum möglich, während des Unterrichts seinen Rausch zu genießen, Störungen sind vorprogrammiert. Außerdem schädigt man sich selbst, wenn man zugedröhnt dem Unterricht nicht folgen kann und schlechte Noten, Sitzenbleiben oder sogar einen Schulverweis riskiert. Breit sein im Unterricht mag ganz spaßig sein, aber es ist den Ärger nicht wert – auch wenn es sicher bei einigen Mitschülern Eindruck macht, wenn man in der Schule kifft oder dealt.
Viele Schulleiter, Lehrer und Eltern, so scheint es, haben keine Ahnung von Drogen. Wenn du diesen Eindruck von deinen Eltern und deinen Lehrern hast, dann versuche, das zu ändern, indem du dich informierst und dein Wissen weitergibst, eben auch in der Schule.

Deine Schule geht unfair und mit übertriebenen Strafen gegen Schüler vor, die über die Stränge schlagen? Dann erkundige dich nach der Suchtmittelvereinbarung an deiner Schule und sorge zusammen mit der Schülermitverwaltung dafür, dass sie umgesetzt wird. Eine Suchtmittelvereinbarung schützt nämlich auch Schüler vor Lehrern, Eltern und Schulleitern, die vielleicht keine Ahnung oder Angst vor dem Thema Drogen haben.

Eltern Ihre Schule hat keine Suchtmittelvereinbarung und kein pädagogisches Konzept, mit Risikoverhaltensweisen umzugehen? Dann wird es Zeit für eine Elterninitiative. Gehen Sie nicht davon aus, dass die Lehrerinnen und Lehrer in Ihrer Schule besser Bescheid wissen als Sie oder Erfahrungen mit Prävention haben. Fordern Sie ein, dass Ihre Schule sich organisiert und informiert, idealerweise mit professioneller Unterstützung.

Erwischt

Junge Erwachsene Betrunken oder bekifft auf dem Moped von einer Polizeistreife aufgegriffen worden? Dauerbekifft im Unterricht die Versetzung nicht geschafft? Wegen Dealens von der Schule geflogen? Nach einer Partynacht auf Kokain oder Amphetamin eine wichtige Prüfung verhauen? Auf einer Uni-Fete mit einem Tütchen Ecstasy-Pillen aufgeflogen? Dumm gelaufen. Oder eine gute Gelegenheit, deine Einstellung, deine Ziele und deinen Konsum zu hinterfragen.

Suchtmittelvereinbarung

Wie geht deine Schule mit dem Thema *Alkohol und andere Drogen* um? Diese Vereinbarung soll dich in erster Linie unterstützen und ist ein Hilfsangebot an dich. Sie soll außerdem die Schule als Ganzes schützen. Schule soll ein alkohol- und drogenfreier Raum sein. Jeder Mensch muss lernen, kluge, eigenständige und gesunde Entscheidungen zum Thema Alkohol und andere Drogen zu treffen. Dazu gehört Nüchternheit in der Schule und am Arbeitsplatz. Wie reagiert deine Schule, wenn auffällt, dass du in der Schule unter dem Einfluss von Alkohol oder anderen Drogen stehst – oder mit solchen Substanzen dealst? Die jeweils nächste Stufe tritt natürlich nur in Kraft, wenn du die Regeln nicht einhältst. **Wichtig:** *Falls du dealst, entscheidet die Schulkonferenz über deinen sofortigen Schulausschluss. Dealen ist die Weitergabe von Drogen mit und ohne Bezahlung.*

Stufe 1 Information & Vermittlung

Wer nimmt teil? Schüler, Lehrer nach deiner Wahl, Klassenlehrer oder Beratungslehrer, evtl. eine Person deiner Wahl als Mentor. **Worum geht es?** Unterstützung, Vereinbarung über Verhaltensänderungen und absolute Nüchternheit in der Schule. **Wie wird es gemacht?** Das Gespräch findet statt, die gemeinsame Vereinbarung wird festgehalten und unterschrieben, das Protokoll bleibt beim koordinierenden Lehrer (die Schulleitung wird in der Regel noch nicht einbezogen), Gesprächstermin mit dem Beratungslehrer vereinbaren, nach drei Wochen weiteres Gespräch. **Wichtig:** *Bei eindeutigem Konsum illegaler Drogen werden bereits im ersten Schritt Eltern und Schulleitung hinzugezogen. In Ausnahmefällen: Sanktionen (vom Verbot des Verlassens des Schulgeländes bis hin zum zeitweiligen Schulausschluss).*

Stufe 2 Eltern & Schulleitung kommen dazu

Wer nimmt teil? Zusätzlich zu den Personen aus Stufe 1 evtl. betroffene Lehrer, Eltern, Schulleitung. **Worum geht es?** Zusätzlich zu den Punkten aus Stufe 1 kann ein Schuleignungstest beim Gesundheitsamt eingefordert werden (beinhaltet einen »Drogentest«), sowie unterstützende Informationen an die Eltern weitergegeben werden. **Wie wird es gemacht?** Gespräch, Überprüfung der Vereinbarung, Sanktionen können beschlossen werden. Neue/erneute gemeinsame Vereinbarung wird festgehalten und von allen Beteiligten unterschrieben. Protokoll bleibt bei der Schulleitung, nach zwei Wochen Überprüfung der Vereinbarung.

Stufe 3 Schuleignungstest

Wer nimmt teil? Zusätzlich zu den Personen aus Stufe 2 evtl. ein Fachberater. **Worum geht es?** Zusätzlich zu den Punkten aus Stufe 1 und 2 kann die Schule einen Schuleignungstest beim Gesundheitsamt verlangen und muss professionelle Hilfe in Anspruch nehmen. Falls nach ca. zwei Wochen keine Verhaltensänderung sichtbar ist, folgt Stufe 4, der Schulausschluss. **Wie wird es gemacht?** Gespräch, Überprüfung der Vereinbarung. Sanktionen wie zeitweiliger Schulausschluss können zusätzlich beschlossen werden. Neue/erneute gemeinsame Vereinbarung wird festgehalten und von allen Beteiligten unterschrieben. Protokoll bleibt bei Schulleitung.

Stufe 4 Schulausschluss

Du musst die Schule verlassen, wenn du alle Hilfsangebote nicht annimmst und Vereinbarungen nicht einhältst. Das löst wahrscheinlich dein Problem nicht oder verschlimmert es sogar. Aber es gibt dir die Chance, es an einem anderen Ort von Neuem anzupacken und weitere Hilfsangebote in Anspruch zu nehmen.

Klar, man kann sich auch hinter Trotz und Gleichgültigkeit verschanzen, aber das bringt einen langfristig nicht weiter.
Sicher, manchmal braucht es Zeit, bis man sich über seine Ziele und den besten Weg, sie zu verwirklichen, im Klaren ist: einige Runden im Hamsterrad. Aber wir sind der Meinung, dass Highs dann eine tolle Sache sind, wenn sie dich weiterbringen und deine Möglichkeiten erweitern. Ein Schulverweis tut das nicht. Und ein Eintrag im Strafregister erst recht nicht. So ein Eintrag schränkt sowohl die Wahl der Studienfächer als auch die Berufswahl ein. Ein Jura- oder Medizinstudium ist dann nicht mehr möglich, auch zahlreiche Berufe, unter anderem im sozialen Bereich, bleiben verschlossen. Wozu also so weitermachen und dieses Risiko eingehen? Die Wand, gegen die du geknallt bist, hat dir etwas mitzuteilen. Hör ihr zu!

Eltern Geduld, Klarheit und Vertrauen sind wichtig. Wir alle lernen manchmal, indem wir wiederholt gegen Mauern rennen. Wenn Ihr Sohn oder Ihre Tochter Grenzen überschritten oder Regeln nicht eingehalten hat, zum Beispiel in der Schule oder zu Hause kifft, obwohl Sie es anders vereinbart haben, seien Sie konsequent, aber nicht drakonisch. Ihr Gegenüber sollte spüren, wenn Sie enttäuscht sind oder sich nicht ernst genommen fühlen. Zum Beispiel ist einigen Jugendlichen tatsächlich geholfen, wenn sie die Schule wechseln können – ein Schulverweis dagegen nützt ihnen in aller Regel nicht. Sagen Sie Ihren Kindern, wenn Sie das Vertrauen verlieren oder verloren haben. Holen Sie sich Unterstützung, auch professionelle. Sie müssen und sollten solche Probleme nicht verheimlichen – Substanzkonsum in der Familie ist keine Schande, kein Resultat elterlichen Versagens und verbreiteter, als Sie denken. Setzen Sie auf Offenheit und aktive Problemlösung. Schweigen ist keine Lösung.

Konsumierende Freunde

Es ist schön, daran teilzuhaben, wenn es Freunden gut geht. Wir feiern Partys, lachen gemeinsam, fahren in den Urlaub oder erleben gemeinsam Highs. Aber was tun, wenn ein Freund blind ins Verderben läuft, über die Stränge schlägt, seine Gesundheit, seine Finanzen oder seine Zukunft ruiniert oder andere schädigt, weil er mit Alkohol und anderen Drogen abstürzt? Zunächst ist es wichtig, die eigene Sorge zu überprüfen. Beruhen meine Befürchtungen auf Vermutungen, diffusen Ängsten und Vorurteilen? Oder gehen im Leben meines Freundes tatsächlich gefährliche Dinge vor, trifft er wiederholt Entscheidungen, die ihm schaden? Rede darüber: mit diesem Freund oder anderen vertrauten Menschen aus eurem Umfeld, die ihn gut kennen. Die folgende Liste kann dabei helfen, einen klareren, differenzierten Blick auf möglicherweise vorhandene Gefahren und Probleme zu entwickeln. Je häufiger du eine der Fragen mit Ja beantwortest, desto wahrscheinlicher ist es, dass dein Freund ein Problem hat. Wenn wir in der folgenden Liste von Trinken sprechen, kannst du das auch durch Kiffen oder Koksen« usw. ersetzen.

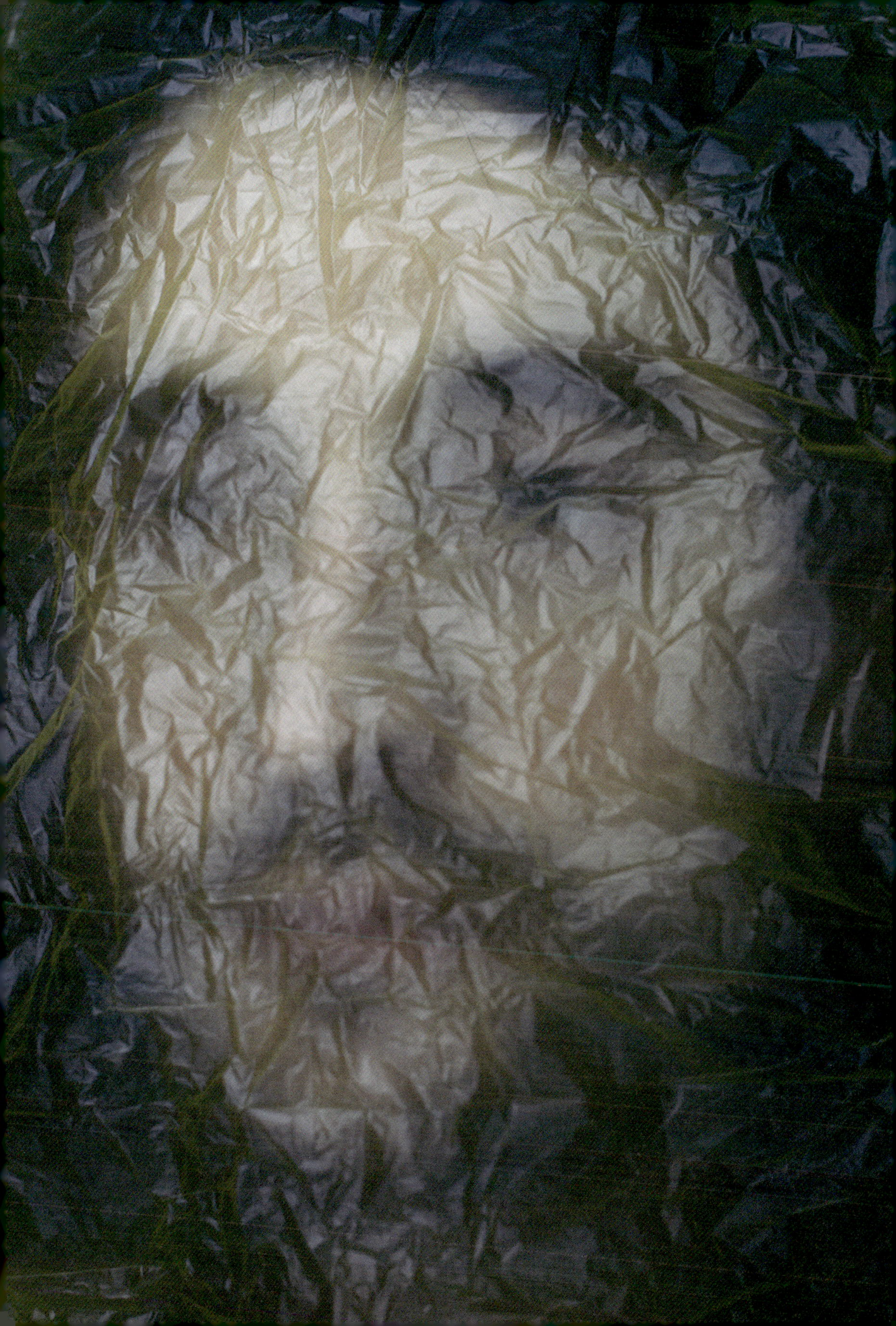

Welchen Einfluss hat das Problem auf dich?

- Musstest du je ernsthaft auf deinen Freund aufpassen, weil er Alkohol oder andere Drogen konsumiert und dabei die Kontrolle verloren hat? Geschieht das häufig?
- Hat er sich jemals unter dem Einfluss einer Substanz so geäußert oder verhalten, dass du dich beschämt oder verletzt gefühlt hast?
- Hast du wichtige Bereiche in deinem Leben (Schule, Studium, Arbeit) vernachlässigt, um deinem Freund bei Drogenproblemen zu helfen?
- Beunruhigt dich der Konsum deines Freundes oft und regelmäßig? Denkst du häufig und auch nachts an diesen Freund?

Welchen Einfluss hat das Problem auf deinen Freund?

- Trinkt dein Freund, um sich zu betrinken?
- Hatte dein Freund jemals einen Filmriss, wenn er betrunken war?
- War dein Freund je im Zusammenhang mit Substanzkonsum in Behandlung oder hatte Ärger mit dem Gesetz?
- Verändert sich das Äußere deines Freundes zum Negativen? Vernachlässigt er seine Hygiene und seinen Kleidungsstil?
- Begibt sich dein Freund im berauschten Zustand häufiger in Gefahrensituationen?
- Wollte dein Freund je das Trinken reduzieren oder ganz einstellen, ohne Erfolg zu haben?
- Konsumiert dein Freund, um schlechte Stimmungen und Probleme zu bewältigen, seine Nerven zu beruhigen oder um einen Kater zu lindern?
- Hatte dein Freund schon größere Schwierigkeiten wegen seines Konsums?
- Muss dein Freund trinken oder kiffen, um für eine Party in Schwung zu kommen?
- Werden seine Leistungen in der Schule, beim Studium oder bei der Arbeit schlechter, weil er konsumiert?
- Hatte dein Freund jemals eine beunruhigend negative Erfahrung mit Drogen, einen Blackout zum Beispiel, und konsumiert trotzdem im gleichen Stil weiter?
- Flippt dein Freund aus, wenn andere Menschen – zum Beispiel du – ihn auf seine Konsumgewohnheiten ansprechen?
- Konsumiert er in einer unpassenden Umgebung, zum Beispiel in der Schule, am Arbeitsplatz, oder wenn er Auto oder Moped fährt?
- Hat er seinen Freundeskreis innerhalb kurzer Zeit völlig verändert?
- Trinken oder konsumieren Personen in der Familie deines Freundes zu viel? Gibt es dort Abhängige oder ehemals Abhängige?

Du bist dir sicher, dass es ein Problem gibt? Dann sprich deinen Freund an, drück deine Sorge aus, aber verzichte darauf, ihm Vorwürfe zu machen oder sein Verhalten zu kritisieren. Das ist manchmal sehr schwierig, aber Vorwürfe treiben den anderen in die Enge. Statt deine Sorge ernst zu nehmen und darüber nachzudenken, wird er in den Angriffsmodus schalten und sich verteidigen. Also rede von dir und deinen Ängsten, Befürchtungen und Unsicherheiten, mache ihm keine Vorhaltungen. Auch gute Ratschläge helfen nur dann weiter, wenn der andere sie hören kann und will.

Du triffst auf Ablehnung, dein Freund versteht deine Sorgen nicht und sieht die ganze Sache völlig anders? Auch wenn du den Eindruck hast, dass er seine Probleme nur verleugnet und verdrängt, hilft es nicht, ihn zu bedrängen und belehren zu wollen. Möglicherweise kann er mit dir nicht darüber reden, oder er benötigt in dieser Situation eine Form von Unterstützung, die du ihm nicht geben kannst. Dann denke darüber nach, ob es noch einen anderen Menschen gibt, der ihm nahesteht und ihn erreichen kann. Möglicherweise jemand, von dem er in ähnlichen Situationen schon Hilfe angenommen hat.
Manchmal kann es auch notwendig sein, jemanden gegen seinen erklärten Willen aus einem destruktiven Verhaltensmuster herauszureißen. Das ist dann der Fall, wenn jemand innerhalb kurzer Zeit eine deutliche Persönlichkeitsveränderung durchmacht, nicht mehr er selbst ist und massive Risiken eingeht oder Schaden nimmt. Allerdings ist dieser Grat schmal – manchmal möchten sich Menschen verändern und nutzen dafür gerade auch psychoaktive Substanzen. Diese Veränderung muss dir nicht gefallen und kann trotzdem für denjenigen, der sie durchmacht, gut und richtig sein. Auch Freunde haben das Recht, Entscheidungen zu treffen, die dir nicht gefallen, und Wege einzuschlagen, auf denen du ihnen nicht folgen möchtest. Falls allerdings eine tatsächliche Gefährdung vorliegt, suche dir Bündnispartner: andere Freunde, Geschwister, vielleicht auch Eltern – und natürlich professionelle Unterstützung in einer Beratungsstelle. Natürlich kann auch das schwierig werden, es besteht das Risiko, dass sich dein Freund verschließt.
Grundsätzlich sollte es nicht dein Ziel sein, deinen Freund vom übermäßigen Trinken oder Kiffen abzuhalten, sondern dazu beizutragen, dass er selbst zu der Überzeugung gelangt, dass es wichtig ist, seinen Substanzkonsum kritisch zu hinterfragen. Nur so ist Veränderung möglich. Du kannst niemanden retten oder überzeugen, der nicht gerettet oder überzeugt werden will. Und du kannst für niemanden seine Probleme lösen. Es ist gut, Verantwortung für seine Freunde zu übernehmen, aber es ist genauso wichtig, auf sich selbst zu achten und die eigenen Grenzen einzuhalten. Im Umgang mit Abhängigen droht schnell Überforderung, die niemandem nutzt und dir selbst sehr schaden kann. Auch für Freunde oder Angehörige von Konsumenten gibt es Beratungsangebote oder Selbsthilfegruppen. Scheu dich nicht, Hilfe zu suchen.

Angehörige von Suchtkranken oder von Menschen mit problematischem Konsum sind stark belastet. Selbsthilfegruppen und Drogenberatungsstellen können helfen, einen Umgang mit den Betroffenen zu finden, von dem beide Seiten profitieren. Informationen finden sich z. B. auf den Seiten der Deutschen Hauptstelle für Suchtfragen, www.dhs.de, und auf www.a-connect.de

Wenn dein Freund seinen Substanzkonsum verändern möchte, es aber nicht schafft, ist der nächste Schritt, professionelle Beratung und möglicherweise Behandlung zu suchen. Es gelingt selten, Entzüge oder Ähnliches im Freundeskreis erfolgreich zu absolvieren. Außerdem kann das lebensgefährlich sein und ist selten nachhaltig. Generell ist es hilfreich, sich über Drogen, Rausch und Abhängigkeit zu informieren, bevor man jemanden auf sein Drogenproblem anspricht.

Hier noch einige Tipps:

- **Sprich deinen Freund nicht an öffentlichen Orten an, bringe ihn nicht vor anderen in peinliche oder beschämende Situationen.**
- **Sprich mit ihm in nüchternem Zustand. Arrangiere zum Beispiel eine Situation, in der er nicht trinken kann, wie zum Beispiel einen Spaziergang oder längeren Ausflug.**
- **Sei so konkret wie möglich, wenn du deinen Freund ansprichst. Nenne Beispiele: »Auf der Party neulich stand ich neben dir, als du dich übergeben hast. Am nächsten Tag bist du nicht in der Schule gewesen und hast die Abgabe deiner Hausarbeit verpasst.«**
- **Benenne im Gespräch, was du an deinem Freund magst und was kaputtzugehen droht, wenn er dauerbedröhnt ist: »Du hast einen wunderbaren Humor, bist aufmerksam und hilfsbereit. Aber wenn du drauf bist, dann wirst du ein anderer Mensch.«**
- **Unterscheide zwischen der Person und dem (vielleicht) problematischen Verhalten. Jeder Mensch ist viel mehr als die Verhaltensweisen, die er gerade zeigt, und die Gefühle, die er äußert.**
- **Gib deinem Freund konkrete Adressen oder Telefonnummern von Beratungsstellen, Therapieangeboten oder Selbsthilfegruppen an die Hand.**
- **Achte auf dich und deine Grenzen. Akzeptiere, dass du nicht das Leben deines Freundes leben kannst. Es braucht eine eigene Entscheidung von ihm.**
- **So wichtig es ist, dranzubleiben, wenn ein Freund in Schwierigkeiten ist, vergiss nicht, dass du selbst auch Fürsorge und Respekt brauchst. Achte auf deine Bedürfnisse.**

Ketamin wurde 1963 zum ersten Mal synthetisiert und wird seither als Kurzzeitnarkosemittel in der Medizin angewendet. Ketamin führt nicht zu einer vollständigen Bewusstlosigkeit, es beeinträchtigt Reflexe wie Schlucken und Husten kaum und erzeugt dissoziative Erlebnisse, vor allem in der Abklingphase der Wirkung. Ketamin wirkt im Gehirn ähnlich wie PCP (Phencyclidin, auch »Angel Dust« genannt) und Lachgas, es blockiert den sogenannten NMDA-Rezeptor. Patienten berichteten von traumähnlichen Zuständen und einem Losgelöstsein von ihrem Körper. Ende der 70er Jahre stieg das allgemeine Interesse an der psychoaktiven Wirkung von Ketamin, Ende der 80er Jahre hielt es als Partydroge unter den Szenenamen »Special K« oder »Vitamin K« Einzug in die Techno- und Rave-Szene. Ketamin ist in Deutschland als Medikament verschreibungspflichtig, unterliegt aber nicht dem Betäubungsmittelgesetz. Der unerlaubte Besitz und Handel ist auf Grundlage des Arzneimittelgesetzes strafbar.

Ketamin

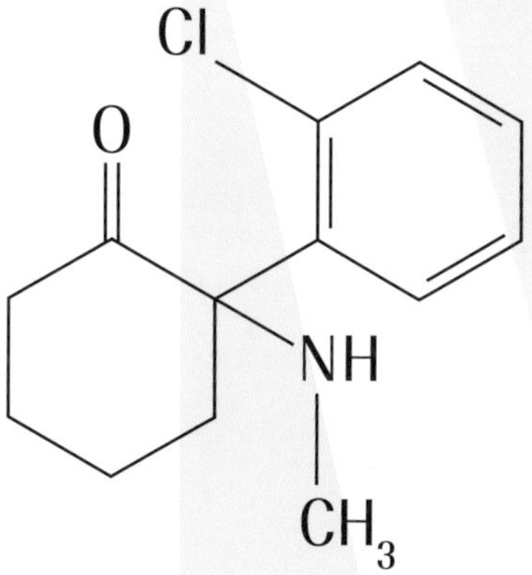

Konsumformen Ketamin wird meistens nasal, also geschnupft, oder intramuskulär durch eine Spritze in den Muskel eingenommen. In der Partyszene wird Ketamin meist nur sehr niedrig dosiert konsumiert, da höhere Dosierungen zu massiven Koordinationsproblemen führen. Häufig wird Ketamin nach dem Clubbesuch zur Entspannung genommen.

Wirkung und Risiken Ähnlich wie bei Alkohol können niedrige Dosierungen stimulierend wirken, mit steigender Dosis treten die dämpfenden, betäubenden sowie halluzinogenen Wirkungen in den Vordergrund. Möglich sind: · erhöhte Leistungsfähigkeit und erhöhter Antrieb · Veränderung der Sinneswahrnehmungen und der Wahrnehmung des eigenen Körpers, Eindrücke gelangen nur noch ausschnitthaft ins Bewusstsein, und ihre Bedeutung wird stark verändert wahrgenommen · Veränderung oder Auflösungen der Eigen- oder Umweltwahrnehmung, Auflösung der Grenzen von Ich und Außenwelt, bei hohen Dosierungen völlige Loslösung des Bewusstseins von äußeren Sinneseindrücken · »Out- of-Body-Experiences«, das Gefühl, man habe den eigenen Körper verlassen und beobachte sich selbst von außen, ähnlich einer Nahtod-Erfahrung. Wird als »K-Hole« bezeichnet · Verwirrtheit, Halluzinationen und Angstzustände · Übelkeit und Sehstörungen · erhöhter Blutdruck und Herzrasen · Krämpfe und Koordinationsprobleme · Verletzungen oder Unfälle durch die Beeinträchtigung der Wahrnehmung, des Reaktionsvermögens und des Schmerzempfindens · Gedächtnisstörungen, Probleme mit den Harnwegen und Schlafprobleme bei Langzeitkonsum.

Die Ketaminwirkung kann individuell sehr unterschiedlich sein, sowohl Dosis und Art der Einnahme als auch psychische Verfassung, momentane Stimmung und Persönlichkeit des Konsumenten sowie die Umgebung spielen dabei eine Rolle. Die Wirkdauer liegt abhängig von der Dosierung bei circa 30 bis 90 Minuten und klingt nach mehreren Stunden aus.

Kontrollierter und medizinischer Gebrauch Ketamin steht auf der »Liste der unentbehrlichen Arzneimittel« der Weltgesundheitsorganisation. Ende der 60er Jahre setzte die US-Armee in Vietnam Ketamin in großem Umfang als Anästhetikum zur Behandlung verwundeter Soldaten ein. Es kommt auch noch heute in der Notfallmedizin und der Schmerztherapie zum Einsatz. Außerdem wurde Ketamin vereinzelt im Rahmen wissenschaftlicher Studien zur unterstützenden Behandlung von Alkoholabhängigen genutzt und bei der Behandlung bestimmter psychischer Erkrankungen erprobt.

Problematischer Gebrauch Der Gebrauch von Ketamin ohne ärztliche Anleitung birgt Gefahren. Die Teilnahme am Straßenverkehr ist unter Ketamineinfluss nicht gestattet, Ketaminkonsum kann bei einer Verkehrskontrolle nicht im Schnelltest, aber noch innerhalb von zwei bis vier Tagen im Labor festgestellt werden. Problematisch ist der Konsum außerdem immer dann, wenn Konzentration und Reaktionsfähigkeit nötig sind, während der Arbeit und beim Sport aufgrund der erhöhten Verletzungsgefahr sowie bei gleichzeitiger Einnahme von manchen Medikamenten und in Kombination mit anderen Drogen. Besonders gefährlich ist die gleichzeitige Einnahme anderer Beruhigungsmittel, da sich die Wirkungen gegenseitig verstärken, was zum Tod führen kann. Ketaminpulver ist außerdem meist mit unbekannten, möglicherweise gefährlichen Stoffen gestreckt. Da manche Konsumenten die Substanz spritzen, besteht die Gefahr von Infektionen oder der Übertragung von Krankheiten, wenn die Spritzen geteilt werden.

Verbreitung In Deutschland spielt Ketamin eine eher untergeordnete Rolle. In Großbritannien hingegen hat der Konsum in den letzten Jahren deutlich zugenommen: Zwischen 2007 und 2010 ist die Zahl junger Erwachsener im Alter von 16 bis 24 Jahren, die im vorherigen Jahr Ketamin konsumiert hatten, von 0,9 Prozent auf 1,7 Prozent gestiegen. Bei einer Befragung von Clubgängern in Großbritannien aus dem Jahr 2011 gaben sogar 41,2 Prozent an, im vorherigen Jahr Ketamin konsumiert zu haben.

Laura

16, Patientin im Come In!: Die anderen in der Gruppe sind eine Art Ersatzfamilie für mich geworden.

Anfangs wollte ich nicht in die Therapie. »Wozu auch?«, dachte ich mir. »Ich habe doch kein Problem mit Drogen. Ich brauche Crystal nicht, ich bin nicht süchtig. Ich nehme das doch nur, weil ich es will!« Und das, obwohl ich jeden Tag gezogen habe und Ärger mit meinen Eltern, der Schule und der Polizei hatte. Als ich auf Druck meiner Eltern in die Therapie gegangen bin, war ich seit anderthalb Jahren auf Meth. Bevor ich in die Therapie bin, musste ich entgiften. In der Klinik habe ich die meiste Zeit geschlafen. Voll komisch. Unter Suchttherapie konnte ich mir nichts vorstellen. Ich dachte, man wäre den ganzen Tag in seinem Zimmer eingesperrt. Hauptsache, weg von der Droge und clean bleiben. Ich hätte nicht gedacht, dass man hier auch Freizeit hat, zum Schwimmen fährt und viel Zeit mit den anderen verbringt. Auch nicht, dass ich hier über mich selbst reden muss.

Die Entgiftung in einer qualifizierten Klinik soll sicherstellen, dass bei Therapiebeginn keine schweren und gesundheitsgefährdenden körperlichen Entzugserscheinungen mehr vorliegen. Im Entzug wäre das Therapieprogramm kaum leistbar. Manche Kliniken haben zu diesem Zweck eine separate Entgiftungsstation, andere nehmen Klienten erst nach der in einer Klinik erfolgten Entgiftung auf.

Ein normaler Tag beginnt damit, dass wir um sechs Uhr aufstehen und um sieben alle zusammen um den Deich gehen. Danach heißt es dann Zimmer in Ordnung bringen und Bett machen. Um acht gibt es Frühstück, und wir müssen mindestens zwanzig Minuten zusammen sitzen bleiben, quatschen, gemeinsam essen. Am Anfang der Therapie haben alle Werkunterricht, da bauen und basteln wir. Anschließend kommt man entweder in die interne Schule, wo man seinen Schulabschluss nachholen kann, oder in die Tischlerei. Um ein Uhr gibt es dann Essen, nachher noch das Saubermachen, und um drei Uhr beginnen die AGs. Ich bin zum Beispiel in der Skate-AG. Manchmal spielen wir auch *Mensch ärgere Dich nicht* oder so. Andere spielen Klavier, haben freies Werken oder fahren Kanu. Montags und freitags sind die Therapiestunden. Es gibt zwei Therapiegruppen, und freitags gibt es zusätzlich noch Mädchen- und Jungsrunde und Anti-Gewalt-Training. Um halb sechs gibt es dann Abendessen, und danach dürfen wir allein aufs Zimmer, ich lese dann meistens. Tagsüber dürfen wir nicht allein aufs Zimmer. Um sieben ist dann Abendrunde, da sitzen wir alle zusammen und reden darüber, was am Tag passiert ist. Danach können wir auch zusammen Musik hören.

Wenn man hier auf dem Gelände Drogen nimmt oder etwas mit reinbringt, fliegt man raus. Musik darf man nur am Abend in den Gemeinschaftsräumen hören, auf dem Zimmer nicht. Insgesamt ist es wichtig, viel Zeit mit den anderen zu verbringen.

Es gibt hier ein Stufensystem. Am Anfang hat man vier Wochen Kontaktsperre nach außen, das heißt kein Besuch, keine Briefe, kein Handy, kein Internet, kein Geld. Man darf in der Phase nie allein sein, mindestens ein Älterer, also jemand, der schon in einer höheren Stufe ist, muss immer dabei sein. Es gibt auch interne Kontaktsperren, wenn zwei etwas miteinander angefangen haben oder zusammen rückfällig geworden oder abgehauen sind. Nach vier Wochen kommt man automatisch in die erste Stufe. Dann darf man wieder Briefe bekommen, aber Besuch ist nur im Haus erlaubt. Alleine auf der Veranda rauchen ist dann auch möglich. Nach frühestens drei Monaten kann man einen Antrag stellen, um in die zweite Stufe zu kommen. Die Bezugsgruppe entscheidet dann, ob man bereit dafür ist, ob man Konflikte führen kann, sich häufig und gut genug in der Gemeinschaft beteiligt und verantwortungsbewusst ist. In der zweiten Stufe muss man dann deutlich mehr Verantwortung und Pflichten übernehmen, sich um die Neueren kümmern zum Beispiel. Und die Eltern können einen nach einer halben Stunde im Haus bis zu drei Stunden mit rausnehmen. Joggen gehen darf man auch, also vom Gelände runter. In der dritten Stufe darf man dann zu zweit für einen längeren Zeitraum spazieren gehen. Und in der vierten Stufe, der Reintegrationsphase, darf man dann erstmals mit Abmeldung allein vom Gelände runter. Dann wohnt man im zweiten Haus in kleineren WGs.

Anfangs hatte ich echt Schwierigkeiten hierzubleiben. Ich wollte nach Hause, zu meinen Freunden. Ich hatte auch Sehnsucht nach den Drogen und so. Nach vier Wochen bin ich dann abgehauen. Ich bin bis nach Hannover gekommen und dann von der Polizei beim Schwarzfahren erwischt worden. Meine Eltern haben mich direkt wieder hierhergebracht. Das gab natürlich ordentlich Stress, aber ich durfte bleiben. Zum Glück.

Zuerst habe ich nicht verstanden, warum ich vor den anderen über meine Drogengeschichte reden sollte. Ich dachte: »Das ist mein Leben, das geht niemanden was an.« Aber irgendwann begreift man, dass man hier als Einzelkämpfer nicht weiterkommt. Man braucht die Gruppe. Wenn ich meine Probleme nur mit mir selbst ausmache, dann bekomme ich Abbruchgedanken. Wenn ich aber mit den anderen offen drüber spreche, dann sehe ich, die haben ähnliche Probleme und Gedanken, haben Verständnis für mich. Sie wissen eben, was bei mir los ist, und können mir helfen. Das schafft auch Vertrauen, und wir kommen alle gut miteinander klar. Und wenn es mal Probleme gibt, dann werden die mit Hilfe eines anderen Bewohners, der schon länger da ist, oder mit einem vom Team geklärt.

Das *Come In!* ist eine Fachklinik und therapeutische Gemeinschaft zur Entwöhnung, Rehabilitation und Reintegration von suchtkranken Jugendlichen von 12 bis 18 Jahre. Ein Team aus Ärzten, Psychologen und Psychotherapeuten, Sozialpädagogen und speziell geschulten Erziehern unterstützt junge Menschen wie Laura und Alex dabei, einen Weg aus der Sucht zu finden.

Ich habe auch nicht erwartet, dass hier so stark auf uns eingegangen wird. Gruppentherapien kannte ich ja nicht, und dass es so menschlich und freundlich ablaufen würde, dass mich niemand von vornherein verurteilen würde, hätte ich nicht gedacht.

Das Schwierigste war anfangs, ohne Drogen klarzukommen. Ohne Crystal war ich total unsicher, dann auch noch über meine Probleme zu reden war eine heftige Überwindung. Und mein Handy habe ich total vermisst. Auch die Tagesstruktur hier kam mir anfangs komisch vor: nur eine Stunde am Tag alleine zu sein, heftig! Aber mittlerweile geht das alles ganz gut. Die Gruppe tut mir auch gut. Es haben sich Freundschaften entwickelt, ich kenne die Lebensgeschichten der anderen und bekomme mit, was sich bei ihnen so verändert. Sie sind eine Art Ersatzfamilie geworden. Mittlerweile

machen auch die Aktivitäten, das Schwimmen am Mittwoch oder Samstagabend zusammen einen Film anzusehen, wieder deutlich mehr Spaß. Clean wird das irgendwie tatsächlich zu etwas Besonderem. Und seit ich meine Eltern nicht mehr so häufig sehe, höchstens alle zwei Wochen, ist mir klar geworden, wie sehr ich sie doch vermisse. Vor der Therapie haben wir uns nur angeschrien, jetzt freue ich mich jedes Mal darauf, sie zu sehen.
Wenn ich hier rauskomme, möchte ich eigentlich nicht zurück nach Thüringen. Ich würde gerne in Hamburg bleiben. Und wieder zur Schule gehen. Ich war ja auf dem Gymnasium und habe den erweiterten Realschulabschluss, ich möchte auf jeden Fall noch auf das Wirtschaftsgymnasium, Fachabitur machen. Um danach einen guten Job zu finden und eigenes Geld zu verdienen. Ohne Crystal kann das klappen, denke ich.

Jan

18, Insasse der Jugendanstalt Schleswig:
An den Tag meiner Verhaftung kann ich mich erinnern, als wäre es gestern gewesen.

Die Schule war kein Thema für mich. Zumindest bevor wir von Hamburg weggezogen sind, da war ich auf einer Realschule. Ich war da, ehrlich gesagt, gar nicht so schlecht. Nach dem Umzug nach Schleswig-Holstein musste ich dann auf eine Hauptschule gehen, da das Niveau in den Bundesländern unterschiedlich hoch ist. Also an Hamburger Schulen ist es einfacher. Das war schon ein Schock für mich, aber vor allem für meine Eltern. Ich weiß nicht genau, warum, aber für sie war das richtig schlimm. Auf die Hauptschule hatte ich dann gar keinen Bock mehr. Vorher habe ich die Schule richtig durchgezogen, also ohne Schwänzen oder dergleichen. Es fiel mir ja auch leicht, ich hatte keine großartigen Probleme, keine Sorgen oder so. Aber ab dem Schulwechsel war die Lust gleich null, ich war richtig faul. Und dann kam das Kiffen dazu. Also früh in die Schule und nachmittags irgendwo chillig einen Joint gedreht. Hausaufgaben sind natürlich auf der Strecke geblieben, obwohl wir anfangs gar nicht so viel gekifft haben.
Nach dem Schulabschluss bekam ich dann auch sofort ein Praktikum angeboten. Der Vater von einem Kumpel hatte eine KFZ-Lackiererei. In den Sommerferien sollte es direkt losgehen. Anfangs war alles cool, aber nach einer Woche hatte ich keinen Bock mehr. Autos waschen und polieren – nee, ich hatte andere Dinge im Kopf. Deswegen bin ich zum Arzt gegangen und habe ihm etwas vorgespielt, damit er mich krankschreibt. Blöd war nur, dass mich die Tochter eines Lackierers dann in der Disco gesehen hat. Die hat natürlich sofort gepetzt, und so kam alles raus. Die wollten mich dann logischerweise nicht mehr haben. Meine Eltern waren wegen der Geschichte superenttäuscht von mir. Ich habe gesagt, dass ich mich bemühen werde. Aber es wurde eher immer schlimmer: den ganzen Tag nur noch rumgammeln, in den Tag hinein leben. Gegen elf aufstehen, ein bisschen frisch machen, Computer anschalten, zocken,

mit Kollegen chillen, kiffen – das war mein Leben. Und das 24/7. Klar, meine Eltern wollten immer, dass ich irgendetwas mache. Aber das wollte ich alles gar nicht hören.
Zu der Zeit, ich war fünfzehn oder sechzehn, wurde ich das erste Mal verhaftet. Nach einem Überfall auf einen Schlecker-Markt. Bevor ich in den Laden bin, habe ich mir eine Maske über den Kopf gezogen. Dann bin ich mit meinem Taschenmesser rein. Nur kurze Zeit später hat mich die Polizei festgenommen. Ich habe die Tat zugegeben, ich war noch jung, total unerfahren. Meine Mutter hat gesagt, dass ich es nicht noch schlimmer machen sollte, als es schon war. Deswegen sollte ich die Wahrheit sagen. Aber komischerweise hat die Polizei den Vorwurf fallen gelassen. Na ja, und dann ging es eben immer so weiter.
Bei unseren Überfällen waren meine Kumpels und ich schon manchmal bekifft oder auf Koks oder Opiaten. Ich habe oft Tilidin eingeworfen, dann war ich entspannter und mir sicher, dass ich nicht abkacke, wenn irgendwas passiert. Es kam auch ein bisschen auf die jeweilige Situation an – meistens waren das spontane, ungeplante Dinger, beispielsweise Einbrüche in private Häuser oder Geschäfte. Wir sind zum Beispiel an einem Haus vorbei und haben bemerkt, dass da ein Fenster offen stand. Kurz geklingelt, gewartet, ob uns jemand die Tür aufmacht, und dann sind wir eben einfach eingestiegen. Gerade auf Droge hatte ich da keine Hemmungen. Auch bei unseren eigenen Dealern sind wir öfters eingebrochen. Dabei gab es dann schon mal richtig Stress, wenn die uns auf die Spur kamen!

Tilidin ist ein synthetisches Opioid. Es hat im Vergleich zu Morphin eine deutlich schwächer schmerzstillende Wirkung. Wie andere Opioide vermindert es Angst und euphorisiert.

Den letzten Überfall habe ich ziemlich spontan alleine durchgezogen. An dem Tag musste ich unbedingt irgendwas reißen. Ich hatte kein Geld mehr, aber ich wollte noch etwas starten, ein paar neue Klamotten shoppen. Um die Ecke gab es eine Tankstelle. Ich bin zu einem Kollegen gefahren und habe mir eine Schreckschusspistole geborgt. Mein Fahrrad habe ich an der Tankstelle abgestellt. Die lag an einem Berg, den ich danach hinuntergelaufen bin zu einem Hochhaus, das gleich in der Nähe der Tankstelle war. In dem Hochhaus wohnte ein Kollege von mir, bei ihm habe ich Klamotten zum Wechseln gebunkert.
Dann bin ich also in die Tankstelle. Ich hatte irgendwas um meinen Kopf gebunden, was, weiß ich gar nicht mehr, vielleicht einen Schal, na ja, egal, jedenfalls trug ich ganz normale Straßenklamotten. Ich habe der Kassiererin die Schreckschusspistole an den Kopf gehalten und sie angeschrien, dass sie das Geld und Zigaretten rausrücken soll. Knapp vierhundert Euro waren das – im Nachhinein also richtig behindert! Ich habe die Beute genommen, mir mein Fahrrad geschnappt, bin den Berg hinuntergerauscht und habe mich bei meinem Kollegen umgezogen und ein bisschen frisch gemacht. Dann Taxi gerufen und weg, shoppen und feiern.
An den Tag meiner Verhaftung kann ich mich noch erinnern, als wäre es gestern gewesen: Es war ein Wochenende, an dem ich sturmfrei hatte. Meine Eltern waren verreist und sollten erst Sonntagnachmittag wieder zurückkommen. Klar, das nutzt man natürlich

aus, um ein bisschen zu feiern und mit Freunden unterwegs zu sein. Sonntag wollte ich dann mit einigen Kumpels für zwei, drei Tage nach Holland – chillen und abschalten. Meine Mutter rief mich an, als wir gerade starten wollten, sie wollte mich nach ihrer Rückkehr kurz sehen. Ich hatte ihnen vorher erzählt, dass ich bei einem Kumpel pennen würde. Gut, dachte ich, fahre ich eben noch einmal schnell nach Hause, um mich ein wenig frisch zu machen, danach könnten wir gechillt starten. Ich war kaum zur Tür rein, da meckerte meine Mutter schon los, weil ich die Wohnung nach der Party etwas chaotisch hinterlassen hatte. Dann klingelte es an der Wohnungstür. Die Polizei mit einem Durchsuchungs- und Haftbefehl. Sie hatten die Wohnung meiner Eltern schon Stunden vorher observiert. Die Polizisten haben dann die Klamotten, die ich bei dem Tankstellenüberfall trug, bei mir gefunden. Das waren nicht die billigsten Teile, die hatte ich natürlich nicht weggeschmissen. Sie hatten mich erwischt – inklusive der dreihundert Gramm Hasch, die ich noch in meinem Zimmer gebunkert hatte. Die zappelten nicht lange, es ging sofort ab in den Knast. Das war ein ziemlich beschissenes Gefühl.
Ich habe nie damit gerechnet, dass ich verhaftet würde – nie! Ich habe mich ja nie wirklich als Kriminellen gesehen. Die Überfälle liefen eher ab wie eine Art Film. Eine Art Sog, es gab irgendwann kein Zurück mehr. Ich würde es mit einem Rauschzustand vergleichen; dem kannst du dich auch nicht mehr so einfach entziehen. Zudem brauchte ich das Geld, und wenn du nicht erwischt wirst, warum dann damit aufhören? Dann lebt man das geile Leben immer weiter: Andere müssen arbeiten, und ich kann auf der Couch liegen, mich zuknallen und bin der absolute King!
Das Gefängnis kann für mich ein Neustart sein, vielleicht kann ich noch rechtzeitig die Bremse ziehen und eine Wende in meinem Leben erreichen. Wenn nicht – ich weiß auch nicht, es ist echt schwierig. Meine Eltern haben es auch nicht geschafft, mich aus diesem Sog herauszuziehen.

13

Was tun, wenn's brennt?

Wer konsumiert, geht kleinere oder größere Risiken ein. Wer sein Leben liebt und die positiven Effekte des Substanzkonsums körperlich und psychisch unversehrt genießen möchte, sollte wissen, wie man mit konkreten Gefahren umgeht. Wir unterscheiden die Reaktion auf kurzfristige Risiken wie einer Überdosis von dem Umgang mit länger wirkenden Problemen, zum Beispiel einer Suchterkrankung.

»What the fuck do you wanna hear? That you're strong enough to do this by yourself? Gettin' clean's the easy part. Then comes life.«

Walon, Ex-Junkie aus der Serie *The Wire*

»They tried to make me go to rehab
I said no, no, no
Yes I've been black but when I come back
You'll know, know, know
I ain't got the time
And if my daddy thinks I'm fine
Just try to make me go to rehab
I won't go, go, go«

Amy Winehouse (1983–2011), englische Popdiva mit Drogenproblemen, »Rehab«

»Hätte ich gewusst, dass ich so lange leben werde, hätte ich besser auf mich aufgepasst.«

Frank Sinatra (1915–1998), legendärer amerikanischer Entertainer und Whiskeytrinker

»Lass dir vom rausch nur
die sinne betörn
und vom kater danach
dann das leben erklärn«

Spaceman Spiff (*1986), deutscher Musiker, »Wände«

Wer falsch, zu viel, zu häufig, zu lange oder in unverträglichen Kombinationen konsumiert, hat grundsätzlich gute Chancen, dass es schlecht für ihn ausgeht. Aber unter unglücklichen Voraussetzungen kann auch eine einzige Dosis schon negative Folgen haben. Konsum ist immer mit einem Risiko verbunden – das gilt allerdings auch für Fahrradfahren, Brezelessen und Sex. Natürlich unterscheiden sich die Risiken; Drogen sind eindeutig gefährlicher als Brezeln oder Fahrräder. Deshalb ist eine sorgfältige Auswahl der Substanzen, die man nehmen möchte, ebenso wichtig wie ein achtsamer Umgang mit diesen Substanzen.

Der ehemalige amerikanische Präsident George W. Bush fiel in Ohnmacht, nachdem er beim Fernsehen eine Brezel gegessen hatte. Vermutlich hat das Essen der Brezel seinen Vagusnerv stimuliert und so seinen Herzschlag verlangsamt. Das kann sogar zum Herzstillstand führen.

Die Weltgesundheitsorganisation WHO definierte 1969 vier verschiedene Arten von Gebrauch:

- **Unerlaubter Gebrauch** ist ein von der Gesellschaft nicht tolerierter, per Gesetz verbotener Gebrauch.
- **Gefährlicher Gebrauch** ist ein Gebrauch mit wahrscheinlich schädlichen Folgen für den Konsumenten.
- **Dysfunktionaler Gebrauch** liegt vor, wenn die Fähigkeit, psychischen oder sozialen Anforderungen gerecht zu werden, beeinträchtigt ist – wenn man es wegen des Drogenkonsums beispielsweise nicht mehr schafft, Verabredungen einzuhalten oder sich auf die Hausaufgaben oder die Arbeit zu konzentrieren.
- **Schädlicher Gebrauch** hat bereits deutliche negative Folgen wie Zellschäden oder psychische Störungen hervorgerufen.

Wir wollen uns zunächst mit akut schädlichem Gebrauch beschäftigen, dem typischen Drogennotfall. Die Hauptgefahr bei allen Substanzen ist die Eigengefährdung durch unvernünftiges Verhalten wie Autofahren unter Drogeneinfluss – was natürlich auch andere gefährdet – und vor allem die Überdosierung.

Wenn ein Freund oder eine Freundin vor unseren Augen zusammenbricht oder am ganzen Körper zuckend im eigenen Erbrochenen liegt, kann man schon mal in Panik geraten. Aber so etwas geschieht immer wieder, an jedem Wochenende, in einem Club, auf einem Festival oder auf einer Party. Umso wichtiger, in so einer Situation die Ruhe zu bewahren. Zu wissen, was bei einer Überdosierung, einem Kreislaufkollaps oder Ähnlichem zu tun ist, kann Leben retten – das von Fremden und das von Freunden. Grundsätzlich gilt: Besser zu früh den Arzt rufen als zu spät! Aber was tun, *bis* Hilfe kommt?

Diese Seiten können keinen Erste-Hilfe-Kurs ersetzen. Sie können aber einfache Grundregeln oder Fertigkeiten vermitteln, die bei medizinischen Notfällen im Zusammenhang mit Drogenkonsum nützlich sind und Leben retten können.

Erste Hilfe bei Drogennotfällen und Überdosen

Drogen können ihrer Wirkung nach grob in zwei Gruppen eingeteilt werden: aufputschende (Upper) und beruhigende Substanzen (Downer). Bei Halluzinogenen können sowohl anregende als auch beruhigende Wirkungen auftreten. Die eine Drogengruppe aktiviert also Geist und Körper, die andere macht eher schläfrig und benommen, das heißt, bei aufputschenden Substanzen steht die körperliche und geistige Übererregung im Vordergrund, bei beruhigenden die Dämpfung. Das wiederum bedeutet, dass Überdosierungen abhängig von der Substanz unterschiedliche Folgen haben und unterschiedliche Hilfsmaßnahmen erfordern können.
Werden Substanzen gemischt oder parallel konsumiert, wird das Ergebnis sehr schwer berechenbar. Gleichartige Drogen verstärken sich in ihren Nebenwirkungen, verschiedenartige Drogen sind in ihrem Zusammenspiel überhaupt nicht vorhersehbar. Ein fast schon alltägliches Beispiel ist die Mischung von Wodka mit Energydrinks: Das durch den Energydrink ausgelöste Gefühl der Klarheit und Wachheit bei gleichzeitig verringerter Urteilskraft und eingeschränkten geistigen Fähigkeiten, verursacht durch den hochprozentigen Alkohol, ist eine explosive Mischung und kann zu Unfällen, schweren Ausfallerscheinungen und Überdosierung führen. Zumal der angenehme, den Alkohol überlagernde Geschmack des Energydrinks unter Umständen zum Konsum größerer Mengen verführt.

Upper, die den Körper und den Geist aufputschen, sind beispielsweise Ecstasy, Kokain, Amphetamine wie Crystal Meth oder Speed, aber auch Ritalin, Koffein und Ephedrin. Ein ähnlicher Effekt kann aber auch durch die in dieser Hinsicht allerdings weniger gefährlichen Substanzen LSD und Psilocybin verursacht werden. Diese Substanzgruppen unterscheiden sich aber in ihren Wirkungen: Amphetamine verursachen in der Regel keine »Visuals« (tagtraumähnliche Imaginationen), Halluzinationen oder Sinnestäuschungen wie LSD oder Psilocybin, dafür manchmal ein Gefühl der Unverwundbarkeit, gesteigerte Wachheit und körperlichen Antrieb. Gemeinsam ist diesen Stoffen die angeregte oder überdrehte Aktivierung von entweder Körper oder Geist oder beidem. Es besteht ein erhöhtes Risiko für Herzinfarkt und Kreislaufkollaps. Das betrifft gesundheitlich vorbelastete Personen natürlich noch stärker.
Downer, die Körper und Geist eher dämpfen, sind Alkohol, Cannabis oder Opiate, zum Beispiel Heroin oder Codein. Die Hauptgefahr bei einer Überdosis mit diesen Substanzen ist eine Bewusstlosigkeit und darauf folgende Verstopfung der Atemwege, zum Beispiel durch die Zunge, Schleim oder Erbrochenes. Auch das Aussetzen der Schutzreflexe, wie zum Beispiel des Hustenreflexes, kann dazu beitragen: Der Hustenreflex sorgt dafür, dass Erbrochenes wieder aus der Lunge entfernt wird. Wenn die konsumierende Person ihre Spucke oder ihr Erbrochenes nicht aushusten kann, droht Erstickung. Bei man-

chen Substanzen, vor allem den Opiaten, kann eine Überdosierung auch zu einer lebensgefährlichen Herabsetzung der Atemfrequenz bis zum Atemstillstand führen. Dann ist es notwendig, die jeweilige Person dazu zu bringen, wieder selbständig zu atmen.

Regeln für Notfallhelfer

Im Umgang mit einer hilflosen Person gelten folgende Hinweise:

- Bring dich selbst nicht in Gefahr: Ist der Ort sicher? Vorsicht im Straßenverkehr oder in einer Menschenmenge. Wenn Scherben, Nadeln oder Ähnliches herumliegen, zuvor zur Seite schieben.
- Wichtig ist es, ruhig zu bleiben! Du bist der Helfer, nicht der Patient.
- Auch wenn du die hilflose Person kennen solltest, stelle dich mit Namen vor, erkläre, was du als Nächstes tust, und konzentriere dich auf das Notwendige. Ein Notfall ist nicht der Zeitpunkt für Schuldzuweisungen oder einen Vortrag über Fehlverhalten.
- Hab keine Angst, etwas Falsches zu tun. Jemand braucht deine Hilfe, und Nichtstun könnte das Leben eines Menschen kosten. Das sieht auch das Gesetz so.
- Finde heraus, welche Substanzen die betroffene Person in welcher Menge konsumiert hat.
- Im Zweifel Unterstützung rufen. Viele Situationen erfordern professionelle Hilfe. Wenn eine Person bewusstlos ist, keinen oder kaum noch Puls hat und auch auf starke körperliche Reize wie Kneifen nicht mehr reagiert, muss unbedingt ein Notarzt gerufen werden. Die 112 ist die kostenlose europaweite Notrufnummer, die von jedem Telefon aus durchgestellt wird, auch von einem Mobiltelefon ohne Guthaben oder einem, das mit PIN gesperrt ist. Am Telefon so genau wie möglich die Symptome schildern. Bei Drogenunfällen gilt »Hilfe vor Strafe«: Menschen zu retten ist wichtiger, als Drogenkonsum zu ahnden.

Bei schlechten Trips

- Wenn Personen orientierungslos und panisch sind, unter starken Angstzuständen leiden (Horrortrip) oder offensichtlich mit der Wirkung der Substanz überfordert sind: Gib dem Betroffenen das Gefühl von Geborgenheit und ziehe, wenn möglich, bekannte, vertraute Personen hinzu.
- Oft verlieren die Betroffenen die Orientierung und das Zeitgefühl: Sage der Person immer wieder, wie viel Zeit vergangen ist und wo sie sich befindet; sage ihr auch, wer du bist.
- Bleibe bei der Person und bringe sie – wenn möglich – an einen ruhigen Ort und halte sie warm. Falls sie überhitzt ist, kühle sie.
- Rede beruhigend mit der betroffenen Person, versuche, ihre Gedanken in positive Bahnen zu lenken, sage ihr, dass ihr Zustand vorübergehen und sie sich bald wieder gut fühlen wird.
- Warme Getränke wie Tee oder Wasser sind gut (falls die Person nicht überhitzt!), Kaffee oder Energizer wegen möglicher Wechselwirkungen meiden.

- Falls die Person sehr schnell atmet, also hyperventiliert, atme ihr hörbar ruhige Atemzüge vor oder gib Atemanweisungen: »Jetzt einatmen – und ausatmen.« Falls das nicht hilft, eine Papiertüte vor den Mund halten, in die derjenige atmen kann. Diese nach einigen Atemzügen kurz wieder entfernen.
- Auch hier gilt: Du musst niemandem etwas beweisen. Wenn du Angst hast oder dich überfordert fühlst, hole Hilfe. Tu nichts, womit du dich nicht wohlfühlst.

Bei wachen und / oder stark erregten Personen

- Ein wacher Patient darf und soll alkoholfreie Flüssigkeiten trinken. Sehr oft ist ein Flüssigkeitsmangel der Grund für den Zusammenbruch. Ist der Puls sehr langsam, rast oder ist nur schwach tastbar, lege die Person hin, wenn sie das toleriert, und lagere ihre Beine hoch.
- Bei Panikreaktionen: Nicht hektisch werden, mit dem Patienten reden und ihn beruhigen (»Talking down«).
- Wenn die Person durchdreht, wäge ab, ob sie dir gefährlich werden kann. Deine Sicherheit geht immer vor. Vermeide Körpereinsatz, um die Situation nicht eskalieren zu lassen, »Talking down« ist die beste Option.
- Bringe die Person an einen ruhigen Ort, suche Freunde oder eine andere Bezugsperson. Es muss immer jemand bei dem Patienten bleiben, um ihn zu beruhigen und zu überwachen.
- Gerade bei stark alkoholisierten Personen ist es nicht immer eindeutig, ob Hilfe gerufen werden muss oder nicht. Im Zweifelsfall sollte immer ein Notarzt gerufen werden.

Bei bewusstlosen Personen

- Den Betroffenen auf den Rücken drehen und bei leicht in den Nacken gelegtem Kopf dessen Atmung überprüfen.
  Bei selbständig atmenden Personen:
- In stabile Seitenlage bringen, dadurch Atemwege sichern.
- Für Frischluftzufuhr sorgen, aber Auskühlung oder Überhitzung verhindern.
- Nichts in den Mund stecken, auch keine Flüssigkeiten einflößen.
- Muss sich die Person erbrechen, nichts dagegen tun – was raus ist, kann keinen Schaden mehr anrichten. Erbrochenes darf nicht im Mund oder im Rachen bleiben.
- Die *stabile Seitenlage* ist der Klassiker unter den Rettungsmaßnahmen. Jeder, der die Führerscheinprüfung hinter sich hat, sollte zumindest schon davon gehört haben. Auch wenn die meisten Fahrschüler möglicherweise dazu neigen, diese Lektion als lästige Pflichtübung auszusitzen und zügig wieder zu vergessen, kann die Kenntnis und Anwendung der stabilen Seitenlage auch bei Drogenunfällen und jeder Art von Kreislaufkollaps Leben retten. Die stabile Seitenlage soll sicherstellen, dass der Bewusstlose nicht an seinem Erbrochenen oder Blut erstickt. Deshalb muss unbedingt die Mundhöhle des Verunglückten kontrolliert und Erbrochenes oder Schleim, notfalls auch ausgeschlagene Zähne, entfernt werden.

Stabile Seitenlage

1 Seitlich neben den ausgestreckt liegenden Betroffenen knien und den zu dir zeigenden Arm des Bewusstlosen angewinkelt nach oben legen, die Handinnenfläche zeigt dabei nach oben.

2 Den anderen Arm am Handgelenk greifen und zu deiner Seite herüberziehen, die Handfläche des Betroffenen mit der Oberseite an dessen Wange legen. Hand nicht loslassen.

3 An den fernen Oberschenkel greifen und das Bein des Bewusstlosen beugen/anstellen. Den Betroffenen an dem angewinkelten Bein zu sich herüberziehen, bis er in einer stabilen Position auf der Seite liegt. Hierbei soll das obere gebeugte Bein zusätzlich stabilisierend wirken.

4 Den Kopf leicht nach hinten neigen, damit die Atemwege nicht durch die erschlaffte Zunge verlegt werden. Den Mund des Betroffenen leicht öffnen. Die an der Wange liegende Hand darf den Mund nicht verdecken. Dabei immer darauf achten, dass der Magen des Bewusstlosen höher liegt als der Mund, damit Erbrochenes abfließen kann (an einem Hang deshalb nicht den Kopf nach oben legen). Bis zum Eintreffen des Rettungsdienstes auf Eigensicherung achten, Wärmeerhalt gewährleisten, wiederholt Bewusstsein und Atmung prüfen, eventuell andere Personen zum Ablauf des Notfalles befragen: Was wurde konsumiert? Wie viel? Hat der Betroffene noch andere Erkrankungen?

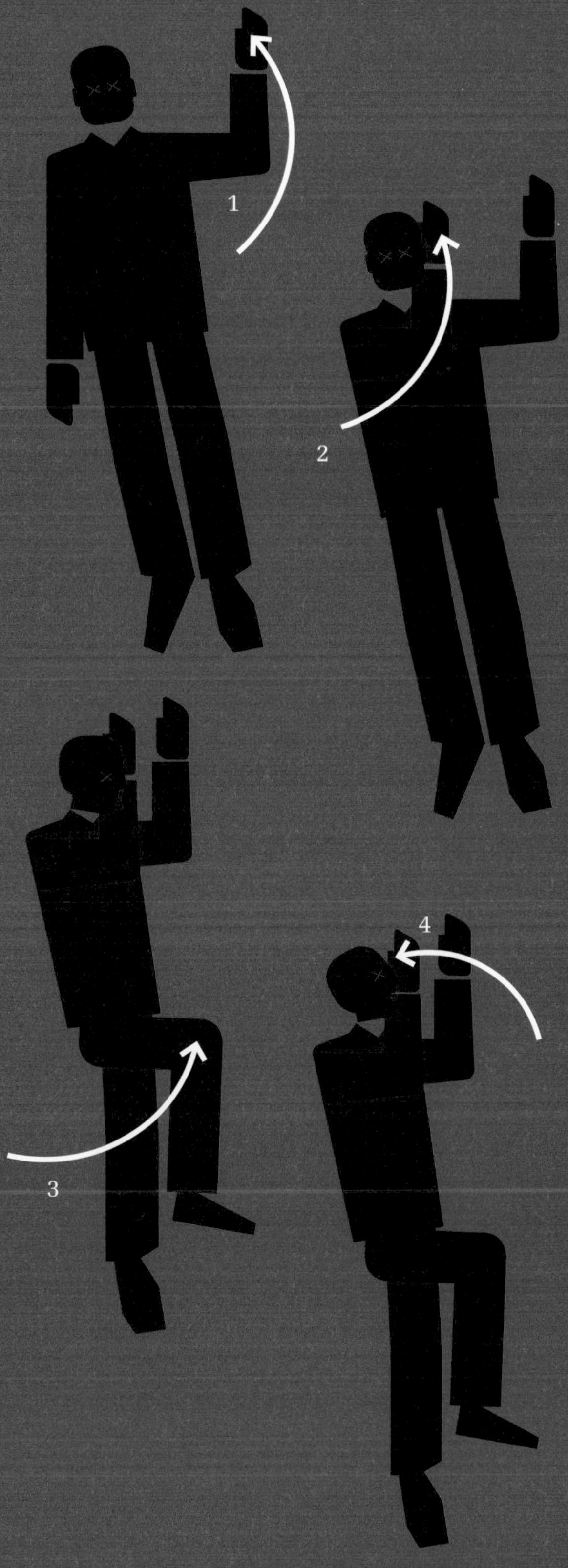

Das klingt möglicherweise erst mal kompliziert; primär ist zu beachten, dass der Magen höher liegen muss als der Mund, dass der Mund geöffnet und leer sein muss und dass der Bewusstlose stabil auf der Seite liegt. Das ist relativ leicht zu gewährleisten, auch wenn man sich vielleicht anfangs überfordert fühlt.

Bei nicht atmenden Personen:
Einen starken Schmerzreiz setzen, zum Beispiel den Bewusstlosen in den Arm kneifen. Sollte das keinen Effekt haben, direkt mit der *Herzdruckmassage* beginnen, diese so lange fortsetzen, bis die Person wieder selbständig atmet oder andere Lebenszeichen von sich gibt wie Husten oder gezielte Bewegungen, dann in stabiler Seitenlage lagern.

Die Herzdruckmassage taucht, im Gegensatz zur weniger dramatisch aussehenden stabilen Seitenlage, häufig in Film und Fernsehen auf. Bei einem kompletten Aussetzen der Atmung (ab etwa 30 bis 60 Sekunden), aber auch schon bei deutlich unregelmäßiger Atmung sollte mit einer Herzdruckmassage begonnen werden, da davon auszugehen ist, dass es zu einem Herzstillstand kommen kann. Die Herzdruckmassage ersetzt dann den Herzschlag und stellt die Versorgung von Gehirn und Körper des Patienten mit Sauerstoff sicher.

1. Den Oberkörper der nicht atmenden Person frei machen.
2. Handballen auf die Mitte des Brustbeins legen, die zweite Hand auf den Handrücken der ersten legen. Senkrecht über die Brust des Patienten beugen und mit gestreckten Armen das Brustbein etwa 5 Zentimeter tief nach unten drücken, entlasten und wiederholen, und zwar 100- bis 120-mal pro Minute. Um den Rhythmus zu halten, hilft dir ein Ohrwurm: »Stayin' Alive« von den Bee Gees gibt dir den richtigen Takt vor. Hab keine Angst davor, zu tief zu drücken oder der Person wehzutun. Besser eine angeknackste Rippe als tot! Wechsel dich, wenn möglich, mit anderen ab, da die Herzdruckmassage schon nach kurzer Zeit sehr anstrengend sein kann.
3. Wenn du ausgebildeter Ersthelfer bist, beatmest du nach 30-mal Drücken zweimal. Wenn du dir die Mund-zu-Mund-Beatmung nicht zutraust oder darin nicht ausgebildet bist, führe die Herzdruckmassage ohne Pause und ohne Beatmung durch.

Mit allen genannten Maßnahmen kannst du Leben retten. Es ist okay, unsicher zu sein und Angst zu haben, aber in Notfällen nichts zu tun ist keine Option.

Entzug und Abhängigkeit

Nicht jeder, der konsumiert, ist abhängig. Das gilt für Tabak, Heroin, Alkohol, Cannabis, LSD, MDMA oder Crystal – für jede Substanz. In der Presse und bei Menschen, die Drogenkonsum an und für sich als Skandal, Charakterschwäche oder moralische Verfehlung betrachten, wird Konsum oft mit Abhängigkeit gleichgesetzt oder als unausweichliche Folge betrachtet. Das stimmt nicht.

Sucht ist der geläufige Ausdruck für die Abhängigkeit von einem Stoff oder von einer Verhaltensweise. Im Psychologendeutsch heißt das, abhängig von einem »belohnenden Reiz« (Stimulus) zu sein. Dieser Reiz ist in der Regel mit Lustempfinden wie beim Sex oder einer starken Erwartungsspannung verbunden, wie es beim Glücksspiel der Fall ist. Bei dieser Erwartung werden potenzielle Gewinne im Geiste vorweggenommen. Den Begriff Sucht sollte man eigentlich nicht verwenden, weil er im Alltag so stark mit Klischees, Abwertung und Verkürzungen verbunden ist. Dafür hat sich die Weltgesundheitsorganisation WHO schon in den 1960ern starkgemacht und als Alternative den Begriff Abhängigkeit vorgeschlagen, der genauer und weniger stigmatisierend ist. Da der Begriff Sucht so tief im allgemeinen Sprachgebrauch verankert ist, haben auch wir ihn an einigen Stellen benutzt.

Alkohol, Heroin oder auch Zucker sind Stoffe, in deren Wirkspektrum das Lustempfinden eine wichtige Rolle spielt. Das Besondere an einer Abhängigkeit von solchen Substanzen ist, dass sie eine psychische Komponente hat, vor allem das Craving. Dazu kommt eine mehr oder weniger starke körperliche Abhängigkeit, die viele Substanzen erzeugen können. Wie stark diese physische Abhängigkeit ist, hängt davon ab, auf welche Art eine bestimmte Substanz in das Neurotransmitter-System des Gehirns eingreift. Opiate, Nikotin, Alkohol und GHB/GBL (Liquid Ecstasy) erzeugen bei dauerhafter hoher Dosierung eine sehr starke körperliche Abhängigkeit. Cannabis, Kaffee und Zucker erzeugen eine eher milde körperliche Abhängigkeit. Die meisten Halluzinogene erzeugen keine körperliche Abhängigkeit.

Lust- und Unlustgefühle sind ein zentrales Element menschlichen Verhaltens und tief in den Strukturen unseres Gehirns verankert. Allerdings können Menschen Fertigkeiten entwickeln, die man Triebaufschub und Frustrationstoleranz nennt: Sie lernen, auf die spontane und direkte Befriedigung von Impulsen zu verzichten, weil sie sich eine nachhaltige Belohnung versprechen oder negative Konsequenzen vermeiden wollen.

Jede Abhängigkeit hat außerdem eine soziale und eine kulturelle Komponente. Wie die Umgebung des Betroffenen auf ihn reagiert, ob sie dramatisiert, moralisiert, unterstützt oder ausgrenzt, medizinische oder psychotherapeutische Hilfe anbietet oder den Betroffenen allein lässt, hat direkte Auswirkungen darauf, wie die Abhängigkeit erlebt wird und wie sie sich entwickelt. Es sind oft diese sogenannten »weichen Faktoren«, die über den Erfolg oder Misserfolg einer Behandlung entscheiden. Die sozialwissenschaftliche Suchtforschung hat erkannt, dass Diagnosen wie Abhängigkeit (und andere psychiatrische Kategorien) keine objektiven, rein medizinischen Diagnosen sind, sondern immer Moralvorstellungen und Normen, Überzeugungen und sozialen Unterscheidungen enthalten. Gesellschaftliche Verhältnisse wirken sogar auf Gehirnstrukturen ein und verändern sie. Und Veränderungen des Gehirns formen umgekehrt die Gesellschaft. Abhängigkeit ist also sowohl eine Gehirnerkrankung als auch eine kulturelle Erfindung. Das ist kein Widerspruch.

Schließlich gibt es Abhängigkeiten, mit denen man gut leben kann: Koffeinabhängigkeit gehört dazu. Aber es gibt auch einige wenige User, die aufgrund ihrer sozialen Einbettung, ihres Zugangs zu den Substanzen und einer körperlichen Widerstandsfähigkeit fast ohne Probleme und ohne Abhängigkeitsentwicklung mit Heroin umgehen können. Gerade das zeigt, wie viel oder wenig Einzelfälle aussagen: Die Mehrzahl der Opiatabhängigen führt natürlich kein besonders amüsantes Leben, sondern leidet unter schwierigen Lebensumständen, Beschaffungskriminalität, körperlichen und psychischen Entzugserscheinungen, sozialem und körperlichem Verfall und an

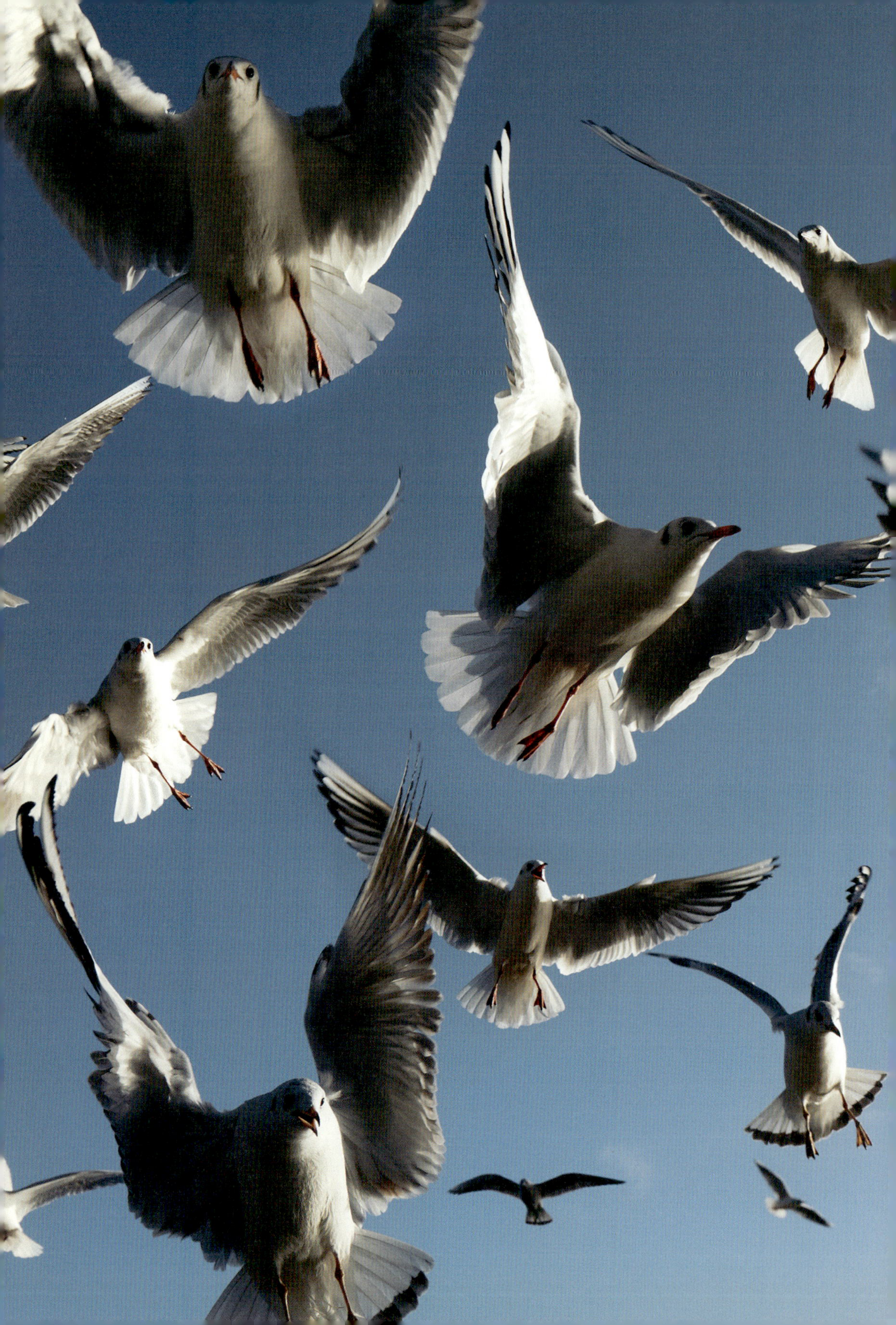

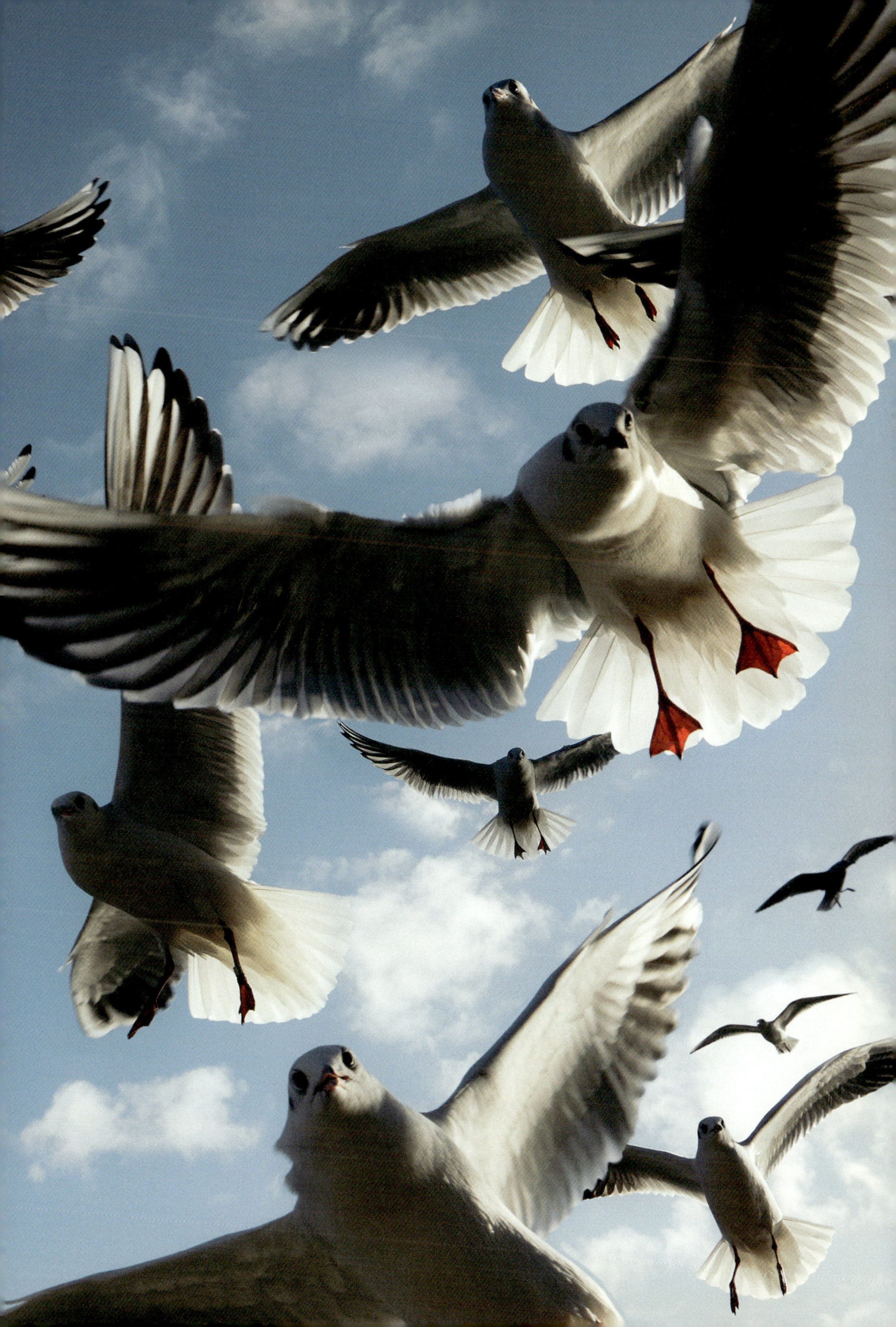

schwer überwindbaren Verhaltenszwängen, unter polizeilicher Verfolgung oder fehlenden Behandlungsmöglichkeiten. Dazu kommt die soziale Ausgrenzung. Vieles davon ist politisch veränderbar.
Alle psychoaktiven Substanzen können psychische Abhängigkeit verursachen. Das ist beispielsweise mit dem »Reiz-Reaktions-Muster« erklärbar, dessen Grundlagen wir aus dem Biologieunterricht am Beispiel von Pawlows Hunden kennen. Pawlow hatte die Futtergabe bei Hunden mit einem Reiz (zum Beispiel einem Glockenton) verbunden. Später reagierten die Hunde bereits dann mit Speichelfluss, wenn nur der Ton erklang. Aber nicht nur Substanzen, auch völlig alltägliche Tätigkeiten können diesen Effekt haben. Beispiele für diese Form von Abhängigkeit mit zwanghaftem Verhalten *(compulsive behavior)* sind: Essen-, Sport-, Computer-, Sex- und Spielabhängigkeit. Das Belohnungssystem ist wesentlich am Gefühl Freude beteiligt – oder, besser gesagt, am biologischen Anteil der Emotion. Daneben gibt es aber noch viele andere neurologische Mechanismen, die dazu beitragen, dass sich das Gehirn durch Verhaltensweisen, die Lustcharakter haben, verändert.

Dass Abhängigkeit mit einer anderen Krankheitsgruppe, den Zwängen, verwandt ist, bestreiten einige Forscher. Aber sicher ist, dass auf der Verhaltensebene große Ähnlichkeiten bestehen: Menschen wiederholen ständig Verhaltensweisen, die ihnen hauptsächlich Nachteile bringen und die sie eigentlich gar nicht durchführen wollen.

Körperliche Abhängigkeit von Drogen entsteht, wenn der Organismus sich an die Substanz anpassen muss, die man ihm zuführt, und sie in seine normale Funktionsweise integriert. Das erzeugt bei Ausbleiben der Substanznachfuhr dann Entzugserscheinungen und gleichzeitig Toleranz für eine bestimmte Droge. Es gibt eine unterschiedliche genetische Widerstandsfähigkeit gegen Abhängigkeit. Einige Forscher gehen beispielsweise davon aus, dass 40 bis 60 Prozent der Risikofaktoren für Alkoholabhängigkeit genetisch vererbt werden.
Neben den zahlreichen körperlichen Aspekten tragen die individuelle Lebensgeschichte und auch Persönlichkeitsfaktoren in großem Maß zur Entstehung einer Abhängigkeit bei. Nicht selten ist Substanzkonsum auch der Bewältigungsversuch für andere psychische Defizite oder Krankheiten. Eine Rolle bei der Entstehung von Abhängigkeit spielen:

Affektive Störungen Wer an psychiatrischen Krankheiten wie zum Beispiel bipolarer Störung oder einer Borderline-Störung leidet, ist besonders gefährdet für Abhängigkeit.

Negative Emotionen Menschen, die Drogen als Bewältigungsmechanismus *(Coping)* für negative Gefühle nutzen, sind gefährdet. Es geht also auch um Stressverarbeitung.

Positive Emotionen Wer viele starke, als positiv bewertete Emotionen erlebt, neigt besonders zu Risikoverhaltensweisen und Neugier, was wiederum dazu führt, dass überdurchschnittlich häufig Alkohol und andere Drogen konsumiert werden.

Impulsivität Wer Schwierigkeiten hat, seine Handlungen überlegt zu planen oder seine Impulse zu kontrollieren, hat ein größeres Abhängigkeitsrisiko.

Suche nach neuen und intensiven Reizen *(Novelty and Sensation Seeking):* Wer eine Tendenz dazu hat, stets neue und intensive Erfahrungen zu suchen, ist stärker gefährdet.

Wer sich aufmerksam beobachtet, kann leicht feststellen, ob er Symptome von Abhängigkeit entwickelt. Es beginnt damit, die eigenen Routinen wahrzunehmen. Mache ich in einer bestimmten Situation immer das Gleiche? Wer von der Arbeit oder Schule nach Hause kommt und beinahe automatisiert einen Joint dreht, ein Bier trinkt oder den Fernsehapparat einschaltet, hat zunächst einmal eine Routine entwickelt. Aber wie sieht der Weg von der Routine zur Abhängigkeit aus?

In Studien, die 2014 vom National Institute of Drug Abuse der USA zitiert wurden, wird berichtet, dass folgender Prozentsatz von Usern nach Konsum der jeweiligen Substanzen abhängig geworden sind: Tabak 31,9 Prozent, Heroin 23,1 Prozent, Kokain 16,7 Prozent, Alkohol 15,4 Prozent, Cannabis 9 Prozent. Die Frage, wie groß die Rolle ist, die dabei die Gene spielen, ist noch nicht abschließend beantwortet.

Seit Abhängigkeit medizinisch beschrieben wird, arbeiten Ärzte und Psychologen daran, sie genauer zu definieren. Folgende Merkmale sind typisch für Abhängigkeit. Wenn mindestens drei davon erfüllt sind, gilt man medizinisch als abhängig:

Heftiges Begehren: **Craving** Manchmal unbezwingbares, starkes Verlangen, eine Substanz zu konsumieren mit dem Ziel, positive Empfindungen herbeizuführen oder unangenehme Empfindungen zu vermeiden.

Wollen ist nicht Handeln: **Kontrollverlust** Betroffene haben über den Beginn und das Ende des Konsums sowie über die Menge des Substanzgebrauchs nur eine verminderte Kontrolle. Dazu gehören auch vergebliche Versuche, ein Ende zu erzwingen.

Cold Turkey: **Körperliches Entzugssyndrom** Wird das Suchtmittel abgesetzt, zeigen sich körperliche Entzugserscheinungen. Diese Entzugserscheinungen sind je nach Substanz unterschiedlich und werden medizinisch auch als Entzugssyndrom bezeichnet. Substanzen werden dann oft nur noch eingenommen, um Entzugserscheinungen zu vermeiden oder zu lindern.

Die Abstumpfung: **Toleranzentwicklung** Der Betroffene muss immer mehr von einer Substanz einnehmen, um die gleiche Wirkung zu erzielen. Die Dosis wird also gesteigert.

Der Tunnelblick: **Einengung auf den Konsum** Soziale, familiäre und berufliche Interessen werden vernachlässigt.

Erkennen ist nicht Handeln: **Anhaltender Konsum** Trotz eindeutig schädlicher, auch vom Betroffenen selbst erkannter Folgen, gesundheitlich, psychisch oder sozial, wird der Konsum fortgesetzt.

Es gibt eine bestechend einfache *Safer Use*-Regel, mit der man Abhängigkeit vermeiden kann: Mache Pausen. Wähle je nach Droge einige Tage, Wochen oder Monate. Fange an mit Kaffee. Arbeite dich vor. Wer keine Pausen macht, wird außerdem bald die Freude an den Substanzen verlieren und keinen Lustgewinn oder keine wesentliche Selbsterkenntnis mehr daraus schöpfen. Die Regel ist schon so alt wie die Menschheit, und sie gilt auch für Beziehungen, Arbeit und Urlaub. Immer wiederkehrende Routinen bieten zwar Sicherheit, aber sie zerstören auch die Fähigkeit, intensiv und offen zu leben.

Was tun: Beratung und Therapie

Es ist passiert. Du bist drauf. Abhängig. Mehr oder weniger stark. Vielleicht sehr stark. Und du bist down. Wenigstens zeitweise. Sonst würdest du nicht aufhören wollen. Down, weil du Ziele hast, die du nicht erreichst, da du konsumierst. Oder down, weil du erwischt wurdest und jetzt drastische Konsequenzen drohen, der Schulverweis, der Entzug des Führerscheins, der Verlust der Lehrstelle oder sogar Gefängnis.
Dann weißt du, es ist eine Veränderung nötig. Und wenn du Glück hast, begreifen es auch die besten Freunde oder sonst jemand, der dich auf dem Weg begleiten kann. Das ist einfacher, als ihn allein zu gehen.
Auf diesem Weg gibt es zahlreiche Hindernisse. Zum Beispiel der Selbstbetrug: »Ich doch nicht, ich bin nicht abhängig, nicht so wie die da oder der da.« – Deshalb den Selbstcheck zur Abhängigkeit machen! Wie viele Tage ohne Konsum hast du beispielsweise durchgehalten? Wenn dein Pausentag gerade mal siebeneinhalb Stunden gedauert hat und dir der Kopf so wehtut, dass du ihn am liebsten in einem Eimer Eiswasser versenken würdest, dann bist du drauf. Abhängig. Punkt. Keine Diskussion. Dir einzugestehen, dass du dir etwas vorgemacht hast, ist der Ausgangspunkt für Veränderung. Klar, du musst dich nicht verändern. Aber du willst es doch. Oder?
Ein anderes Problem ist die Scham. Bist du jemand, der immer auf Heimlichkeit gesetzt hat? Jemand, der Probleme und Stress mit einer Substanz weggemacht hat? Das Spiel kann so nicht weitergehen. Es führt kein Weg daran vorbei: Einige Menschen in deinem Umfeld werden von deiner Abhängigkeit erfahren. Und sie dürfen und sollen es auch erfahren. Abhängigkeit ist kein Charakterfehler, keine Schwäche oder Schande, sondern eine Krankheit. Wie es mit dieser Krankheit weitergeht, hat viel mit deinen Entscheidungen zu tun. Es kann alles besser werden. Hör auf, dich zu schämen, oder fang erst gar nicht damit an. Such dir Unterstützung. Und hol diejenigen ins Boot, die dir helfen wollen: deinen Freund, deine Freundin, einen Arzt oder ein Familienmitglied, dem du vertraust. Oder jemand ganz Neues, weit weg von dem Umfeld, in dem du lebst. Einen Profi vielleicht. Du weißt nicht, wen? Dann ruf in einer Beratungsstelle an. Du wirst feststellen, dass dir dort niemand Vorhaltungen machen oder auf dich herabsehen wird. Die Menschen dort bemühen sich, gemeinsam mit dir eine für dich passende Lösungsstrategie zu finden.
Man muss übrigens nicht warten, bis man gegen die Wand gefahren ist, um sich Rat und Unterstützung auch und gerade von Fachleuten zu holen. Je früher man gegensteuert, desto besser. Es schadet nie, sich ein fundiertes Feedback zu holen, wenn man sich nicht ganz sicher ist, ob der eigene Konsum sich noch in halbwegs sicheren Grenzen bewegt. Wenn man sich dessen zu sicher ist, gilt das natürlich auch!

Ein weiterer wichtiger Faktor ist der Freundeskreis. Bist du jemand, der nichts auf Ratschläge gibt und jede Erfahrung selbst machen muss? Oder hast du die falschen Freunde? Wir meinen nicht jene falschen Freunde, vor denen dich deine Eltern seit der fünften Klasse warnen. Wir meinen diese tollen, intensiven, witzigen, verstrahlten Typen, die dich wirklich gerne haben und die du auch magst. Wenn sie dir nicht rechtzeitig Feedback gegeben und dich nicht mit deinen Fehlern konfrontiert haben, dann sind sie doch die falschen Freunde. Zumindest an diesem Punkt deines Lebens. Denn jeder von uns braucht einen sozialen Spiegel, der uns weiterbringt, unsere Entwicklung fördert: beruflich, freundschaftlich, geistig, emotional, spirituell ... was auch immer.

Der Faktor Freundeskreis ist zentral. Wer nur dauerkonsumierende Freunde hat, hat es schwer, aus den Abhängigkeitskreisläufen herauszukommen. Deshalb muss man manchmal einen Schritt hinaus machen – weg aus seinem Freundeskreis, seiner Stadt; die Uni oder Fakultät wechseln, umziehen. Oder eben in eine Beratungsstelle oder eine Klinik gehen. Du denkst, du kannst das nicht? Selbstermutigung kann man lernen. Ermutigung geben gute Freunde und fähige Berater oder Therapeuten.

In jeder Kleinstadt gibt es eine Drogenberatung. In jeder Region eine Suchtklinik. In jedem Bundesland eine Behandlungsmöglichkeit für dich. Häng dich ans Telefon und mach einen Beratungstermin aus. Heute. Noch nicht ganz an diesem Punkt? Dann nutze das Internet, zum Beispiel die Chat- und Online-Möglichkeiten des Projekts drugcom.de. Ganz anonym. Natürlich gibt es noch viel mehr Möglichkeiten im Web und in deiner Region.

Auf drugcom.de kannst du chatten, E-Mail-Beratung in Anspruch nehmen oder Selbsttests durchführen. Dort findest du das Programm »Quit the Shit«, das dir helfen kann, wenn du deinen Cannabiskonsum verändern willst. Außerdem sind dort die Drogenberatungsstellen in Deutschland aufgelistet. Adressen für Österreich und die Schweiz findest du im Anhang.

Du fragst dich: Brauche ich Beratung oder gar einen Therapeuten? Na ja, brauchst du Alkohol oder Cannabis oder GHB? Mal sehen. Jedenfalls ist es nichts Schlimmes, sich fachkundig beraten zu lassen und einen Therapeuten aufzusuchen. Das kann ein geeignetes Mittel zur Selbstveränderung sein. Außerdem, wenn du Zahnschmerzen hast, gehst du doch auch zum Zahnarzt, ohne dich mies, schuldig oder schwach zu fühlen, oder? Und bevor du ein neues Smartphone kaufst, redest du ja auch mit Freunden, die bereits Erfahrung mit dem Modell haben. Eine Beratung oder Therapie bei Drogenproblemen in Anspruch zu nehmen ist nichts anderes.

Nicht jeder Berater oder Therapeut muss automatisch der richtige für dich sein. Suche so lange, bis du die oder den richtigen gefunden hast. Besprich mit deinem Berater oder Therapeuten deine weiteren Ziele. Es ist ihre Aufgabe, dich dabei zu unterstützen, realistische Ziele festzusetzen und zu verwirklichen. Rückschritte und Irrtümer sind, wie immer im Leben, möglich und erlaubt.

Manche möchten nur ein bisschen aufhören; gar nicht »nie mehr« Alkohol trinken oder kiffen. Verständlich. Totalabstinenz lässt sich allerdings manchmal nicht vermeiden, besonders bei weit fortgeschrittener, langjähriger Abhängigkeit und bei Polytoxikomanie, also bei einer Abhängigkeit von verschiedenen Substanzen. Aber bei vielen Behandlungen gibt es auch sinnvolle Zwischenziele. Und

natürlich ist es besser, wenn du von den sechs Substanzen, die du vorher dauernd gebraucht hast, runter auf eine bist, zum Beispiel Cannabis. Fragt sich, ob du damit deine Ziele erreichst. Oder ist das nur eine Etappe auf deinem Weg? Was sind deine Ziele? Das wird im Laufe deiner Veränderung vermutlich die entscheidende Frage. Ein Schulabschluss? Ein guter Schulabschluss? Ausbildung? Ein neuer Job? Ein neuer Freund? Geld? Sinnvolle Arbeit?
Es ist angenehmer, für deine Ziele zu arbeiten, als nur den immer negativen Kampf *gegen* das Koks, das H oder was auch immer zu kämpfen. Der Kampf fällt leichter, wenn du etwas hast, was dir Spaß macht und auf das du hinarbeitest. Ziele eben.

Rückfall

Verdammt. Ich kann es nicht. Ich bin nicht geeignet fürs Cleansein. Ich schaffe es nicht. Wirklich? Die Highs waren so fantastisch. Ach ja? Hast du die Downs schon vergessen? Hast du den Faktor Freunde vielleicht unterschätzt? Wie willst du etwas verändern, wenn du immer wieder die alten Kifferkumpels triffst? Oder kannst du dir selbst einen Rückfall nicht verzeihen?

Rückfälle sind auf dem Weg zum letzten Mal die Regel, nicht die Ausnahme. Über Jahrzehnte hat sich die Rückfallforschung zunächst auf Opiatabhängige konzentriert. Eine Reihe von Autoren aus den 1990er Jahren beschreibt, dass, abhängig von der Art und Qualität der Entzugsbehandlung, zwischen 63 und 78 Prozent der Opiatabhängigen innerhalb der ersten sechs Monate nach Ende der Entwöhnungsbehandlung wieder konsumierten. Auch während einer Suchtbehandlung, die auf Abstinenz (also Nichtkonsum) abzielt, kommt es häufig zum Rückfall, je nach Untersuchung bei 23 bis 34 Prozent der Patienten. Dabei gibt es einige Faktoren zu bedenken: Nicht jeder sieht sich selbst als behandlungsbedürftig, nicht jede Therapie erfolgt freiwillig. Mancher beginnt auf Druck von Partner, Familie oder auf Anordnung eines Richters eine Behandlung.

Paragraph 35 und 36 des Betäubungsmittelgesetzes besagen, dass die Vollstreckung einer Strafe zugunsten einer Rehabilitationsbehandlung zurückgestellt werden kann. Allerdings nur dann, wenn die Straftat aufgrund einer Drogenabhängigkeit begangen wurde und die Freiheitsstrafe oder Resthaftzeit nicht mehr als zwei Jahre beträgt.

Die Motivation zum Ausstieg bildet sich oft langsam, Entgiftungsbehandlungen, Drogenberatung oder Therapie tragen zu dieser Motivationsbildung über Jahre bei. Gleichzeitig spielt die Qualität des Behandlungsangebots selbst eine wichtige Rolle, dazu gehören auch der Beziehungs- und Behandlungsstil der Therapeuten und die Angebote einer Einrichtung. Bei Opiatabhängigen, die eine Suchtbehandlung abbrechen, steigt die Rückfallquote nach wenigen Monaten auf 90 Prozent. Dieser Kampf um das letzte Mal ist auch von anderen Faktoren wie dem Einsatz von Substitutionsmitteln abhängig, also der Gabe eines Medikaments, das den primären Suchtstoff erst einmal ersetzen soll. Hohe Rückfallquoten sind aber nicht auf illegale Substanzen beschränkt, sondern betreffen insbesondere auch die legalen Drogen Alkohol und Tabak.

Gefängnis

Wer im Gefängnis sitzt, sitzt. Auf einem Berg von Schulden, Schuld- und Rachegefühlen, zerstörten Beziehungen oder zerronnenen Hoffnungen.

Bekanntlich trägt man einen Berg ab, indem man mit der ersten Schaufel anfängt. Du stehst im Mittelpunkt: deine Ziele, Träume, Hoffnungen. Wenn du deine Abhängigkeit mit in den Knast geschleppt hast, dann kümmere dich jetzt darum. Jedes Gefängnis bietet die Möglichkeit, Kontakt mit einem Drogenberater aufzunehmen. Andererseits ist es in fast allen Haftanstalten ziemlich einfach, weiter zu konsumieren. Das könntest du tun. Wahrscheinlich ist der Alltag im Knast, die Frustration, eingesperrt zu sein, zugeknallt tatsächlich besser zu ertragen. Für den Moment. Aber was weiter? Irgendwann endet der Rausch. Und irgendwann endet die Haftstrafe. Ist es nicht sinnvoller, die Zeit drinnen zu nutzen und dafür zu arbeiten, dass es anschließend draußen besser läuft? Das erreicht man nicht, indem man sich betäubt. Nebenbei riskiert man damit natürlich eine erneute Anklage, verschärfte Haftbedingungen oder eine Strafverlängerung. Ist es das wert?

Im Grunde gilt drinnen dasselbe wie draußen, außerhalb der Gefängnismauern: Die richtigen Freunde helfen dir, deine Ziele zu erreichen. Und wenn du der Erste sein solltest, der einen aufrichtigen Kontakt und ein ehrliches Gespräch mit der Suchttherapeutin im Knast sucht, ein Gespräch, bei dem nicht gelogen wird, um ein paar kleine Vorteile im Vollzug zu erhalten, na, dann sei der Erste.

Mark

23, Student aus München:
Nichts ist schlimmer als schlechtes Zeug zu kaufen.

Das Ekelhafteste am Thema Drogen und Rausch sind nicht die unerwünschten Nebenwirkungen, Hangover oder schlechten Erfahrungen. Das ist alles irrelevant. Das Schlimmste ist, wie nervenaufreibend und abtörnend es ist, sich das Zeug zu besorgen. Mit komischen Menschen Kontakt haben zu müssen oder in irgendwelchen Warteschleifen zu hängen, dann noch die Entdeckungsgefahr und so weiter. Schon beim einfachen Graskauf ist das echt unschön. Durch einen Kumpel auf der Realschule hab ich erfahren, dass das auch über das Internet möglich ist. Die Idee hat mich fasziniert. Ich habe mich gefragt, wie das wohl geht, Drogen aus dem Internet bestellen? Über welche Foren gibt es Tipps? Das war vor ein paar Jahren noch ein bisschen komplizierter als heute. Ich wollte etwas bestellen, das legal war. Zum Beispiel irgendwelche Pilzzuchtboxen aus Holland, das ging schon immer. Der erste dokumentierte Online-Internethandel soll meines Wissens übrigens ein Drogenhandel gewesen sein.
Ich war einfach offen für das Thema. Meine Rauscherfahrungen hatten mich gelehrt, dass unser Gehirn zu erstaunlichen Wahrnehmungen und Zustandsveränderungen in der Lage ist, das passte zu meinem kritischen Blick auf die Welt und die Natur der Dinge. Ich habe eine Faszination für Rausch und Substanzen entwickelt, die eng mit einem gewissen Forscherdrang verbunden war. Ich habe mich bezüglich möglicher Wirkungen und unerwünschter Wirkungen, Dosis, Wechselwirkungen und so weiter erkundigt, Erfahrungsberichte gelesen und mich ins Abenteuer gestürzt, recherchiert, wie welche Substanz wirkt und vor allem auch, wie ich sie bekomme. Und nach und nach habe ich Kontakte geknüpft. Natürlich dauerte das eine Zeit, viele sind auch im Netz sehr vorsichtig, vor allem die seriösen User, zum Beispiel in Foren wie *land-der-traeume.de.* Da waren Leute, die sich gegenseitig unterstützen wollten, die von ihren Erfahrungen erzählt haben, wie was wirkt, wann eine Dosierung einer bestimmten Substanz zu hoch oder zu niedrig ist und auch, welche Drogen es legal im Internet zu bestellen gibt. Und das waren schon immer eine ganze Menge! Wird ein anfangs legales Research Chemical verboten, sind schon längst drei neue ähnliche auf dem Markt.
Mittlerweile kenne ich auf allen Kontinenten Menschen, die sich intensiv mit dem Thema auseinandersetzen. Es ist tatsächlich eine Community, schließlich hat man ja ein gemeinsames Interesse und tauscht sich darüber aus. Aber eben nicht oberflächlich oder plump, sondern durchaus auch reflektiert und intellektuell.
Bald hatte ich auch meine Bezugsquellen, ich weiß heute, wo ich was bekommen kann, in bester Qualität, nicht gepanscht. Eine Substanz mit Reinheitszertifikat. Denn nichts ist schlimmer, als bei irgendeinem Dealer schlechtes Zeug zu kaufen, offline oder online. Ich will mir einfach sicher sein, dass eine Substanz so wirkt, wie

ich es erwarte, und nicht irgendwelche unangenehmen Nebenwirkungen hat, weil das Zeug gepanschter Schrott ist. Ich brauche einen sicheren Rahmen für meine Rauscherfahrungen.

Ben

19, Schüler aus Duisburg: *Die Beraterin hat mir keine Vorwürfe gemacht und nicht versucht, mir das Kiffen auszureden.*

Mit siebzehn bin ich zum ersten Mal erwischt worden. Ich bin mit einem Joint im Mund im Park in Duisburg rumgelaufen, und dann kam eben die Polizei vorbei. Die haben Gras bei mir gefunden und es mir abgenommen. Mit auf die Wache musste ich nicht, aber nach ein paar Wochen kam eine gerichtliche Vorladung mit der Post.
Angefangen zu kiffen habe ich mit dreizehn. Ein Kollege in der Schule hat gekifft, ich wollte es auch mal ausprobieren. Dann wurde es immer mehr, mit fünfzehn habe ich regelmäßig jeden Tag gekifft. Zu meinen guten Zeiten jeden Tag für zwanzig Euro. Zu der Zeit kam auch Speed und Ecstasy dazu, mit sechzehn Koka.
Das Dope habe ich in Dortmund gekauft, die Dealer da, meist Türken oder Libanesen, waren viel älter als ich. Ich denke, die haben auch einiges selbst genommen, so wie die aussahen. Die waren ziemlich gut organisiert: Die Wohnung war nur für die Drogengeschäfte da, total abgesichert mit Kameras im Hauseingang und im Hausflur und so. Sogar die Einfahrt in die Straße wurde überwacht, die wussten immer, wer da kommt. Mit denen hatte ich nie Stress, weil ich ja auch immer korrekt bezahlt habe. Ich habe zum Beispiel zusammen mit einem Kollegen hundert Gramm Cannabis gekauft, für sechshundertfünfzig Euro, mit erspartem Geld von Weihnachten und so. Einen Teil haben wir selbst geraucht, den Rest weiterverkauft, teurer, natürlich.
Mit sechzehn war auch mal ein Sozialarbeiter vom Jugendamt bei uns zu Hause. Die wussten auch, dass ich kiffe. Meine Eltern wussten nicht mehr weiter. Weil ich eine Zeitlang gar nicht mehr zur Schule gegangen bin, haben sie mich dann für einen Monat in eine Klinik gesteckt, eine Kinder- und Jugendpsychiatrie. Ich hab mich ein bisschen fehl am Platz gefühlt, ich war der Einzige da, der Drogen genommen hat, die anderen haben sich geritzt oder so. Aber das hat mir schon geholfen, ich war erst einmal weg vom Cannabis und meinen kiffenden Kumpels. Danach habe ich erst mal nicht mehr gekifft, bis ich siebzehneinhalb war.
Vor rund einem Jahr, ich war gerade achtzehn, bin ich zum letzten Mal erwischt worden. Das war ein bisschen dumm: Es war nachmittags, so gegen vier oder fünf Uhr. Ich habe auf dem Schulhof bei mir gleich um die Ecke Zeug verkauft. Eher zufällig. Ich war zu Hause gewesen, und ein Kollege hatte mich angerufen und gesagt, ich solle zum Schulhof kommen, er wolle was kaufen. Das haben die Polizisten dann gesehen, meinen Kollegen haben sie dann auf dem Schulhof festgenommen, da war ich aber schon weg. Mich haben sie in Zivil beschattet. Ich bin nach Hause gegangen, und als ich wieder aus dem Haus bin, haben sie mich festgenommen. Ich

habe versucht wegzurennen, aber sie haben mich erwischt. Dann haben sie mich auf der Wache vernommen und in eine Zelle gesteckt, anschließend sind sie zu uns nach Hause gefahren und haben eine Hausdurchsuchung gemacht und in meinem Zimmer dreißig Gramm gefunden. Das war ziemlich blöd, ich habe ja noch bei meinen Eltern gewohnt. Meine Mutter und meine Oma waren da, die waren natürlich schockiert. Meinem Vater haben sie es zum Glück nicht gesagt, sonst wäre ich rausgeflogen. Mein Vater weiß bis heute nicht, dass die Polizei bei uns zu Hause gewesen ist. Meine Mutter hat gesagt, das sei das letzte Mal, dass sie mich so in Schutz genommen habe.

Als dann die Verhandlung war, hat auch mein Vater erfahren, dass ich gekifft habe. Das war das dritte Mal, dass ich festgenommen wurde, immer nur wegen des Besitzes von Cannabis und Dealen. Vom Gericht habe ich die Auflage bekommen, sechzig Sozialstunden zu machen, Sportplatz fegen und so, und diesen Kurs bei der Beratungsstelle in Bochum. Da gibt es Gruppengespräche und Einzelgespräche mit der Beraterin. Das hat tatsächlich Spaß gemacht. Ich habe mich nicht rausgeredet oder so, und die Beraterin hat mir keine Vorwürfe gemacht, dass ich Drogen genommen habe. Sie hat auch nicht versucht, mir das Kiffen auszureden. Sie hat mich über die Gefahren informiert, wie man süchtig werden kann und so. Dann haben wir auch über andere Drogen gesprochen, was da passieren kann. Die hat mich verstanden, sie hat nicht einfach gesagt, dass Drogen schlecht seien. Sie hat mir zugehört und mir erklärt, wie ich aufhören kann, was ich beachten muss, um Gefahrensituationen zu vermeiden und so.

Heute kiffe ich nicht mehr, ich verkaufe auch nicht mehr. Das alles hat mir die Augen geöffnet, auch der Schock, dass die Polizei bei uns zu Hause war. Am Anfang war es schwer, wenn die anderen kiffen und ich nicht, aber jetzt ist das kein Problem mehr. Okay, ab und zu mal koksen, auf einer Party oder so, kann ich mir auch in Zukunft vorstellen. Das lockert alles auf, ich bin länger wach, und es fühlt sich alles intensiver an. Das ist aber auch okay für mich: Das ist ein anderer Umgang als mit Gras. Ich habe kein Suchtverlangen. Wenn ich es einmal gemacht habe, dann habe ich danach erst mal keinen Bock mehr darauf.

Bis vor kurzem habe ich auch jedes Wochenende Teile gefressen, in meinem Leben bestimmt dreitausend Stück, das letzte Mal vor zwei oder drei Monaten. Das hat Spaß gemacht, aber seitdem ist Schluss. Ecstasy interessiert mich nicht mehr so, keine Ahnung, warum. Das kam einfach so.

Seit August mache ich meine Schule zu Ende. Im Januar habe ich wahrscheinlich meinen Realschulabschluss. Seitdem ich nicht mehr kiffe, klappt alles ziemlich gut. Jetzt muss ich erst mal Bewerbungen schreiben, ich will auf alle Fälle eine Lehrstelle. Außerdem will ich mir nach dem Abschluss ein Motorrad kaufen, darauf habe ich richtig Bock.

Inhalanzien

Inhalanzien wie Lachgas, Ether oder Chloroform waren bereits vor mehr als 100 Jahren für ihre Rauschwirkung bekannt. Zu den Inhalanzien gehören außerdem Lösungsmittel wie Klebstoff, Farbe, Lackverdünner und Benzin, Aerosole in Lacksprays oder Enteisungsmitteln, medizinische Produkte wie Medikamente zur Behandlung von Angina Pectoris und nitrithaltige Stoffe, Poppers genannt. Besitz und Konsum der meisten Inhalanzien sind nicht strafbar. Nitrithaltige Stoffe, wie zum Beispiel Amylnitrit in Poppers, sind verschreibungspflichtig. Unerlaubter Handel ist nach dem Arzneimittelgesetz (AMG) strafbar.

Konsumformen Inhalanzien werden inhaliert, also eingeatmet. Das Trinken der flüssigen Form von Inhalanzien wie Poppers löst schwere Verätzungen aus und ist lebensgefährlich.

Wirkung und Risiken Der Konsum der meisten Inhalanzien ist sehr riskant, die Wirkung bei jedem Schnüffelstoff unterschiedlich. Möglich sind: · Intensivierung der Sinneswahrnehmungen · Abbau von Hemmungen · Schwindel, Herzrasen und Schwitzen · Erfrierungen bei Inhalanzien aus Spraydosen oder Gaskapseln · Organ- und Nervenschäden · Ohnmacht durch Absinken des Blutdrucks · Beeinträchtigung der Sauerstoffversorgung des Gehirns · bei langfristigem Gebrauch Herzrhythmusstörungen, Verätzungen der Nasenschleimhäute, Krebs, Impotenz.

Die Wirkung von Inhalanzien kann individuell sehr unterschiedlich sein, sowohl Substanz und Dosis als auch psychische Verfassung, momentane Stimmung und Persönlichkeit des Konsumenten sowie die Umgebung spielen dabei eine Rolle.

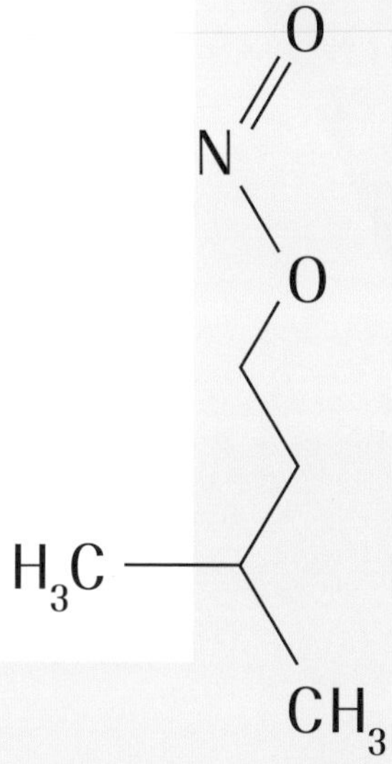

Amylnitrit
(Lachgas)

Kontrollierter und medizinischer Gebrauch In der Medizin wird Lachgas (Distickstoffmonoxid) als Narkosemittel verwendet. Amylnitrit und Butylnitrit, in Poppers enthalten, sind zugleich Medikamente zur Behandlung von Angina Pectoris. Es gibt Gelegenheitskonsumenten, die Lachgas, Poppers und manch andere Inhalanzien gebrauchen, ohne je eine Sucht, eine körperliche oder psychische Störung zu entwickeln. Die Übergänge zum problematischen Konsum sind fließend.

Problematischer Gebrauch Inhalanzien schränken die Fahrtauglichkeit ein. Bei Verdacht auf Inhalanzienkonsum kann eine MPU (Medizinisch-Psychologische Untersuchung) angeordnet werden. Bei nichtmedizinischen Produkten besteht die Gefahr der Verunreinigung. Der Giftgehalt bei organischen Lösungsmitteln wie Verdünnern oder Klebstoffen ist enorm hoch und ihr Gebrauch höchst problematisch. Hochriskant ist auch das Einatmen direkt aus Spraydosen oder Gaskapseln. Die enthaltenen Stoffe sind giftig und oft krebserregend. Beim Überstülpen von Tüten besteht Erstickungsgefahr. Regelmäßiger Konsum kann zur psychischen Abhängigkeit führen und dem Körper großen Schaden zufügen.

Verbreitung In Deutschland hat laut ESPAD-Studie jeder zehnte Schüler im Alter von 15 bis 16 Jahren Erfahrungen mit Inhalanzien. Die meisten User stellen den Konsum nach wenigen Versuchen wieder ein.

14

Dealer, Magier und das Internet

Drogendealer genießen nicht den besten Ruf in unserer Gesellschaft, sie gelten nicht nur als kriminell, sondern auch als gefährlich, irgendwie böse; eine dunkle Bedrohung für den Einzelnen und das Allgemeinwesen, vergleichbar vielleicht mit Zuhältern. Sie sind dämonische Verführer, die uns in die finstere Albtraumwelt der Drogensucht ziehen wollen. Zugegeben, nicht selten sind Dealer tatsächlich zweifelhafte Gestalten, die nicht unbedingt das Wohl ihrer Käufer im Sinn haben. Und Geschäftsbeziehungen in der Illegalität sind immer mit Bedrohung und Risiko verbunden, für beide Seiten.

»Wie fast jede andere Industrie
ist der Drogenmarkt durch das Internet
revolutioniert worden.«

Mike Power (*1971), Journalist und Autor von *Dein Crack ist in der Post: Wie das Internet die Welt der Drogen revolutioniert*

»Du vertickst gestrecktes Weed,
das Zeug ist wie 'ne Zeitmaschine,
man raucht die Kacke ein Jahr,
doch man altert sieben ...«

K.I.Z., deutsche Hip-Hop-Formation, »Koksen ist scheiße«

»Sugar man, won't you hurry
'cause I'm tired of these scenes
For a blue coin won't you bring back
All those colors to my dreams.«

Rodriguez (*1942), amerikanischer Folk-Singer-Songwriter, »Sugar Man«

»Joints zu rauchen ist schon
allein deshalb verwerflich, weil
es unter Strafe steht.«

Günther Beckstein, CSU, ehemaliger bayerischer Innenminister

Dealer heißt Händler. Es gibt den legalen Drogenhändler in der Apotheke und im Supermarkt. Und es gibt Händler, die auf dem Schwarzmarkt operieren. Dealer ist nicht gleich Dealer: Der internationale Großhandel von Heroin, Kokain, Crystal Meth, Ecstasy und Cannabis ist fest in den Händen der organisierten Kriminalität. Über die verschiedenen Ebenen von Zwischenhändlern wird oft ein hundert- bis tausendfacher Gewinn erzielt. Parallel dazu gibt es natürlich noch einen Kleinhandel, einen Home-Grown-Schwarzmarkt bei Cannabis, Pilzen und im Prinzip allen Substanzen, die sich leicht im eigenen Garten oder auf dem Dachboden produzieren lassen. Und eine Heerschar von Straßenverkäufern, die mit Dealen ihren eigenen Drogenkonsum finanzieren. In dieser Szene können die Rollen von Käufer und Verkäufer schnell wechseln. Oder Unbedarfte, die von ihrem Großeinkauf an Freunde abgeben. Theoretisch steht jeder, der eine größere Menge an illegalen Substanzen zu Hause hat, also mehr, als er in kurzer Zeit selbst konsumieren kann, unter dem Verdacht, Dealer zu sein. Und dann gibt es noch die anonymen, gesichtslosen Dealer im Internet, die ihre Kunden in der ganzen Welt per Post beliefern. Manche dieser Dealer sollte man besser meiden, aber ohne Verkäufer geht nicht viel, wenn man psychoaktive Substanzen konsumieren möchte. Deshalb ist es wichtig zu wissen, auf was und wen man sich einlässt.

Drogen online

Wer im Internet »Buy Cannabis« in eine Suchmaschine eingibt, erhält etwa 21 Millionen Hits. An erster Stelle der deutschen Google-Suchergebnisse steht *Amsterdam Marihuana Seeds*, ein Unternehmen, das verschiedenste Samen verkauft. Etwa 1600 Reviewer geben dem Händler eine durchschnittliche Bewertung von 8,2 von 10 Punkten. Es funktioniert also.

Das Internet verändert die Art und Weise, wie Menschen Rauschmittel erwerben, radikal. Ähnlich der Verkaufserfahrung auf Online-Marktplätzen wie Amazon oder Buch.de werden psychoaktive Substanzen im Netz gesucht, bestellt und versandt, legale und illegale. Drogen, Rausch und digitale Welt verschmelzen. Wir stehen noch am Anfang dieser Entwicklung, doch wer verstehen möchte, wie Drogen weltweit produziert und gehandelt werden, kommt am Internet nicht vorbei.

Aber nicht nur das Internet verändert den Handel mit Drogen, auch die Fortschritte der Chemie und Pharmakologie ermöglichen eine rasante Entwicklung ständig neuer Substanzen. Im Durchschnitt meldet das *Monitoring System* der EU in Lissabon wöchentlich eine neue psychoaktive Substanz (NPS). Im Jahr 2012 wurden der Europäischen Beobachtungsstelle 73 neue psychoaktive Substanzen gemeldet. Diese Substanzen wurden in mindestens 693 Internetshops verkauft. Die meisten NPS imitieren die Wirkung bekannter und häufig konsumierter Drogen. So drängte in den

Auch der amerikanische Großkonzern Google profitiert vom illegalen Substanzhandel: Online-Händler nutzen Googles AdWords-Werbesystem, um User auf ihre Seiten aufmerksam zu machen. Wer vermeiden möchte, Informationen über seine Suchanfrage über Google an die NSA zu übermitteln, kann Alternativen wie Startpage nutzen. Sie speichern weder IP-Adressen noch das Suchverhalten.

letzten Jahren eine Fülle von synthetischen Cannabinoiden, also Substanzen, die die Cannabis-Wirkung imitieren, auf den Markt. Sie wurden in der Öffentlichkeit als Bestandteil von Räuchermischungen (»Spice«) bekannt, die lange Zeit legal verkauft werden konnten – und mit veränderten Inhaltsstoffen auch noch heute werden. Die Hersteller hatten die psychoaktiven Substanzen auf an sich harmlose Kräuter gesprüht. Als *Legal Highs* haben sie hauptsächlich unter Jugendlichen eine rasante Karriere gemacht. Legal Highs ist ein Szene- und Marketingbegriff für Substanzen, die entweder legal sind oder als legal verkauft werden, etwa als Badesalze oder Reinigungsmittel. Viele NPS sind in manchen Ländern jahrelang legal, bevor sie in die Betäubungsmittel-Gesetzgebung aufgenommen werden.
Auch andere rauscherzeugende Stoffe können seit einigen Jahren von jedem online erworben werden, der sich die Grundlagen des Internets und der digitalen Bezahlung zu eigen macht. Sie heißen 5-MeO-DMT, 6-APB, 2C-B oder DOM.

Vermutlich war es der Kalifornier Ross Ulbricht, der unter dem (mehrfach an Nachfolger vererbten) Namen *Dread Pirate Roberts* das lukrative Geschäft gestartet hatte. Die im Jahr 2011 in Betrieb gegangene *Silk Road* war der bekannteste internationale Umschlagplatz für Drogen im Netz. Berechnungen ergaben, dass dort mindestens 1,2 Milliarden US-Dollar umgesetzt wurden. Auf der Silk Road wurde eine breite Palette von Produkten angeboten: Neben Heroin, Cannabis, MDMA, AL-LAD und vielen NPS war es dort auch möglich, Waffen und Personalausweise zu kaufen. Die Silk Road war … fast sicher. Sie wurde nach einer aufwendigen kriminalistischen Ermittlung von Hunderten von Polizisten und Computerspezialisten zum ersten Mal im Oktober 2013 geknackt. Einen Monat später war die *Silk Road 2.0* im Netz, die allerdings bereits im Februar 2014 durch eine Schwachstelle aufflog. Für das Wachstum des Handels mit Rauschstoffen im Internet spielten diese weltweit bekannt gewordenen Handelsplätze allerdings nur eine Nebenrolle. Stunden später hatte sich eine Handelsplattform in *Silk Road Reloaded* umbenannt, und die großen Online-Drogenmärkte *Evolution* und *Agora* bestehen ungestört weiterhin.
Die Silk Road und ihre Geschwister sind nur der schattige Untergrund eines im ganz normalen Internet agierenden Netzwerks von Laboren und pharmazeutischen Firmen, die auch psychoaktive Substanzen produzieren. Bei einigen dieser Unternehmen genügt es, sich unter fadenscheinigen Angaben eine *Buyers Licence* zu besorgen, indem man zum Beispiel vorgibt, wissenschaftlich arbeitender Chemiker an einer Universität in den USA zu sein. Sitzt die Firma in China, wird vermutlich auf eine Überprüfung verzichtet, und schon hat man Zugang zu Ausgangsstoffen für die Herstellung einer Substanz oder den begehrten Substanzen selbst. Für den Zugang zu diesen NPS benötigt man dann also keine Spezialkenntnisse, es genügen eine Kreditkarte und ein Internetzugang.

Einige User vermuten, dass manche der Handelsplattformen im Internet von Polizeibehörden betrieben werden, um Händler und User aufzuspüren. Nur eine Verschwörungstheorie?

Das Internet hat auch eine Reihe von virtuellen Währungen hervorgebracht, die den Drogenkauf im Netz vereinfachen. Die bekannteste ist *Bitcoin*. Ein Bitcoin war zeitweise über 1000 US-Dollar wert. Andere virtuelle Währungen heißen *Dodgecoin* oder *Litecoin*. Berühmt wurde Bitcoin als Zahlungsmittel auf der Silk Road, es wird aber weit darüber hinaus in vielen legalen Bereichen als Währung akzeptiert.

Ein Nebeneffekt dieser notenbankfreien Währung ist, dass man – allerdings nur mit einigem technischen Know-how – den Ursprung einer Bezahlung verschleiern und auch illegale Waren leichter erwerben kann. Um auf der Silk Road einzukaufen, musste man zudem wissen, wie man im sogenannten *Dark Net* die dort versteckten Websites und Händler finden konnte. Dazu dient unter anderem der auf Sicherheit von politischen Dissidenten und Schutz vor Verfolgung spezialisierte Browser *Tor*. Bis etwa 2006 wurde die Entwicklung der ersten Versionen von Tor vom amerikanischen Militär unterstützt, seither wird Tor auf der Grundlage von privaten Spenden und Regierungsmitteln weiterentwickelt. Eine Vielzahl von Programmierern, unter anderem vom deutschen Chaos Computer Club, arbeiten an der Weiterentwicklung des Browsers oder überwachen diese kritisch. Ihre Vision ist ein Internet, das für jeden Bürger sicher ist und demokratisch bleibt. Im Tor-Netzwerk wird die Internetkommunikation über mehrere zentrale Knotenpunkte geleitet, das sogenannte *Onion*-Netzwerk, das es schwer macht, den Ursprung einer Anfrage nachzuvollziehen. Tor kann politisch Verfolgten helfen, sich zu organisieren. Aber es kann eben auch dem organisierten Verbrechen dazu dienen, Aktivitäten zu verschleiern, indem *Hidden Services* aufgebaut werden, also beispielsweise Plattformen, auf denen illegale Waren gehandelt werden. Das Tor-Netzwerk kann genauso wie die aus bürgerrechtlichen Gründen unbedingt notwendige End-zu-End-Verschlüsselung eben auch für illegale Aktivitäten und heimliche Geschäfte genutzt werden.

Virtuelle Währungen wie Bitcoin bedienen sich eines völlig neuartigen Ansatzes. Ihre Gegenwerte oder Sicherheiten liegen nicht zentral in einer Bank oder an einem anderen realen Ort, sondern werden dezentral über eine sogenannte Blockchain verteilt, die auf jedem Rechner zugänglich ist, auf dem ein entsprechendes Programm installiert ist. Anonym ist eine Bezahlung durch die bloße Benutzung von Bitcoin allerdings nicht.

Bislang wurden von staatlichen Behörden und Hackern stets Schwachpunkte entdeckt, mit denen es – zumindest theoretisch – möglich war, User zu identifizieren, die vermeintlich anonym im Internet surften. Die Masse des Internet-Datenverkehrs stellt wiederum einen eigenen Schutz dar, der allerdings trügerisch sein kann, wenn man etwa die Möglichkeiten großer Geheimdienste bedenkt, einzelne User bis auf die Inhalte ihrer häuslichen Festplatte auszuspähen. Es bleibt ein Katz-und-Maus-Spiel.

Wer sich im Internet frei bewegen will, muss wissen, wie er sich schützt. Mit Technologien wie OpenPGP (einer End-to-End-Verschlüsselung) werden die zu übertragenden Daten auf Senderseite ver- und erst beim Empfänger wieder entschlüsselt. Dadurch können Zwischenstationen ausgeschaltet werden.

Chemiker und Magier, Psychonauten und Geschäftemacher

Mephedron, ein synthetisches Katinon, war die Droge, an der sich die Geburtsstunde dieser neuen Form des Substanzhandels fest-

4-Methylmethcathinon (4-MMC) oder Mephedron (auch bekannt als Meow Meow, Bubbles) ist ein Cathinon-Derivat. Es wirkt stark stimulierend und gleichzeitig entaktogen (die Einfühlsamkeit fördernd). Es wurde vor der Illegalisierung längere Zeit als Badesalz und Legal High vermarktet.

machen lässt. Sozusagen eine downloadbare Droge, die zumindest am Anfang nur aus dem Internet kam. Mephedron wurde zuerst in Großbritannien bekannt und dort recht schnell in das Betäubungsmittelrecht aufgenommen, also verboten. Dem Siegeszug in den Clubs und bei den Usern tat das zunächst keinen Abbruch. Vielmehr sprangen die üblichen Verdächtigen, die Drogenkartelle und Straßendealer, auf den Zug auf und verkauften Mephedron auch auf dem traditionellen Weg. In Graz beispielsweise, der zweitgrößten Stadt Österreichs, hat Mephedron Heroin in der Straßenszene fast verdrängt.
Die sogenannte *Research Chemical*-Szene ist auch eine Reaktion auf das derzeitige Prohibitionssystem, in dem begehrte Substanzen schwer verfügbar gemacht wurden. User und Geschäftemacher suchen sich andere Wege. Das ist nicht ohne Risiken, denn während Alkohol, Cannabis, MDMA, Heroin und Co. Hunderte von Studien an Tieren und Menschen durchlaufen haben und teils seit Jahrtausenden konsumiert werden, weshalb wir umfassendes Wissen über Wirkungen, Nebenwirkungen und Langzeitfolgen haben, werden die meisten neuen Substanzen ohne seriöse Tests auf den Markt geworfen. Wer sie nimmt, ist quasi Teil eines Menschenversuchs mit unvorhersehbarem Ausgang. Das heißt nicht, dass nur skrupellose Verbrecher in diesem Bereich tätig sind. Nicht wenige Molekülenthusiasten mit Abschlüssen in Chemie oder Pharmazie arbeiten tagsüber an offiziellen und nachts an den eigentlichen Herzensprojekten. Herzensprojekte? Ja, manchmal. Es gehört zu den Besonderheiten in der Szene der Research-Chemical-Produzenten, dass viele Aktivisten nach ethischen Grundsätzen arbeiten. Sie forschen nicht, um reich zu werden, sondern um Bewusstseinsprozesse sichtbar zu machen, um anderen psychedelische Erfahrungen zu ermöglichen oder die von ihnen als falsch empfundene Drogenpolitik zu korrigieren. Manche haben in den Ecstasy- oder Halluzinogen-Szenen der 1980er und 1990er Jahre ihre persönliche Substanz-Initiation erlebt und können nicht nachvollziehen, dass die dumpfen, aggressiven Highs, die der legale Alkohol bei vielen erzeugt, den feinsinnigen, introspektiven, aber illegalen Highs überlegen sein sollten, die einige Psychedelika auslösen. Sie sind, ähnlich wie die Angehörigen der *Transformational Festival*-Szene, der Ansicht, dass unsere Gesellschaft einen Impuls zur Veränderung durch solche Highs benötigt.

Zwei Personen spielen eine wichtige Rolle auf der Bühne der Research-Chemical-Szene, sie haben den Status von »Magiern« erreicht, womit gemeint ist, dass man die Mythen über diese Personen nicht mehr von den realen Menschen unterscheiden kann. Interessanterweise hatten beide kaum etwas mit der skizzierten Entwicklung des Internets zu tun: Der Schweizer Chemiker Albert Hofmann (1906–2008) entdeckte 1943 zufällig die bewusstseinsverändernde Wirkung des LSD und isolierte Jahre später auch Psilocybin. Der Forscher hat sich zudem sein Leben lang mit Naturphilosophie und

Ethikfragen beschäftigt, auch im Zusammenhang mit psychoaktiven Substanzen. Sasha Shulgin (1925–2014) arbeitete jahrzehntelang systematisch an der Entdeckung neuer Psychedelika und Empathogene, er synthetisierte auch MDMA neu, das damals als legale Substanz in Psychotherapeutenkreisen genutzt wurde, bald aber Eingang in die Partyszene fand. Shulgin entwickelte über 300 Substanzen, darunter 2C-B. Über seine Entdeckungen im Selbstversuch publizierte er weltweit bekannte Berichte. Kopien seiner Aufzeichnungen wurden in der Vergangenheit auch in Untergrundlaboren gefunden, da sie genaue chemische Anleitungen enthalten. Shulgin war aber nicht nur Naturwissenschaftler, er gehörte auch zur Untergrundszene der sogenannten Psychonauten, die sich vor allem für die Erkundung und Veränderung des Bewusstseins interessierte. Seine Arbeit machte deutlich, dass die traditionell bekannten Substanzen nicht das Ende, sondern der Anfang eines Prozesses sein würden, der eine große Zahl von »Compounds« hervorbringt, die mit dem menschlichen Bewusstsein interagieren.
Sasha Shulgin selbst scheint über eine erstaunliche mentale Widerstandsfähigkeit verfügt zu haben: Viele seiner in den Hauptwerken *PiHKAL (Phenethylamines I Have Known And Loved)* und *TiKHAL (Tryptamines I Have Known And Loved)* publizierten Selbstversuche endeten in sehr unangenehmen Zuständen. Andere hatten mystischen oder introspektiven, hedonistischen oder meditativen Charakter. Shulgin und Hofmann sind weit über ihre Rolle als Chemiker hinaus zu Kultfiguren bei chemisch und psychedelisch Interessierten geworden. Und zu Hassobjekten bei jenen, deren Aufgabe die Umsetzung der Prohibition ist. Viele junge Chemiker bringen beiden eine fast religiöse Verehrung entgegen und versuchen, ihr Werk zu imitieren oder fortzusetzen. Und geschäftsgierige Drug-Designer interessieren in den Werken von Shulgin und Nachfolgern nur die Formeln, nicht die Ethik.

Ein für die Zukunft vermutlich wegweisendes Beispiel ist die Entstehung von Methoxetamin (MXE). Der Erfinder von MXE litt unter Phantomschmerz in einer abgetrennten Hand. Er nutzte zunächst das Anästhetikum Ketamin, das als eines der wenigen *Dissoziativa* auch analgetische Wirkung hat, also Schmerzen stillt. Da ihm nach eigener Angabe die Nebenwirkungen von Ketamin nicht behagten, ersetzte er die 2-Chloro-Gruppe am Phenylring von Ketamin durch eine 3-Methoxy-Gruppe. Geboren war Methoxetamin. Mit einem Gramm Ketamin konnten zwei bis drei konsumerfahrene Personen oder bis zu zehn Neulinge ein Party-High erleben. Mit einem Gramm Methoxetamin wurde diese Anzahl auf ein Mehrfaches gesteigert, eine durchschnittliche Dosis beträgt hier 20 bis 60 Milligramm. MXE wurde über das Internet legal verkäuflich angeboten, einige Händler nannten es »K's Sister«. Von chinesischen Laboratorien konnte man sich ein Kilo Methoxetamin (also ca. 20 000 Dosen) für weniger als 9000 Euro zuschicken lassen. Als Methoxetamin verboten wurde, standen am selben Tag 4-MeO-PCP

Bei Dissoziativa werden mentale Prozesse voneinander entkoppelt. Es entsteht der Eindruck, die Welt oder der eigene Körper seien unwirklich oder man befinde sich in einer anderen Welt. Neben Ketamin sind Lachgas und PCP (Phencyclidin oder »Angel Dust«) bekannte Vertreter dieser Wirkgruppe.

und das in der Tiermedizin benutzte Tiletamin zum Verkauf bereit. Der Erfinder von Methoxetamin gab an, durch MXE die schädlichen Einwirkungen des chronischen Ketaminkonsums auf die Blase verringern zu wollen. Erste Studien ergaben, dass dies nicht der Fall war. Die Droge war jedenfalls längst auf dem Markt, bevor sie überhaupt getestet werden konnte.

Der Drogenkauf im Internet wirft etliche Fragen und Probleme auf:

- Wie können sich Käufer in Internetshops vergewissern, welche Substanzen sie in welcher Reinheit kaufen? In Deutschland und vielen weiteren Ländern existiert kein funktionierendes *Drug Checking*-System. Interessanterweise übertrifft die Reinheit der im Internet verkauften Substanzen oftmals die Straßenqualität um ein Vielfaches. Aber das ist nicht immer so. Wie andere Käufer Substanz und Händler bewerten, kann zumindest einen Hinweis geben.
- Die im Internet bestellten Substanzen kommen oft in Pulverform. User müssen sie selbst abwiegen und in Kapseln dosieren. Das stellt eine Fehlerquelle dar und wird von unbedarften Konsumenten umgangen, indem sie einfach das Pulver vom angefeuchteten Finger lecken. Das führt zu unklaren Dosierungen und potenziell auch tödlichen Überdosierungen. Zudem steigt der Anreiz für ungebremstes Nachdosieren.
- Gerade junge Menschen besitzen häufig die besten Internet-Skills, aber oft nicht ausreichendes Wissen über die Substanzen und deren Risiken. Hier ist Aufklärung für Konsumenten und deren Begleiter wichtig!
- Die niedrigen Preise im Netz können dazu verlocken, große Mengen zu kaufen. Davon ist abzuraten, besonders wenn die Substanz illegal ist, denn schnell hat man eine Menge zusammen, die rechtlich nicht mehr als Eigenbedarf gilt.

Drogen offline

Trotz dieser neuen, über das Internet angefeuerten Trends, die bislang vor allem eine Avantgarde von Internetnutzern und die *Early Adopters* (frühe Einsteiger oder Anwender) betreffen, spielt der traditionelle Drogenhandel, das Dealen offline, noch immer die Hauptrolle im Geschäft mit den Highs erzeugenden Stoffen.
Auch hier handelt es sich in erster Linie um ein gewaltiges Geschäft, das von der organisierten Kriminalität beherrscht wird. Aber bei einigen Menschen, gerade bei denen, die im kleinen Umfang Gras an andere weitergeben, steckt keine Gewinnabsicht dahinter. Es wird oft als eine Art Freundschaftsdienst oder Teilen betrachtet. Einer kauft für alle ein, als würde ein Kasten Bier fürs abendliche Grillen besorgt. Ohne Unrechtsbewusstsein, obwohl es sich um eine hierzulande illegale Droge und damit abhängig von Menge und Bundesland um eine Straftat handelt.

Wer unbedingt eine illegale Substanz konsumieren möchte, sieht sich einigen ernsthaften Schwierigkeiten gegenüber. Denn die im legalen Handel bekannten Konsumentenrechte sind außer Kraft gesetzt. Deshalb gilt:

- Verkäufer von illegalen Drogen sind so unterschiedlich, wie Menschen eben sind. Es gibt gewissenlose Gangster, abhängige Verzweifelte und Idealisten.
- Kaufe nichts von Fremden. Ohne Hintergrundinformationen kann dir jeder alles Mögliche andrehen.
- Falls du von jemandem mit Referenzen, also einem Dealer, der dir – online oder offline – empfohlen wurde, kaufen möchtest, dann frage vorher, ob er die fragliche Substanz selbst getestet hat. Du solltest dir aber immer bewusst sein, dass es hier um eine Verkäufer-Käufer-Situation geht und der Verkäufer nicht unbedingt in erster Linie dein Wohl im Auge hat.
- Es ist unklar, in welcher Qualität die Substanzen verkauft werden. Es gibt keine unabhängigen Qualitätssiegel auf dem Schwarzmarkt – außer dem Ruf, den ein Verkäufer zu verlieren hat. Jede Form von Drug Checking wäre hier begrüßenswert, die es, ohne sich strafbar zu machen, ermöglicht, solche Produkte auf Gesundheitsgefahren testen zu lassen.
- Wer Substanzen für seine Freunde kauft, läuft Gefahr, in die Region einer strafrelevanten Menge zu kommen, bei der Staatsanwälte und Richter kein Auge zudrücken werden.
- Teste Substanzen auch aus vermeintlich sicheren Quellen zunächst mit Minimaldosierungen, am besten ein Zehntel einer Standarddosis.

Es gibt noch andere Aspekte im Umfeld des Einkaufs von bewusstseinsverändernden Substanzen zu bedenken:

- Du legst dir einen Vorrat an, obwohl du in der Vergangenheit schon mal Probleme mit Kontrollverlust hattest? Dann trainiere erst einmal: Platziere eine Standarddosis der Substanz nur für dich gut sichtbar in deiner Wohnung. Und dann gehe einen Monat lang daran vorbei. Mach dir bewusst, was das ist und warum du es einen Monat lang nicht anfassen möchtest. Wenn es klappt, kannst du weiterplanen.
- Viele chemische Verbindungen und vor allem die Naturdrogen verändern sich mit der Zeit durch Oxidation, Lichteinwirkung, Hitze, Austrocknung oder gehen Verbindungen mit anderen Stoffen aus der Umwelt oder Verpackung ein. Fast alle Medikamente und andere Substanzen mögen es luftdicht, dunkel und kühl.
- Es gibt noch andere Menschen außer dir. Bewahre deine Schätze so auf, dass du andere Menschen, vor allem Kinder, Jüngere und Menschen, die eine Tendenz zu Kontrollverlust haben, nicht gefährdest.

Das Thema Internet und Dealen führt an die Grenze der derzeitigen Drogengesetzgebung. Vermutlich wird in den nächsten Jahren auch wegen der Entwicklung auf dem Research-Chemical-Markt die Diskussion über die Legalisierung einiger der am meisten konsumierten Drogen wie Cannabis und MDMA noch intensiver geführt werden. Denn durch eine Legalisierung könnten Menschen, die im Internet Drogen kaufen, die diese klassischen Substanzen imitieren, eine gesündere oder zumindest bewusste Wahl treffen.

Wonach googelst du so?

Relative Häufigkeit der bei der Internet-Suchmaschine Google angefragte Suchbegriffe im Bereich »Drogen« (2008 bis 2012)

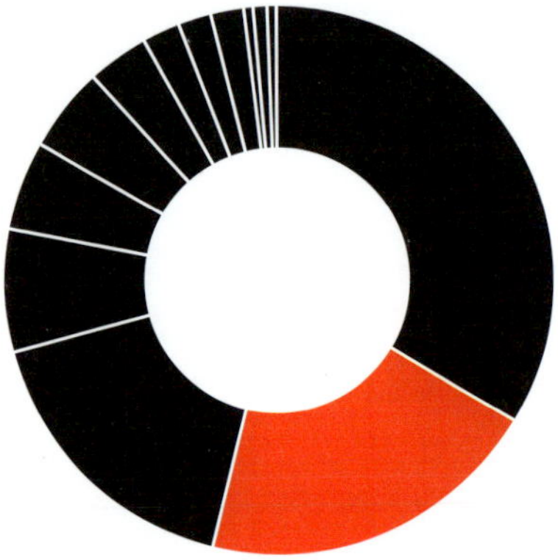

Cannabis 88
Amphetaminartige 53
Kokain 44
Heroin 19
Opium 14
Spice 13
PCP 9
Ketamine 6
Salvia divinorum 5
Kratom 5
Morphine 2
Khat 2
Benzodiazepine 1

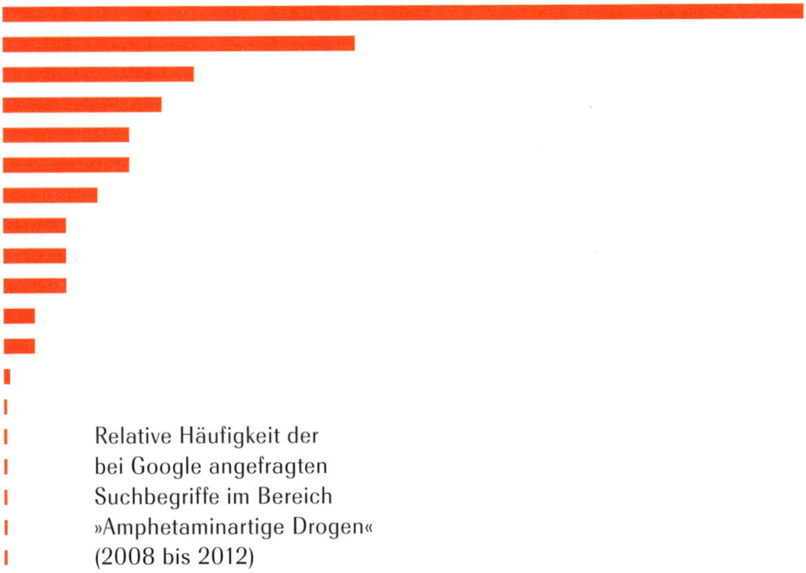

25 »Ecstasy«
11 Methamphetamin
6 Badesalze
5 Ketamin
4 Amphetamin
4 Khat
3 Salvia divinorum
2 Kratom
2 PMMA
2 Mephedron
1 JVVH-018
1 BZP
0,2 mCPP
0,1 MPDV
0,1 4-MMC
0,1 TMFPP
0,1 4-FA
0,1 DMMA
0,1 Dimethokain

Relative Häufigkeit der bei Google angefragten Suchbegriffe im Bereich »Amphetaminartige Drogen« (2008 bis 2012)

LSD

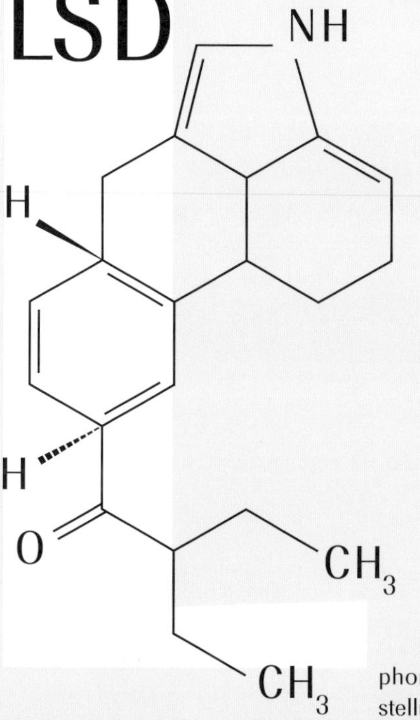

Der Basler Forscher Dr. Albert Hofmann synthetisierte die chemische Verbindung LSD (Lysergsäurediethylamid) 1938 ursprünglich mit der Absicht, ein Kreislaufstimulans herzustellen. Erst fünf Jahre später entdeckte er die halluzinogene Wirkung von LSD, einer Droge von bis dahin unbekannter Wirkungsstärke. LSD ist eine kristalline Substanz, die in Trägersubstanzen eingebettet wird und bereits in geringsten Mengen von einem zehntausendstel Gramm wirkt. Aus einem Gramm LSD lassen sich demnach rund 20 000 LSD-Trips herstellen. LSD hat seit den 60er Jahren eine wichtige Rolle in der psychedelischen Bewegung und Partyszene gespielt. Daneben gibt es eine Reihe von psychotherapeutischen Anwendungen, die seit der Jahrtausendwende wieder wissenschaftlich erforscht werden. Herstellung, Erwerb und Handel von LSD sind nach dem deutschen Betäubungsmittelgesetz (BtMG) verboten.

Konsumformen LSD wird angeboten als perforiertes Löschpapier, Karton (umgangssprachlich Papers oder Pappen) · winzige kegelförmige oder scheibenförmige Partikel (umgangssprachlich »Micros«) · Lösung in flüssiger Form. In der Regel wird LSD geschluckt, es kann aber auch gespritzt oder in flüssiger Form ins Auge geträufelt werden. Micro-Trips können unter die Augenlider gelegt werden. Das Spritzen ist besonders riskant, auch der Konsum über das Auge birgt große Risiken und kann äußerst schmerzhaft sein. Eine Aufnahme des Wirkstoffs über die unverletzte Haut, etwa durch Anbringen von Klebebildern, ist nicht möglich.

Wirkung und Risiken LSD ist ein Halluzinogen und wirkt stark wahrnehmungsverändernd, alle Sinne sind davon betroffen. Im LSD-High verschwinden die Grenzen zwischen dem erlebenden Ich und der Außenwelt abhängig von der Tiefe des Rausches. Mögliche Wirkungen sind · Veränderung des Hörens, Sehens, Fühlens und Denkens · intensivierte Wahrnehmung von Farben, Musik, Berührungen oder Geschmack · Veränderungen des Raum- und Zeiterlebens · Sinnestäuschungen und Wachträume · Veränderung oder Auflösung der Eigen- oder Umweltwahrnehmung · Auflösung der Grenzen von Ich und Außenwelt · Euphorie · Verwirrtheit, Angst- und Panikattacken (Horrortrip) · Wahnvorstellungen oder Psychose (falls eine Veranlagung dazu vorhanden ist, zum Beispiel bei Fällen von Schizophrenie in der Familie).

Die LSD-Wirkung kann individuell sehr unterschiedlich sein und hängt von verschiedenen Faktoren ab. Sowohl Dosis und Art der Einnahme als auch psychische Verfassung, momentane Stimmung und Persönlichkeit des Konsumenten sowie die Umgebung spielen dabei eine Rolle. LSD führt nicht zur körperlichen Abhängigkeit, die Substanz ist für den Körper nicht giftig. Die Risiken sind hauptsächlich kurzfristig eintretende psychische Folgen.

Kontrollierter und medizinischer Gebrauch LSD wurde in den 60er und 70er Jahren im Rahmen psychotherapeutischer Anwendungen erfolgreich eingesetzt. Zurzeit wird es im Rahmen verschiedener Studien in Europa und den USA angewandt, zum Beispiel in der Behandlung von traumatisierten Patienten und Menschen, die eine lebensbedrohliche Krankheit haben. Zahlreiche Gelegenheitskonsumenten gebrauchen LSD, ohne eine psychische Störung zu entwickeln. Die Übergänge zum problematischen Konsum sind aber wie bei jeder Droge fließend.

Problematischer Gebrauch Da LSD auf dem Schwarzmarkt verkauft wird, kann es verunreinigt sein und gefährliche Beimischungen enthalten. Seit einigen Jahren werden vermehrt andere Substanzen mit ähnlicher Wirkung, aber einem unkalkulierbaren Risiko als vermeintliches LSD verkauft. Die Teilnahme am Straßenverkehr ist unter Halluzinogenen nicht gestattet. Der Nachweis von LSD gestaltet sich bei einer Verkehrskontrolle allerdings aufgrund der geringen Konzentration in Körperflüssigkeiten schwierig. Im Urin ist LSD bis zu einem Tag nachweisbar, im Blut etwa zwölf Stunden. Problematisch ist der LSD-Konsum außerdem immer dann, wenn Konzentration und Reaktionsfähigkeit nötig sind, während der Arbeit und beim Sport aufgrund der erhöhten Verletzungsgefahr sowie bei gleichzeitiger Einnahme von manchen Medikamenten. LSD wird häufig in Kombination mit anderen Drogen, zum Beispiel Ecstasy, eingenommen. Die Risiken sind durch den Mischkonsum stark erhöht.

Verbreitung In Deutschland haben laut ESPAD-Studie rund 4 Prozent der 15- bis 16-jährigen Schüler und 2,5 Prozent der Schülerinnen in diesem Alter mindestens einmal LSD konsumiert. Insgesamt hat jedoch weniger als ein Prozent der europäischen Bevölkerung Erfahrungen mit der Substanz.

Carl

19, Insasse der Jugendanstalt Schleswig: *Ich dachte, ich komme da nie mehr raus, mein Leben ist vorbei!*

Als ich verhaftet wurde, war das ein Scheißgefühl. Mein Kollege und ich hatten eine Spielhalle überfallen. Wir hatten Messer und Pistolen dabei. Das war nicht unser erster Überfall, gemeinsam hatten wir schon einige Supermärkte klar gemacht. Vor den Überfällen habe ich manchmal Tramadol eingeworfen, damit ich ruhiger werde. Von dem erbeuteten Geld haben wir Party gemacht und uns Alkohol, Zigaretten und Drogen gekauft – Speed, Ecstasy, Gras, Kokain, Tilidin, Tramadol oder Oxikodon –, aber auch Klamotten und Essen. Bei der Verhaftung war mir klar, dass ich wegen bewaffneten Raubüberfalls verurteilt und in den Knast gehen würde. Ich dachte, jetzt sei alles vorbei. Ich war achtzehn Jahre alt und hatte keine Ahnung, wie Knast so ist. Das kannte ich nur aus dem Fernsehen, und was ich da gesehen hatte, war ziemlich krass. Ich hatte richtig Schiss davor.

Ich wurde zu drei Jahren Jugendhaft verurteilt. Mein Tatgenosse und ich wurden zusammen zur Untersuchungshaft in die Jugendstrafanstalt Schleswig gebracht. Als wir an der Pforte vor dem schweren Metalltor standen, habe ich noch Witze gemacht. Mein Kollege wurde zuerst abgefertigt: Er bekam seine Haftklamotten und so und wurde weggebracht, dann war ich an der Reihe. Es war abends um halb zehn, ich bin den Weg langgelaufen, der zwischen den anderen Haftgebäuden zu Haus elf führt, dem Aufnahmebereich. Aus den Fenster der Zellen kamen Pfiffe und lautes Gejohle, blöde Sprüche wie »Frischfleisch« und so. Das war ziemlich bedrohlich. Solche Typen, die in ihren Zellen sitzen und da einen auf starken Mann machen, nennt man hier im Knast »Gitterrambos«, aber das wusste ich da noch nicht.

In der Jugendanstalt Schleswig werden jugendliche Straftäter im Alter von bis zu 24 Jahren untergebracht. Selbständigkeit und Eigenverantwortung sind die Ziele sogenannter Wohngruppen, die aus 11 bis 15 Gefangenen bestehen. Die Jugendlichen sollen lernen, sich selbst zu versorgen und Verantwortung zu übernehmen.

Der Flur in Haus elf erinnerte mich an das Heim, in dem ich aufgewachsen bin. Statt in einen normalen Haftraum wurde ich in eine Beobachtungszelle gesteckt. Ein kahler, gekachelter Raum mit einer Matratze auf dem Boden. Keine Ahnung, warum ich da reinmusste, vielleicht weil ich als drogenabhängig galt oder wegen meiner Hautfarbe. Oder es lag daran, dass der Beamte mich einfach nicht mochte. Der mag mich bis heute nicht.

Ich bin am Freitagabend angekommen, bis Montag saß ich in der Beobachtungszelle. Das war ätzend – die Heizung war voll aufgedreht, ich schwitzte, kochte im eigenen Sud, die Anstaltskleidung klebte an meinem Körper. An diesem Wochenende habe ich viel geweint. Ich dachte, ich käme da nie mehr raus, mein Leben sei vorbei!

Seit einigen Monaten bin ich in der SotA, der sozialtherapeutischen Abteilung. Ich bin ein sogenannter Gewaltstraftäter. Mit der Psychologin arbeite ich meine Taten auf und rede auch mit ihr über Drogen und Sucht. Sie sagen hier, ich hätte hauptsächlich ein Aggressionsproblem, mein Drogenproblem komme erst an zweiter Stelle.

Mittlerweile komme ich hier ganz gut klar, ich habe mir Knast schlimmer vorgestellt. Na ja, mir bleibt ja auch nichts anderes übrig, als klarzukommen. Am Anfang hatte ich einige Auseinandersetzungen mit Mithäftlingen. Einer hat mich »Neger« genannt, das hat mich sehr aufgeregt. In einer Freistunde habe ich ihm dann mein Knie in sein Gesicht gerammt. Dafür bin ich mit Einschluss bestraft worden, das bedeutet, dass man den ganzen Tag in seiner Zelle eingeschlossen wird, nur zur Arbeit und den Therapiestunden kommt man raus. Mittlerweile komme ich mit allen Mitgefangenen ganz gut klar, ich habe hier drin keine Feinde. Aber wenn ich angegriffen werde, verteidige ich mich!
Natürlich nervt es total, dass man im Knast nichts selbst bestimmen oder entscheiden kann, nicht, wann ich aufstehe oder wann ich wohin gehe. Jeder Tag ist wie der vorherige, ich treffe jeden Tag zur gleichen Zeit die gleichen Menschen am gleichen Ort. Das regt mich manchmal schon sehr auf.
In der Woche beginnt der Tag um halb sieben, da werden wir geweckt. Mittlerweile habe ich mich so daran gewöhnt, dass ich oft schon vor dem Wecken von selbst wach werde. Dann aufstehen und eine rauchen. Dann waschen und so, dann zur Arbeit in die Holzwerkstatt, dann wieder rauchen, dann zum Frühstück in die Kantine, wieder rauchen, zum Mittagessen in die Kantine, rauchen, nach Feierabend haben wir dann eine Freistunde, da spiele ich Basketball auf dem Hof oder *Fifa* auf der Konsole im Gemeinschaftsraum in meiner Wohngruppe. Dann Abendessen. Danach vielleicht in den Fitnessraum oder Tischtennis spielen, danach duschen. Um neun Uhr ist Einschluss, da müssen wir in unsere Zellen, und die Stahltür wird abgeschlossen. Danach rede ich am Fenster noch mit den Kollegen in den Nachbarzellen oder sehe fern, dann gehe ich irgendwann schlafen. Jeden Tag. Ziemlich monoton. Schlimm ist das Gefühl, dass hier drin das Leben an mir vorbeiläuft.
Am schlimmsten ist es Weihnachten. Ich hasse Weihnachten, schon immer, aber im Knast ist es besonders scheiße! Im Fernsehen nur Scheißweihnachtsfilme, nur Scheißweihnachtswerbung mit glücklichen Menschen und glücklichen Familien. Ich bin im Heim aufgewachsen, ohne Familie, meine Eltern sind gestorben, als ich acht war, den Kontakt zu meinem älteren Bruder, der wegen Raubüberfalls mit Todesfolge zu neun Jahren Gefängnis verurteilt wurde, hat das Jugendamt unterbunden.
Wie in jedem Knast gibt es auch hier immer mal wieder Drogen und Alkohol. Die Drogen werden reingeschmuggelt, den Alkohol setzen einige heimlich selbst an. Der scheppert auch ziemlich, ist aber so eklig, dass man ihn nach jedem Schluck sofort wieder auskotzen möchte. Das ist nichts für mich.
Drogen nehme ich auch nicht mehr, ich habe mein Drogenproblem hier drin ganz gut im Griff. Ich muss regelmäßig Urinproben abgeben, bisher waren alle Kontrollen negativ. Das Einzige, was man hier ungefährdet nehmen kann, ist Spice: Das ist im Urin nicht nachweisbar. Wenn ich positiv getestet würde, droht mir eine Zwangseinweisung in die geschlossene Psychiatrie. Das will ich unbedingt

vermeiden! Wenn ich hier rauskomme, würde ich gerne eine Lehre machen oder zumindest ein Praktikum, irgendeinen festen Job, an dem ich mich festhalten kann, damit ich nicht wieder so abrutsche. Arbeitslos sein ist scheiße, und ans frühe Aufstehen und Arbeiten habe ich mich ja hier gewöhnt. Nie mehr irgendwelche Drogen zu nehmen kann ich mir ehrlich gesagt nicht vorstellen, wahrscheinlich werde ich noch als Opa ab und zu kiffen. Aber ich will das mit den Drogen nicht wieder so einreißen lassen wie früher, schließlich haben mich ja unter anderem die Drogen hier reingebracht. Und beim nächsten Mal komme ich nicht mehr mit Jugendhaft davon.

1

Gesetze und Politik

Die deutsche Politik hat ein Drogenproblem. Nein, wir reden hier nicht von Kokainrückständen auf den Toiletten des Bundestages oder von Drogeneskapaden einzelner Abgeordneter. Wir reden von der deutschen Drogenpolitik, die sich leider nicht immer durch Sachkenntnis oder auch nur gesunden Menschenverstand auszeichnet.

»Die Strafe für den Gebrauch einer Droge sollte nicht schädlicher sein als die Droge selbst. Wo das der Fall ist, muss es geändert werden. Nirgendwo ist dies eindeutiger als bei Haschisch und Marihuana.«

Jimmy Carter (*1924), ehemaliger Präsident der USA

»Unser Ziel muss eine Gesellschaft sein, die Rausch einmal genauso ächtet wie Kannibalismus.«

Helmut Kohl (*1930), ehemaliger Bundeskanzler

»Wer den freien Genuss von Cannabis befürwortet, nimmt in verantwortungsloser Weise den Tod von Tausenden junger Menschen in Kauf.«

Edmund Stoiber (*1941), ehemaliger Ministerpräsident von Bayern

»Scheiße, wir hätten sogar Vitamin C gespritzt, wenn sie es verboten hätten!«

Renton, Junkie aus dem Film *Trainspotting*

Die deutsche Bundeskanzlerin Angela Merkel antwortete auf die Frage nach einer möglichen Cannabis-Legalisierung, sie halte wenig davon, da »auch der Konsum von geringen Mengen sehr, sehr hohe Abhängigkeiten schaffen kann. Bei Alkohol und Zigaretten ist ein vernünftiger, begrenzter Umfang nicht sofort so suchtgefährdend, wie das bei Cannabis nach unserer Auffassung ist.« Das ist komplett falsch. Es ist ihr Recht, sich gegen eine Freigabe zu entscheiden, aber dann sollten ihre Argumente zumindest sachlich richtig sein. Zugegeben, das Zitat stammt aus dem Jahr 2011, aber die Bundesregierungen haben in den vergangenen Jahren nicht viel Anlass zu der Annahme gegeben, dass sie auf dem Gebiet der Drogenpolitik wesentliche Veränderungen planen.

Auch Politiker haben durchaus Erfahrung mit illegalen Drogen: Bei einem Wischtest fand ein TV-Magazin im Jahr 2000 Kokainspuren im Bundestag und fünf Jahre später auch im EU-Parlament. Auch US-Präsident Barack Obama gab zu, in seiner Jugend gekifft und gekokst zu haben.

Die Leitlinien der Drogenpolitik werden anscheinend oft von denen gestaltet, die von Drogen, ihren Wirkungen, Nebenwirkungen und realen Gefahren nicht sonderlich viel verstehen oder verstehen wollen. Das persönliche Weltbild, Gewohnheiten und der vermutete Wählerwille und immer wieder auch Vorurteile und Denkfaulheit bestimmen die Meinungsbildung und die Entscheidungen in der Drogenpolitik – häufiger als Fachwissen, wissenschaftliche Erkenntnisse und Mut zur Veränderung.
Es gibt dennoch einen schleichenden Wandel und Fortschritte. Dazu gehört die Veränderung des Umgangs mit Heroinabhängigen: Im Jahr 2002 wurde in sieben deutschen Städten ein Modellversuch gestartet – an Schwerstabhängige wurde unter ärztlicher Kontrolle Diamorphin abgegeben, also reines Heroin anstelle der sonst üblichen Ersatzstoffe wie Methadon, die die Heroinwirkung in weiten Teilen imitieren, aber für den Abhängigen nicht immer genau das sind, was er braucht. Das Ziel war es, die Abhängigen gesundheitlich und sozial zu stabilisieren, die Beschaffungskriminalität zu reduzieren und sie idealerweise sogar wieder an den Arbeitsmarkt heranzuführen. Nach Ende der vierjährigen Studienzeit belegte deren Auswertung eindeutig den Erfolg der Maßnahme auf allen Ebenen. Trotzdem wollten vor allem konservative Politiker die Abgabe von Diamorphin an Süchtige wieder beerdigen. Erst nach massivem Protest von Fachleuten wurde die Maßnahme zunächst befristet und unter hohen Auflagen weitergeführt. Im Jahr 2009 haben dann auch konservative Abgeordnete einer Gesetzesänderung zugestimmt, die die Fortsetzung der Diamorphinabgabe dauerhaft sichert.

Stoffe, die Wahrnehmung und Erleben zeitweise verändern, sind begehrte Güter. Aus den verschiedensten Motiven, darunter gesunde und krankhafte, moralische und unmoralische, eigensinnige und altruistische, suchen Menschen Highs. Die Geschichte der Drogenpolitik im 20. Jahrhundert zeigt, dass sich die Menschen diese Motive nicht wegerziehen oder verbieten lassen.

Drogenhandel, Prohibition und Legalisierung

Drogenpolitik ist oft auch Moralpolitik. Dessen sollte man sich bewusst sein, wenn man sich damit beschäftigt, wie die Politik versucht, Probleme zu lösen, die Drogen für eine Gesellschaft verursachen. Zu diesen Lösungsversuchen gehört vor allem die Prohibition, das Verbot aller Rauschdrogen, teils auch von Alkohol und Tabak. Das bekannteste Beispiel ist das Verbot von Alkohol in den USA von 1920 bis 1933. Die Illegalisierung von Alkohol wurde dort »The Noble Experiment« genannt – und ging gründlich schief. Alkohol wurde zu dieser Zeit illegal produziert und verbreitet. Die Regierung hatte weder den Willen noch die Mittel, um den ausufernden Schwarzhandel zu überwachen, die Kriminalität stieg insgesamt stark an. In getarnten Lokalen wurde Alkohol verkauft, und organisierte Banden wie die von Al Capone übernahmen den Handel. Der Unwille der Bevölkerung gegenüber der Prohibition und den kriminellen Begleiterscheinungen führte schließlich zu deren Aufhebung.
Während ein totales Alkoholverbot in keinem westlichen Land Bestand hatte und erst seit kurzem restriktivere Gesetze für den Tabakkonsum gelten, wirkt das Verbot anderer Drogen fast selbstverständlich und wer den Status quo hinterfragt, rebellisch. Das liegt auch daran, dass es weitreichende internationale Abkommen gibt, die der nationalen Drogenpolitik enge Grenzen setzen. Drei Verträge zur Drogenregulation fassen die Prohibitionspolitik zusammen: die *United Nations Single Convention on Narcotic Drugs* von 1961, in deren Rahmen auch das *International Narcotics Control Board* (INCB) und das *United Nations Office on Drugs and Crime* eingerichtet wurden. Im Jahr 2013 waren 184 Staaten dieser Konvention beigetreten. Außerdem gibt es zwei Zusatzverträge: die *Convention on Psychotropic Substances* von 1971 und die *United Nations Convention Against Illicit Traffic in Narcotic Drugs and Psychotropic Substances* von 1988. Der verbindende rote Faden ist die Illegalisierung des *rekreationalen Gebrauchs* von Drogen. Das Verbot soll den Konsum dieser Substanzen positiv beeinflussen, das Angebot verringern und die Nachfrage senken. So weit die Theorie. Die Illegalisierung erzeugt aber gleichzeitig viele unerwünschte Nebeneffekte. Über Jahrzehnte wurden die Auswirkungen dieses Politikansatzes allerdings nur grob oder gar nicht überprüft. Selbst das *United Nations Office on Drugs and Crime* musste im Jahr 2013 offiziell eingestehen, dass die Nachfrage nach illegalen Drogen nicht reduziert werden konnte, dass es große Probleme mit Gewaltverbrechen im Zusammenhang mit dem Verbot von Drogen gibt, ja dass der staatliche Kampf gegen die illegalen Substanzen selbst auch in Menschenrechtsverletzungen mündete.

Rekreationaler Gebrauch ist ein Begriff aus der internationalen Drogenpolitik und der Forschung. Er soll den Gebrauch von legalen, kontrollierten oder illegalen Drogen beschreiben, die zum Vergnügen und zur Entspannung eingenommen werden. Dem gegenüber steht der medizinische Gebrauch zur Heilung oder Linderung von Krankheiten oder Schmerzen.

Erlaubt ist im Rahmen der internationalen Drogenkontrollverträge der Gebrauch von Opiaten und anderer Drogen zu medizinischen

Zwecken und zur Forschung. Tatsächlich werden Heroin und viele andere Substanzen trotz aller Kontrollversuche illegal angebaut oder produziert und verkauft. Internationale Verbrechenskartelle haben sich um diesen Schwarzmarkt gebildet und schlagen daraus immensen Profit. Denn Drogenpolitik hat natürlich auch eine ökonomische und globale Dimension. Der Krieg gegen die Drogen fordert jährlich Zehntausende von Opfern und militarisiert ganze Staaten, darunter Mexiko, Kolumbien und das Goldene Dreieck (Laos, Thailand und Myanmar). Dabei ist völlig unklar, wie viele Menschenleben er *rettet*.

In der EU wurden laut Europäischer Drogenbeobachtungsstelle im Jahr 2011 eine Million Mal illegale psychoaktive Substanzen beschlagnahmt. Darunter 483 Tonnen Cannabis-Harz, 92 Tonnen Marihuana, 6,1 Tonnen Heroin und 0,7 Tonnen Methamphetamin.

Der rekreationale Konsum von Drogen ist illegal, aber überall auf der Welt verbreitet. Und wie der Anbau kaum zu kontrollieren. User, die eine illegale Substanz konsumieren, werden in vielen Staaten mit manchmal drakonischen Strafen belegt, die im Vergleich mit Kapitalverbrechen wie Mord und Vergewaltigung absurd überzogen wirken. Außerdem haben viele von ihnen oft nur einen eingeschränkten Zugang zum Gesundheitssystem. Hinzu kommen soziale Ausgrenzung und erhebliche Gesundheitsgefahren als Folge der Prohibitionspolitik, da schadensminimierende Maßnahmen wie *Drug Checking* vielerorts – auch in Deutschland – vom Gesetzgeber erschwert werden oder verboten sind.
Die aktuelle Drogen- und Suchtpolitik ist nicht alternativlos, auch wenn von Seiten vieler Politiker oft dieser Anschein erweckt wird. Allerdings steht Drogenpolitik nicht sehr weit oben auf der Prioritätenliste der europäischen Parlamente. Wohl auch, weil Politiker in einer Art Drogenpolitik-Kommunikationsfalle sitzen: Wer sich für eine Veränderung, Anpassung oder gar Liberalisierung der Drogenpolitik starkmacht, wird entweder nicht ernst genommen, einseitig als Handlanger der Drogen-User verunglimpft oder auch von Teilen der Presse niedergeschrieben. Es gab bislang wenig Raum für nüchternes Denken in der Drogenpolitik. Manchmal regieren Angst und Aktionismus, manchmal Desinteresse und Ahnungslosigkeit. Das zeigt das Beispiel der in wenigen Grenzregionen zwar sehr besorgniserregenden, insgesamt aber in Deutschland nicht vorhandenen Crystal-Meth-Epidemie.

In Portugal wurden Strafen für Drogenkonsumenten abgeschafft. Das betrifft nicht nur Cannabis, sondern alle Substanzen. Wer mit einer Menge erwischt wird, die als Eigenbedarf für maximal zehn Tage angesehen wird, begeht nur eine Ordnungswidrigkeit wie Parken im Halteverbot.

Glücklicherweise gibt es auch Lichtblicke und neuerdings eine weniger aufgeladene Diskussion in den Medien. Es existieren begrenzte politische Versuche, neue Wege zu gehen, wie die weitgehende Entkriminalisierung aller Drogen in Portugal. Oder das holländische Modell. Oder die Legalisierung von Cannabis in den US-amerikanischen Bundesstaaten Colorado, Washington, Alaska und Oregon. Ob und unter welchen Umständen solche Versuche erfolgreich sein werden, wird sich zeigen. Fest steht: Sowohl Prohibition auf der einen als auch Entkriminalisierung und Legalisierung auf der anderen Seite sind keine Mittel gegen menschliche Verzweiflung und die Sehnsucht nach Betäubung. Egal welche Strategien eine Drogenpolitik verfolgt, Aufklärung, *Harm Reduction* und Suchtprävention sollten immer ein Teil davon sein.

Die Cannabis-Debatte

Wer sich mit dem Thema Drogen und Politik beschäftigt, stößt immer wieder auf Unvereinbarkeiten. Die zentrale Frage, an der sich viele Widersprüche zeigen, lautet: Warum ist Alkohol legal und Cannabis nicht? Die Diskussion über eine Legalisierung von Cannabis macht deutlich, wie komplex und vielschichtig Drogenpolitik ist.

Pro Legalisierung	**Contra Legalisierung**
Legalisierung bei gleichzeitiger Aufklärung hilft, den Drogenkonsum einzudämmen. Gerade das Tabu zieht viele User an. Menschen haben die Freiheit zu entscheiden, ob und welche Drogen sie einnehmen.	Durch eine Legalisierung wird möglicherweise ein Drogenboom ausgelöst. Viel mehr Menschen werden Cannabis konsumieren, deshalb wird es auch viel mehr Schäden geben.
Die Hemmschwelle würde bei gleichzeitiger Aufklärung steigen, da alle Gefahren der Droge bekannt sind. Außerdem ist sie schon so weit unten.	Die Hemmschwelle zum Drogenkonsum sinkt, weil Cannabis überall verfügbar ist und niemand sich mehr mit den Risiken beschäftigt.
Dass fast alle Heroinabhängigen Tabak, Alkohol und Cannabis konsumiert haben, heißt nicht, dass alle Alkohol- und Cannabiskonsumenten irgendwann heroinabhängig werden.	Cannabis ist eine Einstiegsdroge, die zum Konsum anderer Drogen (ver-)führt.
Drogenkonsum ist erstens eine private Angelegenheit und zweitens nicht unmoralisch.	Die Verbreitung einer Substanz, die von der Bevölkerungsmehrheit als unmoralisch angesehen wird, darf nicht toleriert werden.
Risikoentscheidungen sind nicht Sache des Staates, er ist nicht der Vormund des Bürgers. Vieles schädigt die Gesundheit und ist trotzdem legal, wie z.B. Boxkämpfe.	Der Gebrauch von Drogen ist gesundheitsschädlich und darf nicht vom Staat gefördert werden. Er muss die Gesundheit der Bürger schützen.
Viele Verhaltensweisen können abhängig machen. Keine Droge macht automatisch willenlos. Es ist möglich, Drogenkonsum zu kontrollieren.	Drogen machen abhängig. Ein Konsument ist in seiner Willensfreiheit eingeschränkt und unfähig, vernünftige Entscheidungen zu treffen.
Das Verbot minimiert den Konsum nicht: 1979 hatten 17 Prozent aller Deutschen Cannabis-Erfahrungen, heute über 30 Prozent.	Wir haben mit Alkohol und Nikotin schon genug Probleme. Eine weitere legale Droge würde noch mehr Schaden anrichten.
Alkoholeinfluss führt im Vergleich deutlich häufiger und zu aggressiveren Straftaten. Alkohol ist zudem ein ungleich größeres Problem im Straßenverkehr.	Unter Cannabiseinfluss würden mehr Straftaten verübt werden, weil die Droge unkontrollierbare Effekte hat. Auch die Zahl der Verkehrsunfälle würde zunehmen.
Viele Menschen mit schädlichem Konsum würden sich unter legalen Bedingungen früher Hilfe suchen.	Die Gesundheitskosten würden bei einer Legalisierung explodieren. Das Rauchen von Cannabis schädigt die Lungen bekanntlich genauso wie Tabakrauchen.

Pro Legalisierung	Contra Legalisierung
Cannabis hat viele positive und nützliche Effekte. Es kann auch medizinisch eingesetzt werden.	Niemand braucht Cannabis. Es wird nur zum Spaß konsumiert.
Wenn Cannabis legal wäre, wäre eine effektive Aufklärung über Risiken und Schäden einfacher.	Alkoholaufklärung gibt es seit 100 Jahren; trotzdem sterben jedes Jahr ca. 72 000 Deutsche an den Folgen des Konsums.
Eine Legalisierung würde den Schwarzmarkt eindämmen, die Qualität von legalen Drogen könnte überwacht werden. Es würde viel weniger verunreinigte Substanzen und Vergiftungen geben. Der Jugendschutz wäre besser zu gewährleisten.	Gerade junge Leute konsumieren Drogen und gehen viel leichtsinniger Risiken ein. Man muss sie schützen, weil sie noch nicht reif genug sind. Eine Legalisierung macht das unmöglich.
Cannabis wird in Europa seit mehr als 3 000 Jahren angebaut und konsumiert.	Cannabis gehört nicht zu unserer Kultur.
Nur etwa ein Prozent der Bevölkerung ist besonders psychosegefährdet. Cannabis ist in aller Regel nur der Auslöser von Psychosen bei dafür veranlagten Menschen.	Cannabis kann Psychosen auslösen.
Eine Legalisierung (Regulierung) bedeutet einschneidende Verluste für die Drogenmafia und wäre ein wirksames Mittel im Kampf gegen das organisierte Verbrechen.	Der Staat darf nicht vor dem Schwarzmarkt und der Drogenmafia kapitulieren. Durch eine Legalisierung würde der Schwarzmarkt nicht verschwinden, es gäbe immer jemanden, der Drogen an Kinder verkauft.
Der Konsum von Cannabis hat in den 80er Jahren trotz Verboten in ganz Europa zugenommen. Diese Politik ist gescheitert.	Die liberale niederländische Drogenpolitik ist gescheitert. Der Konsum von Cannabis hat dort in den 80er Jahren zugenommen.
Cannabis wird über alle Schichten der Gesellschaft hinweg konsumiert, es ist nicht mehr die Droge einer bestimmten Randschicht.	Eine Legalisierung erhöht die Chancenungleichheit; Jugendliche aus bildungsfernen Schichten würden am meisten Schaden erleiden, da sie über weniger Kompetenzen im Umgang mit Risiko und weniger Mittel bei der Behandlung von Schäden verfügen.
Die heutige Form der Prohibition bindet Ressourcen in Polizei und Gerichten, die wir anderswo dringend benötigen.	Im Gesundheitssystem müssten zusätzlich Gelder ausgegeben werden.

Diese Liste von Pro- und Contra-Argumenten verdeutlicht einige der Schwierigkeiten und Vorurteile in der Drogenpolitik. Dabei geht es immer auch um ein unterschiedliches Menschenbild: Sind Menschen in der Lage, im Umgang mit Gefahren oder anderen Verführungen eigenständige, verantwortungsbewusste Entscheidungen zu treffen? Dürfen sie das überhaupt? Genügen einige Psychosefälle als Argument für ein Verbot trotz der möglichen positiven Effekte für die Gesundheit anderer herangezogen werden? Wie würde der Kinder- und Jugendschutz nach einer Legalisierung von Cannabis und/oder aller anderen Substanzen aussehen? Wie verhindert man, dass skrupellose Geschäftemacher Gras an Achtjährige verkaufen? Kann man das überhaupt verhindern?
Wie auch immer man zu diesen Fragen steht: Die aktuellen Gesetze gelten für alle. Deshalb sollte man sie kennen. Wer ein Gesetz übertritt, sollte wissen, welche Konsequenzen drohen. Die wichtigsten Fragen zum Thema Alkohol und andere Drogen regeln das *Betäubungsmittelrecht*, das *Arzneimittelrecht* sowie das *Jugendschutzgesetz* und die *Straßenverkehrsordnung*. Für jüngere User kann auch das jeweilige *Landesschulgesetz* eine Rolle spielen.

Das Betäubungsmittelgesetz (BtMG)

Das BtMG regelt den Handel mit Stoffen, die nicht auf dem freien Markt erhältlich sind oder sein sollten, zum Beispiel Arzneimittel. Darunter fallen alle bis zur jeweils letzten Aktualisierung erfassten psychoaktiven Substanzen, die der Gesetzgeber dort in eine Liste aufgenommen hat (zum Beispiel Opiate, Ecstasy, THC). Seit 1920 ist die Betäubungsmittelgesetzgebung, früher *Opiatgesetz*, vielfach geändert worden. In den ersten Fassungen ging es hauptsächlich um Bestimmungen bezüglich des Verkehrs von Opiaten (Internationales Opiumabkommen, 1925), später wurde das Gesetz auf Hanfdrogen ausgedehnt (1929), und 1997 wurden verschiedene Designerdrogen hinzugefügt. Inzwischen wurde die ärztliche Behandlung einer Betäubungsmittelabhängigkeit als Zweck der Verschreibung, Verabreichung oder Überlassung von Betäubungsmitteln ebenfalls in den Gesetzestext aufgenommen.
Betäubungsmittel können ausschließlich von Ärzten, auch Tierärzten, nach genauer Prüfung einer Begründung verschrieben werden. Gemäß der Betäubungsmittelverschreibungsverordnung (BtMVV) darf beispielsweise eine Höchstmenge von etwa 100 Milligramm Kokain, 100 Milligramm Dextromoramid, 200 Milligramm Morphin und 2 Gramm Opium pro Tag verordnet werden.
Im BtMG werden auch Straftaten und Ordnungswidrigkeiten aufgeführt, die zu einer Verurteilung führen können. Die Höchststrafe für Verstöße gegen das Betäubungsmittelgesetz beträgt heute fünfzehn Jahre Freiheitsentzug in schwerwiegenden und bis zu vier Jahre in einfacheren Fällen. Die Strafbestimmungen wurden seit 1982 im Bereich der Betäubungsmittelkriminalität verschärft. Die neuen Bestimmungen beziehen sich in erster Linie auf den Anbau, die Beschaffung und das Verleiten zum unbefugten Verbrauch von Be-

täubungsmitteln. Der Gedanke der Rehabilitation wurde in der Neufassung stärker in den Vordergrund gestellt (»Therapie vor Strafe«). Bei einem abhängigen Straftäter kann demnach die Vollstreckung einer Strafe zurückgestellt werden, um der Therapie der Vorrang zu geben. Es gibt wie überall im Strafrecht große Spielräume für Staatsanwälte und Gerichte. Und die persönliche Situation und der Eindruck von einer Person werden immer eine Rolle spielen.

Welche Menge gilt als »gering«, »normal«, »nicht gering«?

Es besteht eine erhebliche Unsicherheit bezüglich der gesetzlichen Bestimmungen zur Menge von illegalen psychoaktiven Substanzen, deren Besitz eine Strafe zur Folge hat. Was eine »geringe Menge« ist, bei der die Staatsanwaltschaft das Verfahren gegen einen Drogenkonsumenten einstellen kann, liegt im Ermessen jeder Landesregierung. Die Verordnungen zur Anwendung des § 31a BtMG regeln, wie strikt das Gesetz gehandhabt wird. Es gibt Unterschiede zwischen den Bundesländern.

Unter **geringer Menge** wird die Menge einer illegalen Droge verstanden, bis zu der von der strafrechtlichen Verfolgung prinzipiell abgesehen werden kann (§§ 29 Abs. 5, 31a BtMG). Eine Anklage kann also erhoben werden, muss aber nicht. Die Tat wird jedoch nur dann nicht verfolgt, wenn die Droge zum Eigengebrauch bestimmt ist und der Konsum nicht mit Fremdgefährdung einhergeht. Eine Fremdgefährdung besteht, wenn der Konsum zur Nachahmung animiert, wenn in Schulen, Kasernen, Jugendheimen oder Justizvollzugsanstalten konsumiert wird oder der Konsument Lehrer, Ausbilder, Erzieher oder Ähnliches ist. Strafbar ist außerdem die Weitergabe der Droge von einem Erwachsenen (mindestens 21 Jahre alt) an einen Minderjährigen. Obwohl von einer Strafverfolgung bei geringer Menge abgesehen werden kann, kann die Staatsanwaltschaft, insbesondere bei Personen, die wiederholt wegen Drogenbesitzes angezeigt wurden, weitere Sanktionen (wie Arbeitsstunden, Geldstrafe oder Beratung in einer sozialen Einrichtung) anordnen.

Wenn die geringe Menge überschritten wird, die Grenze der *nicht geringen Menge* (im Sinne des § 29a BtMG) jedoch noch nicht erreicht wird, liegt eine **normale Menge** vor. Der Besitz normaler Mengen wird mit einer Geldstrafe von bis zu 90 Tagessätzen geahndet.

Bei Besitz einer **nicht geringen Menge** droht mindestens ein Jahr Freiheitsstrafe (§ 29a BtMG). Im Falle der Einfuhr, also des Transports über Landesgrenzen, von Betäubungsmitteln in nicht geringen Mengen wird das Strafmaß auf zwei Jahre erhöht. Das Vertreiben oder Einführen von Drogen in dieser Menge als Mitglied einer Bande wird mit mindestens fünf Jahren Freiheitsentzug bestraft (§ 30a BtMG).

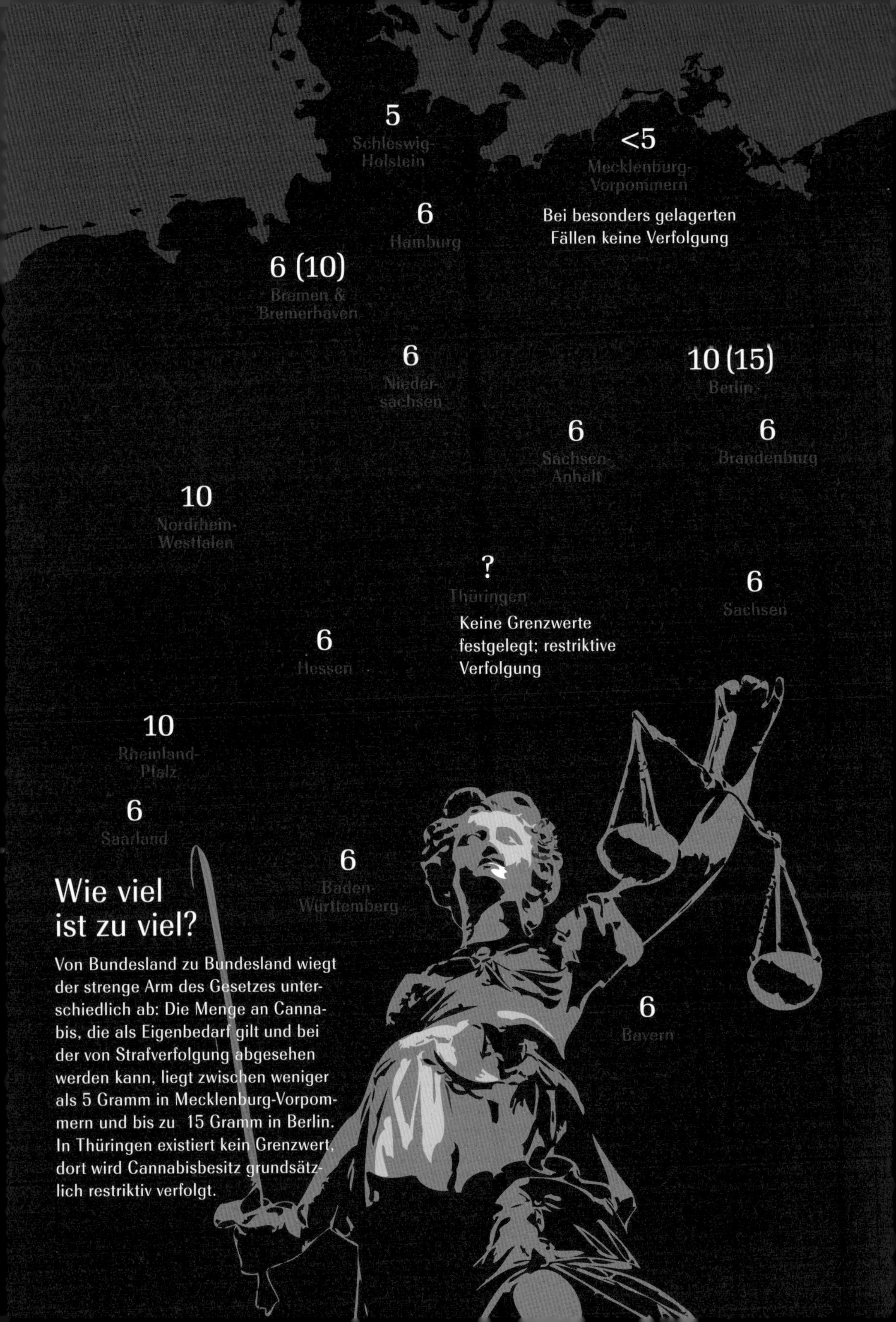

Wie viel ist zu viel?

Von Bundesland zu Bundesland wiegt der strenge Arm des Gesetzes unterschiedlich ab: Die Menge an Cannabis, die als Eigenbedarf gilt und bei der von Strafverfolgung abgesehen werden kann, liegt zwischen weniger als 5 Gramm in Mecklenburg-Vorpommern und bis zu 15 Gramm in Berlin. In Thüringen existiert kein Grenzwert, dort wird Cannabisbesitz grundsätzlich restriktiv verfolgt.

Die nicht geringe Menge wird anhand des Nettowirkstoffgehaltes der jeweilig beschlagnahmten Droge bestimmt, zum Beispiel das Gewicht des aktiven Wirkstoffs THC im Cannabisprodukt. Bei Cannabisprodukten liegt die Grenze bei 7,5 Gramm reinem THC. In den meisten Bundesländern ist eine geringe Menge von Cannabis bei 6 Gramm Bruttogewicht gesetzt. Unter Bruttogewicht versteht man das gesamte Gewicht des Rauschmittels inklusive Blättern, Stielen usw.

Das Arzneimittelgesetz

Seit 1976 regelt das Arzneimittelgesetz den Verkehr mit Stoffen oder Zubereitungen, die dazu bestimmt sind, »Krankheiten, Leiden, Körperschäden oder krankhafte Beschwerden zu heilen, lindern, zu verhüten oder zu erkennen«. Dazu gehören ebenfalls Substanzen, die zu diagnostischen Zwecken verwendet werden, Ersatzstoffe für Körperflüssigkeiten, Impfstoffe und solche Substanzen, die »die Beschaffenheit, den Zustand oder die Funktion des Körpers oder seelische Zustände« beeinflussen.
In dem Gesetz sind Bestimmungen zum Umgang mit Arzneimitteln beschrieben. Das sind die Art der Packungsbeilage, die Herstellungserlaubnis, die Zulassungsbedingungen (Angaben über die Wirkung, die Anwendungsgebiete, die Kontraindikationen, die Nebenwirkungen, die Wechselwirkungen mit anderen Mitteln, Dosierungsangaben, Angaben über die Herstellung des Arzneimittels, über die Dauer der Anwendung, die Art der Haltbarmachung und Ähnliches), der Schutz des Menschen bei klinischer Prüfung neuer Medikamente, die Apothekenpflicht und der Vertriebsweg (darunter auch die Verschreibungspflicht). Sehr viele Schlafmittel und auch ein Teil der Schmerzmittel, vor allem die hochwirksamen, unterliegen der Rezeptpflicht.

Das Strafrecht

Die Schuldfähigkeit bei Straftaten unter akutem Alkoholeinfluss wird über die alkoholbedingten Leistungsausfälle beziehungsweise Veränderungen im psychischen und körperlichen Bereich beurteilt. Von voller Schuldfähigkeit wird in einem Bereich der Alkoholisierung unter 2 Promille gesprochen. Straftaten im »mittleren« alkoholisierten Zustand fallen in die Regelung der erheblich geminderten Schuldfähigkeit. Eine Schuldunfähigkeit liegt schließlich im »vollen« Alkoholvollrausch, also bei hohen Alkoholisierungsgraden, vor. Ähnliches gilt für andere Rauschmittel – mit teilweise stark subjektiver Färbung durch die Gerichte.
Straftaten unter Einfluss von psychoaktiven Substanzen werden unterschiedlich beurteilt, je nach der Persönlichkeit des Täters, der Art, der Menge und dem Zeitpunkt der letzten Einnahme der Droge, einer eventuell vorliegenden Abhängigkeit, dem psychopathologischen Bild zur Tatzeit, dem Untersuchungszeitpunkt und der Tatausführung. Bei regelmäßigen Substanz-Usern geht es zunehmend weniger um Rauschzustände, sondern um die Linderung von Entzugserscheinungen. Diese innere Situation wird vor Gericht berücksichtigt.
Bei sogenannten Rauschtaten im Vollrausch wird die Schuldfähig-

keit ausgeschlossen, so dass der Täter nur dafür bestraft werden kann, sich schuldhaft berauscht zu haben: Nach § 323a des Strafgesetzbuches bleiben Taten jedoch strafbar, die in schuldunfähigem Zustand verursacht werden, wenn der Täter diesen Zustand vorher willentlich herbeigeführt hat. Solche Überlegungen werden nur bei einmaligen Rauschzuständen berücksichtigt, nicht bei drogenabhängigen Personen.

Alkohol und Drogen im Straßenverkehr

Wer unter Drogeneinfluss am Straßenverkehr teilnimmt, begeht eine Ordnungswidrigkeit, die mit einer Geldbuße und Fahrverbot zwischen einem und drei Monaten geahndet wird. Das Gleiche gilt für Medikamente, die die Fähigkeit zur Teilnahme am Straßenverkehr einschränken. Kommen drogenbedingte Fahrfehler, eine Gefährdung anderer Verkehrsteilnehmer oder sogar ein Verkehrsunfall hinzu, handelt es sich um eine Straftat, die nach § 316 des StGB mit einer Freiheitsstrafe bis zu einem Jahr oder einer Geldstrafe, in schwereren Fällen nach § 315b StGB mit Freiheitsstrafe bis zu fünf Jahren oder einer Geldstrafe geahndet wird. Bei positivem Test auf illegale Drogen oder Medikamente, die die Fahrtüchtigkeit einschränken, wird eine MPU, eine *Medizinisch-Psychologische Untersuchung*, angeordnet. Außerdem drohen bis zu sieben Punkte im Verkehrszentralregister in Flensburg, Verlängerung der Probezeit um zwei Jahre und Entzug des Führerscheins oder eine Sperre von bis zu sieben Jahren.
Bei **Alkohol** gilt ein generelles Verbot für Fahrer bis zum 21. Lebensjahr und für alle Fahranfänger während der gesamten Probezeit. Für alle anderen Verkehrsteilnehmer gilt:

- Ab **0,5 Promille** kann ein Bußgeld anfallen und die Fahrerlaubnis entzogen werden.
- Ab **0,3 Promille** macht man sich strafbar, wenn während der Fahrt alkoholbedingte Fahrfehler oder persönliche Ausfallerscheinungen auftreten oder es zu einem Unfall kommt.
- **Auch bei weniger als 0,5 Promille** kann im Falle eines Unfalles einem alkoholisierten Fahrer eine Teilschuld zugesprochen werden, auch wenn er den Unfall nicht verursacht hat.
- Ab **1,1 Promille** ist man absolut fahruntüchtig und begeht eine Straftat, die Fahrerlaubnis wird sofort entzogen.

Drogen- und Alkoholkonsum im Straßenverkehr kann in der Regel innerhalb kürzester Zeit nachgewiesen werden.

Alkohol und Drogen in der Schule – die Länder-Schulgesetze

Bei »Verstößen gegen das Drogenverbot an Schulen« wird das Schulgesetz des jeweiligen Bundeslandes herangezogen. In diesem Gesetz werden alle Maßnahmen geregelt, die in die Individualsphäre des Schülers eingreifen. Außerdem sind pädagogische Maßnahmen wie ein Klassenbucheintrag, ein Tadel und zusätzliche Aufgaben zulässig. Bei Fremdgefährdung wie etwa Dealen auf dem Schulhof kann sofort die Polizei eingeschaltet und ein Schulverweis ausgesprochen werden. In einem Urteil des Verwaltungsgerichtshofs Baden-Württemberg heißt es: »Ein Schüler, der regelmäßig – teilweise auch während der Unterrichtszeit – Haschisch zu sich nimmt und Mitschüler zum Haschischgenuss verleitet, indem er ihnen Haschisch besorgt, gefährdet die Erziehung, die sittliche Entwicklung und die Gesundheit seiner Mitschüler.«

Das Jugendschutzgesetz (JuSchG)

Im Mittelpunkt des Gesetzes steht »die gesunde körperliche und geistig-seelische Entwicklung Jugendlicher«. Dabei sind Beschränkungen und Zulassungen an Altersschwellen gekoppelt. Das Gesetz regelt unter anderem:

- Aufenthalt in Kneipen, Spielhallen, Kinos oder Diskotheken
- Konsum und Verkauf von Alkohol und Tabak
- Verkauf und Zugang zu Filmen und PC-Spielen

Politik und Justiz

Ein Schuss vor den Bug mittels Festnahme, Strafanzeige oder Arrest kann für einige junge Menschen ein nützliches Warnsignal sein. Allerdings gilt das längst nicht immer und nicht für jeden. Nüchtern betrachtet kriminalisiert das Betäubungsmittelgesetz nicht zuletzt auch viele, die experimentieren und neugierig auf besondere Erfahrungen sind – ohne anderen oder der Allgemeinheit zu schaden. Sicher, man kann ihnen möglicherweise vorwerfen, dass sie ihre Gesundheit gefährden. Aber das gilt für jeden Extremsportler ebenso, unter Umständen sogar für jeden, der Fußball spielt, Motorrad fährt oder reitet. Zu Straftätern macht Menschen, die illegale Substanzen konsumieren, in erster Linie eine fragwürdige Gesetzeslage, die zurzeit weltweit auf dem Prüfstand steht. Strafverfolgung, auch wenn das Gesetz das verlangt, ist sicher nicht immer die beste Entscheidung. Das haben auch zahlreiche Staatsanwälte und Polizisten erkannt.

Auch in Justizkreisen gilt die Strafverfolgung von Cannabisbesitz und -handel als politische und gesellschaftliche Sackgasse: 2014 haben sich 122 Strafrechtsprofessoren in einer Resolution für eine Cannabislegalisierung ausgesprochen. Einige von ihnen halten das Betäubungsmittelgesetz sogar für verfassungswidrig. Auch der Bund Deutscher Kriminalbeamter (BDK) hat sich gegen die Strafverfolgung von Cannabiskonsumenten ausgesprochen.

Es gibt Situationen, in denen unserer Auffassung nach Abschreckung und Strafe wichtig und richtig sind. Bei Fremdgefährdung, Substanzkonsum im Straßenverkehr oder in Fällen, in denen andere vorsätzlich unter Rauschwirkung gesetzt werden. Aber auch in solchen Fällen sollte die Strafe nicht zwingend im Vordergrund stehen; wichtiger ist es, die Einsicht zu stärken, dass Rausch eben nicht nur den Einzelnen betrifft, sondern fast immer auch andere. Strafe hilft in der Regel nur mäßig dabei, zu neuen Einsichten zu gelangen.
Für Jugendliche und junge Erwachsene, die aufgrund ihres Substanzkonsums polizeilich auffällig geworden sind, werden zum Beispiel die *FreD*-Kurse angeboten. FreD steht für Frühintervention bei erstauffälligen Drogenkonsumenten. Die Kurse sollen die Sensibilisierung der User für gesundheitliche, rechtliche und soziale Folgen von Drogenkonsum fördern, Eigenverantwortung stärken und

Das Jugendschutzgesetz

	Kinder & Jugendliche unter	14	16	18
§4	Aufenthalt in Gaststätten	×	×	✓◷
	Aufenthalt in Nachtbars, Nachtclubs oder vergleichbaren Vergnügungsbetrieben	×	×	×
§5	Anwesenheit bei öffentlichen Tanzveranstaltungen, u. a. Disco (Ausnahmegenehmigung durch zuständige Behörde möglich)	×	×	◷
	Anwesenheit bei Tanzveranstaltungen von anerkannten Trägern der Jugendhilfe	✓ ◷	✓ ◷	✓ ◷
§6	Anwesenheit in öffentlichen Spielhallen und Teilnahme an Spielen mit Gewinnmöglichkeiten	×	×	×
§7	Anwesenheit bei jugendgefährdenden Veranstaltungen und in Betrieben (die zuständige Behörde kann Alters- und Zeitbegrenzungen sowie andere Auflagen anfordern)	×	×	×
§8	Aufenthalt an jugendgefährdenden Orten (die zuständige Behörde kann Maßnahmen zur Gefahrenabwehr treffen)	×	×	×
§9	Abgabe / Verzehr von Branntwein, branntweinhaltigen Getränken und Lebensmitteln	×	×	×
	Abgabe / Verzehr anderer alkoholischer Getränke; z. B. Wein, Bier o. Ä. (Ausnahme: erlaubt bei 14- u. 15-Jährigen in Begleitung einer personensorgeberechtigten Person [Eltern])	×	×	✓
§10	Abgabe und Konsum von Tabakwaren	×	×	×
§11	Kinobesuche: nur bei Freigabe des Films und Vorspanns: »ohne Altersbeschränkung ab 6 / 12 / 16 / 18 Jahren« (Kinder unter 6 Jahren nur mit einer erziehungsbeauftragten Person. Die Anwesenheit ist grundsätzlich an die Altersfreigabe gebunden! Ausnahme Filme ab 12 Jahren: Anwesenheit ab 6 Jahren in Begleitung einer personensorgeberechtigten Person [Eltern] gestattet)	✓ ◷	✓ ◷	✓ ◷
§12	Abgabe von Filmen o. Spielen (auf DVD, Video usw.) Nur entsprechend der Freigabekennzeichen: »ohne Altersbeschränkung / ab 6 / 12 / 16 / 18 Jahren«	✓	✓	✓
§13	Spielen an elektronischen Bildschirmspielgeräten ohne Gewinnmöglichkeit nur nach den Freigabekennzeichen: »ohne Altersbeschränkung / ab 6 / 12 / 16 / 18 Jahren«	✓	✓	✓

Eltern müssen nicht alles erlauben, was das Gesetz gestattet. Sie tragen bis zur Volljährigkeit die Verantwortung.

✓ erlaubt × verboten
◷ erlaubt bis 24 Uhr

Eine komplette Fassung der Jugendschutztabelle findet sich auf der Seite des Bundesministeriums für Familie, Senioren, Frauen und Jugend (Jugendschutzgesetz). Das Jugendschutzgesetz regelt derzeit nicht die Abgabe von Zubehör wie Wasserpfeifen oder Bongs, die demnach auch von Personen unter 18 Jahren erworben werden können.

Kontakt zu den Angeboten der Drogenhilfe erleichtern. Leider vermischen sich in den FreD- Kursen diese Ziele mit der Bestrafung, da die Teilnehmer in der Regel nicht freiwillig, sondern aufgrund polizeilicher Auflagen kommen. FreD kann dennoch ein Einstieg in den bewussten und verantwortlichen Umgang mit dem eigenen Konsum oder der erste Schritt in Richtung Beratung und Behandlung sein.

Selbstgefährdung, Unglück oder Sucht kann man mit dem Strafgesetzbuch nicht aus der Welt schaffen. Hier gilt es, soziale Unterstützung, Einsicht und Behandlungsbereitschaft zu fördern. Der Versuch, individuelles Gesundheitsverhalten mit dem Strafrecht zu erzwingen, hatte im Laufe der Jahrzehnte so viele negative Wirkungen auf die Ökonomie, die Glaubwürdigkeit von Politik und Strafverfolgung, die Demokratie in den Produktionsländern und die Forschung, dass er in der jetzigen Form als gescheitert zu betrachten ist. Aber wie kann eine Alternative aussehen?
Wir stellen uns eine rationale Welt vor, in der die Regulierung von Risikosubstanzen keine ideologische Frage ist. Eine Welt, in der die, die kein Risiko suchen, nicht durch Werbung an solche Stoffe herangeführt werden; in der sich Menschen, die bewusstseinsverändernde Substanzen zu sich nehmen, unabhängig informieren und fragwürdige Substanzen testen lassen können. Eine Welt, in der Angebote zur Substanzreduktion und zum Ausstieg für alle zugänglich sind; in der die positiven Effekte des Konsums gleichberechtigt mit negativen dargestellt werden. Eine Welt, in der Nüchternheit einen hohen Stellenwert hat – und in der Ekstase als ein Geschenk betrachtet wird, das das Leben langfristig besser macht. Und eine Gesetzgebung, in der Strafen für den Konsum und Besitz von psychoaktiven Substanzen ohne Fremdgefährdung in Ordnungswidrigkeiten umgewandelt werden; in der *Behandlung vor Strafe* wirklich gilt.

Wo kann ich ungestört kiffen?

Weltweite Cannabisgesetzgebung

- (Faktisch) legal
- Illegal, aber entkriminalisiert
- Illegal, aber meistens ohne Strafverfolgung
- Illegal

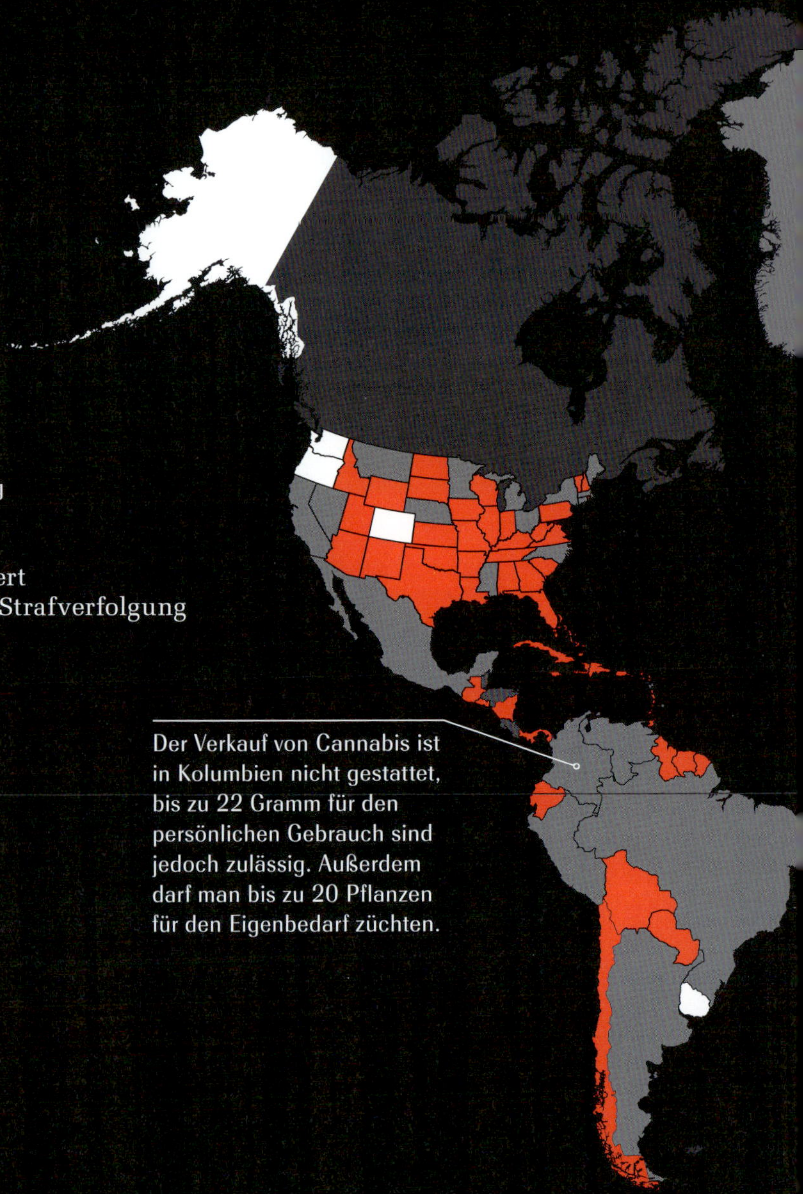

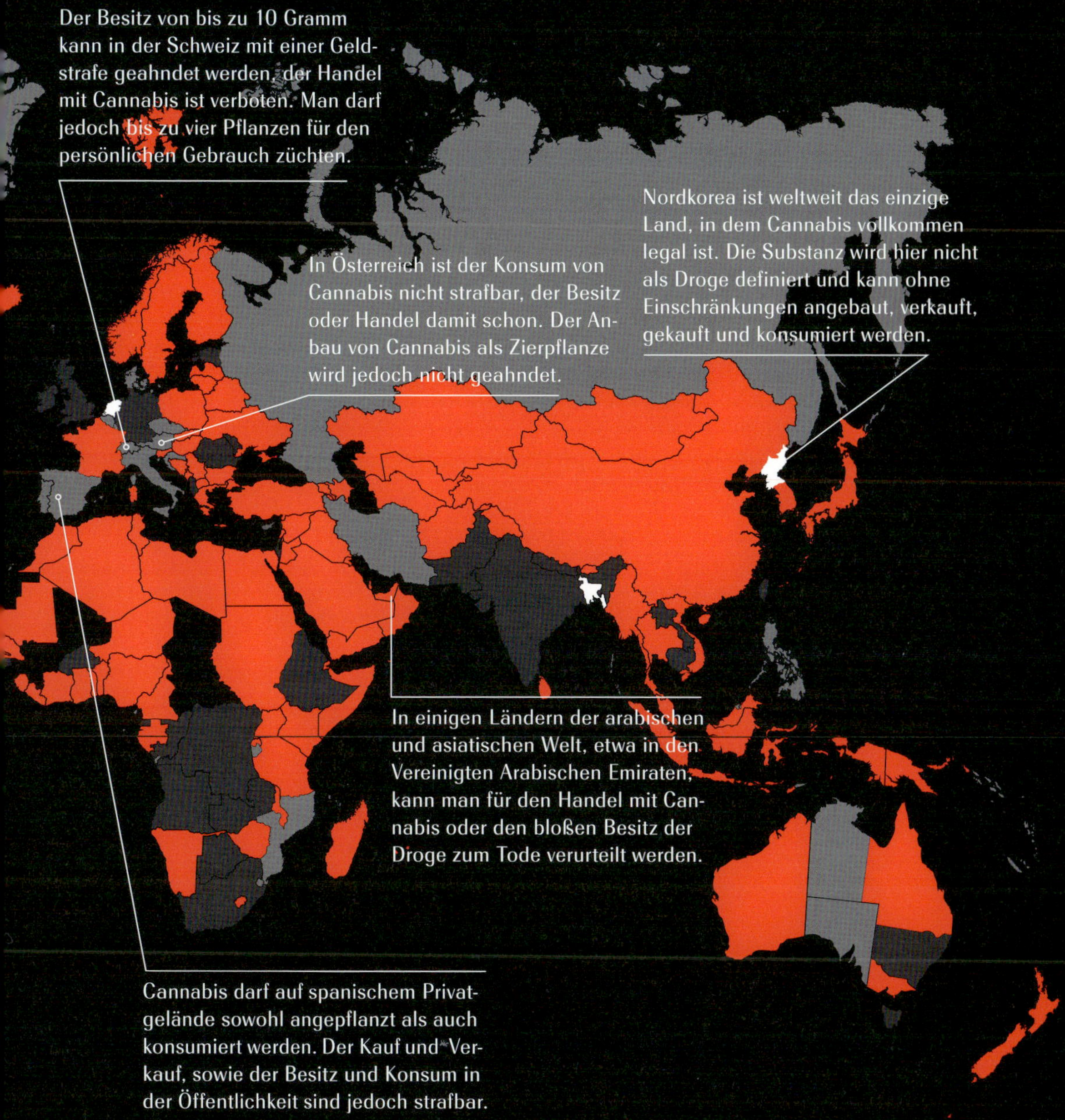
Der Besitz von bis zu 10 Gramm kann in der Schweiz mit einer Geldstrafe geahndet werden, der Handel mit Cannabis ist verboten. Man darf jedoch bis zu vier Pflanzen für den persönlichen Gebrauch züchten.
Nordkorea ist weltweit das einzige Land, in dem Cannabis vollkommen legal ist. Die Substanz wird hier nicht als Droge definiert und kann ohne Einschränkungen angebaut, verkauft, gekauft und konsumiert werden.
In Österreich ist der Konsum von Cannabis nicht strafbar, der Besitz oder Handel damit schon. Der Anbau von Cannabis als Zierpflanze wird jedoch nicht geahndet.
In einigen Ländern der arabischen und asiatischen Welt, etwa in den Vereinigten Arabischen Emiraten, kann man für den Handel mit Cannabis oder den bloßen Besitz der Droge zum Tode verurteilt werden.
Cannabis darf auf spanischem Privatgelände sowohl angepflanzt als auch konsumiert werden. Der Kauf und Verkauf, sowie der Besitz und Konsum in der Öffentlichkeit sind jedoch strafbar.

Immanuel

20, Student in Leipzig: *Die Fassade des Drogen-sind-nur-schlecht-Klischees bröckelte.*

Wer Substanzen konsumiert, stürzt ab. Punkt. Mehr brauchte ich nicht zu wissen. Mehr sollte ich nicht wissen. Jahrelang habe ich ein einfaches, ruhiges Biedermeierleben geführt, fernab von allem Bösen, gut behütet, weit weg vom Weltgeschehen. Am 11. September 2001 war ich sieben Jahre alt. Erfahren, dass da was passiert ist, habe ich mit zwölf im Englischunterricht. Ich sollte geschützt sein und ein gutes Leben haben. Ein Eckpfeiler davon war zu wissen, dass Alkohol nur die Penner am Zittauer Bahnhof saufen, die nicht arbeitenden Verlierer eben.

Vielleicht muss das so sein, wenn man in der allerletzten Ecke Ostdeutschlands aufwächst: in der Oberlausitz. Vorgefertigte Meinungen haben dort eigentlich fast alle. Vorrangig über alles. Besonders aber über die Dinge, von denen sie nichts wissen. Wissen ist zwar relativ. Im Tal der Ahnungslosen aber noch relativer. Dabei rede ich nicht von meinen Eltern, die mich bei jeder meiner zahlreichen Rebellionen gegen dieses dörfliche Vor-sich-hin-leben-und-aus-Prinzip-nichts-lernen-Wollen unterstützt haben oder es zumindest versucht haben. Ich bin in einer Drei-Generationen-Reihenhaushälfte mit Efeu am weißgrauen Putz und einem riesigen Garten mit Urlauberquartier aufgewachsen: Oma und Opa im Erdgeschoss, die Eltern im ersten Stock und meine beiden über zehn Jahre älteren, längst ausgezogenen Geschwister hatten noch ihre Zimmer im zweiten Stock neben meinem. Ja, als Nesthäkchen war ich wohl das unbravste Kind, wahrscheinlich das schwierigste, sicher aber das am meisten hinterfragende Kind, zumindest ab der Pubertät. Irgendwann hab ich angefangen, viel zu zocken und zu lesen. Ich durfte denken, was ich wollte, befreundet sein, mit wem ich wollte, sein, wie ich bin. Aber bei Drogen, da war immer klar, was ich zu wissen hatte: Alles schlecht! Zigaretten schlecht! Cannabis schlecht! MDMA schlecht! Schlecht, schlecht, schlecht!

Und dann, nach dem Abi, lag mir endlich die Welt zu Füßen! Nichts konnte mich aufhalten, endlich war ich draußen, frei, frei, frei von allen Zwängen und Strukturen und Ordnungen. Ordnungen, die ich endlich nicht nur hinterfragen, sondern auch verlassen wollte. Und dann all die offenen Fragen, wie das Leben wirklich ist, wie die Menschen woanders sind, wie andere Realitäten konstruiert sind: All das herauszufinden lag in meiner Hand. Schritt eins war ein fulminanter Auftakt ins eigenständige Leben: ein Praktikum beim *Stern* im Ressort »Leben«. Von der Oberlausitz nach Hamburg. Vom persönlichen Biedermeier zu interkulturellen Begegnungen. Und dann von der Das-ist-alles-schlecht-Einstellung zu diesem Buchprojekt.

Am Anfang war ich wohl gänzlich überfordert. Fasziniert, aber überfordert. Drogen können auch positive Seiten haben. Nicht alle stürzen ab. Es gibt Leute, die kontrolliert konsumieren und ein verdammt spannendes Leben führen. Das war das genaue Gegenteil von dem, was ich bisher gehört hatte. Dann begann ich zu lesen. Und zu fragen. Nur diesmal: Menschen. Menschen, die ich in meinem neuen Umfeld beim Studium in Leipzig kennengelernt habe, die konsumieren, aber auch mitten im Leben stehen, die auch hinterfragen und wissen wollen, wie Dinge funktionieren, deren Wissensdurst noch viel stärker ist als meiner. Und vor allem – die selbstbestimmt und reflektiert konsumieren, die ihre Haltung und Entscheidungen hinterfragen, die gern über Grenzen gehen; die mehr erleben, mehr wollen als nur die eingefahrenen und ihnen als einziger Weg zum Glück propagierten Lebensmodelle. Menschen, die fundierte Einstellungen zu Themen des Lebens haben und nicht nur alles nachbeten und niemals blind glauben würden, was der Nachbar mit der semirechten Gesinnung beim Bierchen alles über die bösen Ausländer erzählt. Menschen wie Elena, die ihre eigenen Denk- und Wahrnehmungsmuster mit LSD aufbricht und ihrem ansozialisierten Habitus auf den Grund gehen will, um sich nicht nur immer selbst zu wiederholen, sondern weiterzukommen in ihrer Persönlichkeitsentwicklung. Auf ihrer urigen Couch gab es Tee, vier Stunden Interview, einige selbst gedrehte Zigaretten und diese unglaublich positive Persönlichkeit.

Und da bröckelte die Fassade des Drogen-sind-nur-schlecht-Klischees, das mir jahrelang helfen sollte, mit dem Überangebot der Welt klarzukommen, das aber von Grund auf falsch ist. Denn das Leben ist nicht nur schwarz und weiß, sondern vor allem auch grau und gelb und grün… Durch die Erfahrungen mit dem Buch habe ich angefangen, vorgegebene Normen und Einstellungen sowie eingefahrene Strukturen in Frage zu stellen und mir meine eigene Meinung zu bilden. Auch der Besuch in der Therapieeinrichtung bei Hamburg hat einige Klischees beseitigt. Menschen wie Laura sind nicht dort, weil sie schlecht oder böse sind, sondern weil sie ihr Leben wieder zu ihrem Leben machen wollen, fernab von der Sucht, die ihre Jugend geprägt hat. Das waren keine Wracks, die sich mit Drogen selbst zerstören wollten, sondern normale Jugendliche mit besonderen Problemen. Kaum jemand nimmt Drogen, um sich selbst zu zerstören. Die eigentlichen Gründe für den Konsum zu finden, ist unendlich spannend und wichtig, wenn man eben nicht verteufeln will, sondern verstehen.

Julia

20, Studentin in Hamburg:
Meine Freunde hatten Angst, dass ich im Drogensumpf versinke.

Es ist kalt an diesem Märztag in Schleswig, kurz vor neun Uhr. Vor uns die meterhohe graue Betonwand. Der Nebel steigt empor. Plötzlich wird es still, wir stellen die Gespräche ein, als wir die Klingel an der Pforte drücken. Ein bedrückendes Gefühl. Zigmal habe ich im *Tatort* gesehen, wie die Kommissare die Täter einknasten, die Prügelszenen in den Zellen, und nun stehe ich selbst mit beiden Beinen im Jugendknast Schleswig. Wir bekommen die Möglichkeit, einige der Jugendlichen und ihren Alltag kennenzulernen. Sie stehen in kleineren Grüppchen, rauchen Tabak und pfeifen über den ganzen Innenhof – meinetwegen. Die jungen Männer in ihren blauen Latzhosen haben möglicherweise schon eine Zeitlang keine Frau in ihrem Alter mehr gesehen, keine Ahnung, aber das mulmige Gefühl in mir steigt mit jedem anzüglichen Blick. Nur nicht die Angst zeigen, denke ich mir, tief ein- und ausatmen und bei den anderen bleiben, dann geschieht mir auch nichts. Doch im Grunde sind die Jugendlichen hier eher machtlos, ausgeliefert und irgendwie bedauernswert. Sie bauen in der Gefängniswerkstatt aus Backsteinen und Mörtel kleine Burgen, die sie danach eigenhändig wieder einreißen müssen. Der Platz in den Werkhallen ist beschränkt und muss für das nächste Projekt frei gemacht werden. So absurd das für mich klingt, die Insassen freuen sich über jede Art von Beschäftigung. Mir wird in diesem Moment bewusst, wie schwer es für diese Jugendlichen später einmal sein wird, wieder in ein »normales« Leben zurückzukehren. Täglich nur ein paar Stunden Hofgang; Knastleben bedeutet vor allem eines: viel zu verpassen. Und das in unserem Alter. Und ich? Ich stolziere hier wie ein Touri durch die Zellen und will alles wissen. Die weißen Räume sind spärlich eingerichtet, Achtziger-Jahre-Gardinen, ein Stuhl, der kippelt, ein *Playboy*-Kalender, Kritzeleien an den Wänden. Auf den fünf Quadratmetern bleibt die Zeit stehen. Das macht mich demütig.

Der Tagesablauf ist minutiös geplant, bis hin zum Speiseplan, ihnen wird alles vorgeschrieben. Wer von den Jungs Bock auf einen zweiten Joghurt hat, der hat einfach Pech gehabt. Denn jeder bekommt nur einen zum Mittag. Wer sich nicht an die Regeln hält, bekommt Ärger. Klare Regeln, sagen uns die Beamten, seien wichtig. Ich muss kurz zucken, für mich klingt es kaltherzig. Aber es ist wohl ihr Job, sich darum zu kümmern, dass keiner ausschert.

Ein verschmitztes Lächeln huscht über Jans Gesicht, als wir im Gespräch feststellen, dass wir eine Zeitlang im gleichen Ort gelebt haben. Er will wissen, ob ich ihn kenne, von draußen. Nein. Natürlich nicht. Ich lebe in einer anderen Welt, die nicht von Kriminalität und Drogen geprägt ist. Wohlbehütet von den Eltern und Freunden, die mit alldem nichts zu tun haben wollen.

Am späten Nachmittag öffnet sich die dicke, schwere Panzertür, und wir treten hinaus in die Freiheit. Ein kurzer Blick zurück, und ich schwöre mir, dass ich nie in den Knast komme. Wir fahren zurück in unsere Welt, doch die Bilder, die Geschichten der Insassen bleiben in meinem Kopf.

Auch Monate später erzähle ich meinen Freunden von dieser für mich bedeutenden Erfahrung. Sie schütteln mit den Köpfen, in ihren Augen sehe ich Fassungslosigkeit. Dieses Unverständnis war von Anfang an da. Damals, im August 2013, habe ich ein paar Freunden von meinem Vorhaben erzählt, an einem Buch mitzuarbeiten. Ein Sachbuch für Jugendliche und junge Erwachsene, einer der Autoren ein *Spiegel*-Journalist. Prima, hieß es – und wovon handelt das

Buch? – Drogen! Die Reaktion nach dem Wort war immer dieselbe. Es knallte richtig. Pures Entsetzen, gepaart mit absoluter Stille und Bestürzung. Meine Freunde hatten und haben Angst, dass ich in diese ominöse, fremde und beängstigende Szene abrutsche, mit den falschen Leuten in Kontakt komme, dass ich im Drogensumpf versinke. Dann dieser dubiose Journalist, der selbst ein Junkie ist – alles Verbrecher, komische Menschen, bloß nicht zu nahe kommen! Klar, ich musste selbst erst einmal lernen, mit diesem Thema zurechtzukommen. Vor allem die Vorurteile abzulegen und auf die Menschen hinter den Klischees zu schauen. Schließlich habe ich bis auf dieses eine Mal in Amsterdam noch nie wirklichen Kontakt zu diesen »Machenschaften« gehabt, um noch einen Ausdruck meiner Freunde zu benutzen. Ja, das Buchprojekt war für mich ein Lernprozess. Und ich kann es nun mit einem Lächeln abschließen. Ich bin nicht mit falschen Leuten in Kontakt gekommen – ganz im Gegenteil, diese Menschen waren richtig. Sie waren offen und freundlich und haben interessante Geschichten und sehr persönliche Erfahrungen mit mir geteilt. Ich bin nicht in irgendeine Drogenszene abgerutscht, geschweige denn darin versunken. Alle Vorurteile in Frage stellen und darüber diskutieren, das habe ich durch die Arbeit an diesem Buch gelernt – ein Spiel, das ich heute sehr gerne spiele!

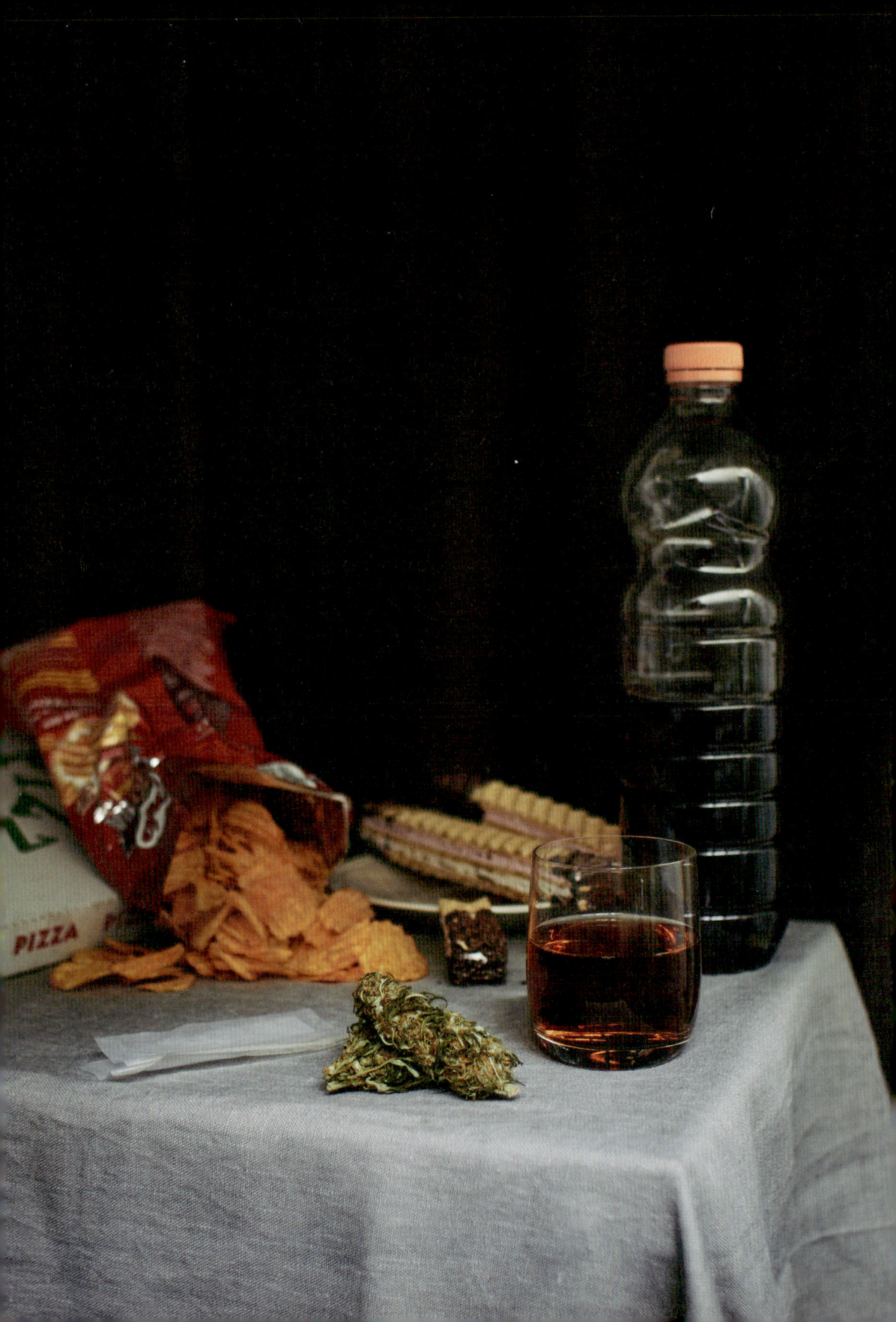
PIZZA

Am Ende

Ein Aufklärungsbuch zu einem Thema, das in der Öffentlichkeit extrem umstritten ist. Von Autoren mit teilweise sehr unterschiedlichen Erfahrungen. Keine leichte Sache. Unsere Herangehensweise war es, beispielhafte Einzelfälle mit allgemeinen Informationen zu verknüpfen und so idealerweise zum Nachdenken anzuregen, Unterschiede herauszuarbeiten, Vorsicht und Selbstwahrnehmung zu fördern und den Umgang mit Gefahren zu verbessern.

»Drogen sind Substanzen, die bei jenen irrationale und sehr emotionale Reaktionen auslösen, die sie nie genommen haben.«

Timothy Leary (1920–1996), amerikanischer Psychologe, LSD-Forscher und sozialer Aktivist

»Es ist eine Forderung der Natur, daß der Mensch mitunter betäubt werde, ohne zu schlafen; daher der Genuß im Tabakrauchen, Branntweintrinken, Opiaten.«

Johann Wolfgang von Goethe (1749–1832), deutscher Dichterfürst

»Das größte Risiko ist, dass unsere Kinder uns irgendwann nicht mehr glauben, wenn wir sie über Suchtverhalten aufklären wollen.«

Carl Hart (*1966), amerikanischer Suchtforscher

Warnung, Abschreckung und Strafe allein schützen nicht vor Sucht oder Missbrauch, auch wenn die aktuelle Drogenpolitik das oft noch vorgaukelt. Es ist an der Zeit, umzudenken und Aufklärung, Beratung und Behandlung konsequent der Strafe vorzuziehen. Dazu gehört auch der Umgang mit der Sprache. »Auf Drogen sein«, »Rauschgift«, »Suchtmittel« ... All diese Begriffe stammen aus einer Lebenswelt, in der Drogen nur eins sind: schlecht. Einer Lebenswelt, in der es bei Drogenfragen vor allem um ideologische Statements geht. Diese Sicht auf Drogen führt aber ins Leere. Leider tragen auch die Medien oft dazu bei, dass diese vereinfachte Umgangsweise mit dem Thema Drogen andauert. Die Welt, auch die der Drogen, wird aber erst dann einfach und verständlich, wenn wir ihre Komplexität anerkennen. Dazu soll dieses Buch beitragen.

Viele Menschen sehnen sich nach einer unerwarteten Erbschaft oder träumen von einem Lottogewinn – am besten, ohne überhaupt einen Lottoschein ausgefüllt zu haben. Aber den Topf voll Gold, über den man am Fuße eines Regenbogens stolpert, gibt es nur im Märchen. Auf das Thema dieses Buches übertragen heißt das: Drogen nehmen macht auch Arbeit. Nein, nicht nur die Beschaffung. Wer von psychoaktiven Substanzen und den Highs, die sie auslösen, profitieren will, der sollte aktiv werden. Sich und seinen Freunden kritische Fragen stellen, seine Ziele und Verhaltensweisen immer wieder überprüfen und bereit zur Veränderung sein, wenn diese Ziele verfehlt werden. Diese Arbeit kann Spaß, aber eben auch manchmal Mühe machen.

Psychoaktive Substanzen mögen auf den ersten Blick wie ein Topf voll Gold erscheinen und beglückende und befreiende Rauschzustände frei Haus versprechen. Aber das ist trügerisch. Sie sind nur Werkzeuge, mit deren Hilfe wir neue, aufregende Erfahrungen machen können. Diese Erfahrungen mit Sinn zu füllen und konstruktiv ins eigene Leben einzubauen ist unsere Aufgabe. Eine Aufgabe, die nicht immer leicht ist und viel von uns fordert.

Der Vergleich von Drogenaufklärung und Sexualaufklärung, den wir auch schon früher gezogen haben, ist aufschlussreich: Sex kann eigentlich jeder haben, der nicht an einer schweren körperlichen oder psychischen Störung leidet. Ein guter Liebhaber zu sein und lustvollen, aufregenden und erfüllenden Sex zu haben erfordert dagegen neben Übung und Erfahrung auch Einfühlungsvermögen in andere Menschen, Selbstwahrnehmung – und Wissen und Kenntnisse über Körperfunktionen und Gefühle. Weder fantastische Sexpartner noch gute Bergsteiger im Land der Highs fallen vom Himmel. Im Gegenteil, sie müssen Abgründe, die eigenen und genauso die der Substanzen und der Gesellschaft, erkennen und überwinden lernen. Aufklärung bedeutet, zum eigenständigen Denken zu ermuntern.

Das in diesem Buch entstandene facettenreiche Bild hat auch uns Autoren in gewisser Weise aufgeklärt. Die gemeinsame Arbeit hat individuelle Unterschiede und Schwerpunkte deutlich gemacht, wir mussten uns mit ihnen auseinandersetzen und voneinander lernen. Eine weitere Herausforderung waren die unterschiedlichen Zielgruppen, die wir ansprechen möchten: Hedonisten und Suchtgefährdete, junge Menschen und deren erwachsene Begleiter, die Naiven und die Ängstlichen, die Mystiker und Esoteriker, Politiker und Psychiater. Sie alle haben unterschiedliche Haltungen, Erwartungen und Bedürfnisse. Bei Politikern und Psychiatern beispielsweise – aber auch bei einigen Eltern – steht der Kinderschutzgedanke oft so sehr im Vordergrund, dass alles andere daneben verblasst. Ihnen ist unverständlich, warum Menschen überhaupt Risiken eingehen. Auch sind viele von ihnen der Ansicht, dass man insbesondere junge Menschen von Risiken fernhalten müsse und dass Aufklärung gleichbedeutend mit Verboten und dem Hinweis auf Risiken sei. Das sehen wir nicht so. Obwohl wir wissen, dass Risikowahrnehmung ein zentraler Punkt beim Drogenkonsum ist und sein sollte. Die Hälfte der deutschen Studienteilnehmer an der *Global Drug Survey 2014* war beispielsweise davon überzeugt, ihr Alkoholkonsum sei ungefährlich, obwohl er in Wirklichkeit als riskant gelten muss. Die Bereitschaft, sich mit dieser problematischen Seite des Substanzkonsums auseinanderzusetzen, hängt aber eben auch stark von der Glaubwürdigkeit derer ab, die darüber reden.

Global Drug Survey (Globaldrugsurvey.com) ist ein Harm-Reduction-Projekt und zugleich eine Forschungsplattform. Jährlich werden User auf der ganzen Welt über ihre Konsumpraktiken und ihr Wissen befragt, was zugleich ein wertvolles Instrument der Selbsteinschätzung darstellt.

In diesem Buch kommen viele junge Menschen zu Wort, die über eine erstaunliche Reife und Selbstreflexion verfügen, aber auch solche, die in destruktiven Entwicklungsschleifen feststecken. Es lag nicht in unserer Absicht, alles zu bewerten und zu analysieren, was unsere Gesprächspartner sagen und tun. Sie stellen keinen repräsentativen Querschnitt dar, aber sie verdeutlichen anschaulich die Vielzahl der Wege und Irrwege, die im Umgang mit den Highs möglich sind. Insbesondere Menschen, denen es gelingt, die Erfahrungen, die sie mit psychoaktiven Substanzen machen, positiv zu nutzen, interessieren uns. Wie gelingt es ihnen, auf dem Instrument, das die Drogen ihnen an die Hand geben, zu spielen? Welche Musik kommt dabei heraus?

Einige Aspekte kommen in diesem Buch noch zu kurz, zwangsläufig. Darunter vor allem die konkrete Beschäftigung mit alternativen Politikansätzen, mit Händlern und Dealern, mit älteren Konsumierenden, mit den Psychonauten und Bewusstseinsphilosophen. Aber da sich *High Sein* an ein breites Publikum wendet und als Einsteigerwerk gedacht ist, fehlte uns an einigen Stellen schlicht der Platz, um tiefer einzusteigen. Gerne hätten wir unsere Expedition ins Tal der Verzweiflung und noch lieber auf den Berg der Glückseligkeit weiter fortgesetzt, um in den Begriffen unserer topografischen Karte zu sprechen.

Wir haben in diesem Buch versucht, diese Landkarte der Substanzen und der Highs so gut wie möglich zu skizzieren, auch auf der Basis unserer eigenen Erfahrungen als Wissenschaftler und Präventionspraktiker, als ehemaliger Abhängiger und Journalist und nicht zuletzt als Menschen mit sehr unterschiedlichen und weitreichenden Rauscherfahrungen. Wir hoffen, dass unsere Leser davon profitieren.

Jörg Böckem, geboren 1966, hat in seinem Leben einige Jahre lang die klassischen Drogen genommen, Cannabis, Amphetamine, LSD, Psilocybin, Kokain, Opium und vor allem Heroin. Und natürlich Alkohol und eine ganze Reihe Medikamente, Benzodiazepine, Schmerzmittel und einiges mehr. Einige seiner Freunde sind an Drogen gestorben. Er hat Erfahrungen mit Substitution und therapeutischer Beratung gemacht, hat Entzüge und Überdosen, Festnahmen, Strafverfolgung und Haft erlebt und drei mehrmonatige stationäre Drogentherapien abgeschlossen. Von dieser Zeit berichtet er auch in seinem Buch *Lass mich die Nacht überleben*. Erfahrungen mit Research Chemicals fehlen ihm. Heute ist vor allem Bier die Droge seiner Wahl.

Dr. Henrik Jungaberle, geboren 1967, hatte mit 27 Jahren eine lebensverändernde Begegnung mit Lysergsäurediethylamid (LSD) im therapeutisch inspirierten Freundeskreis. Sie hat in ihm eine einfache Freude an der eigenen und der Natur des vorderen Schwarzwaldes (wieder)erweckt. Eine davor schon zehnjährige Meditationspraxis hat die Achtsamkeit für Wege und Abwege in der Erforschung des eigenen Geistes mit Hilfe von psychedelischen Molekülen verstärkt. Er ist im Rahmen seiner universitären und privaten Forschungsprojekte dem Amazonas-Tee Ayahuasca und einer sorgfältig ausgewählten Reihe von Tryptaminen und Phenethylaminen begegnet. Er hat einen großen Esslöffel voller unangenehm trockenem Kokapulver mit einem kolumbianischen Mediziner gegessen, flüssigen Tabak mit einem ecuadorianischen Schamanen geschnieft und einen klaren Kirschschnaps mit dem LSD-Entdecker Albert Hofmann genossen. Er hat keine persönliche Erfahrung mit Abhängigkeit von psychoaktiven Substanzen. In Therapie und Beratung hat er Menschen begleitet, die mit diesen Zuständen ringen. Mit einem Kreis von Kollegen möchte er als Nächstes dazu beitragen, den unterstützenden Einsatz von MDMA in der Traumatherapie zu ermöglichen.

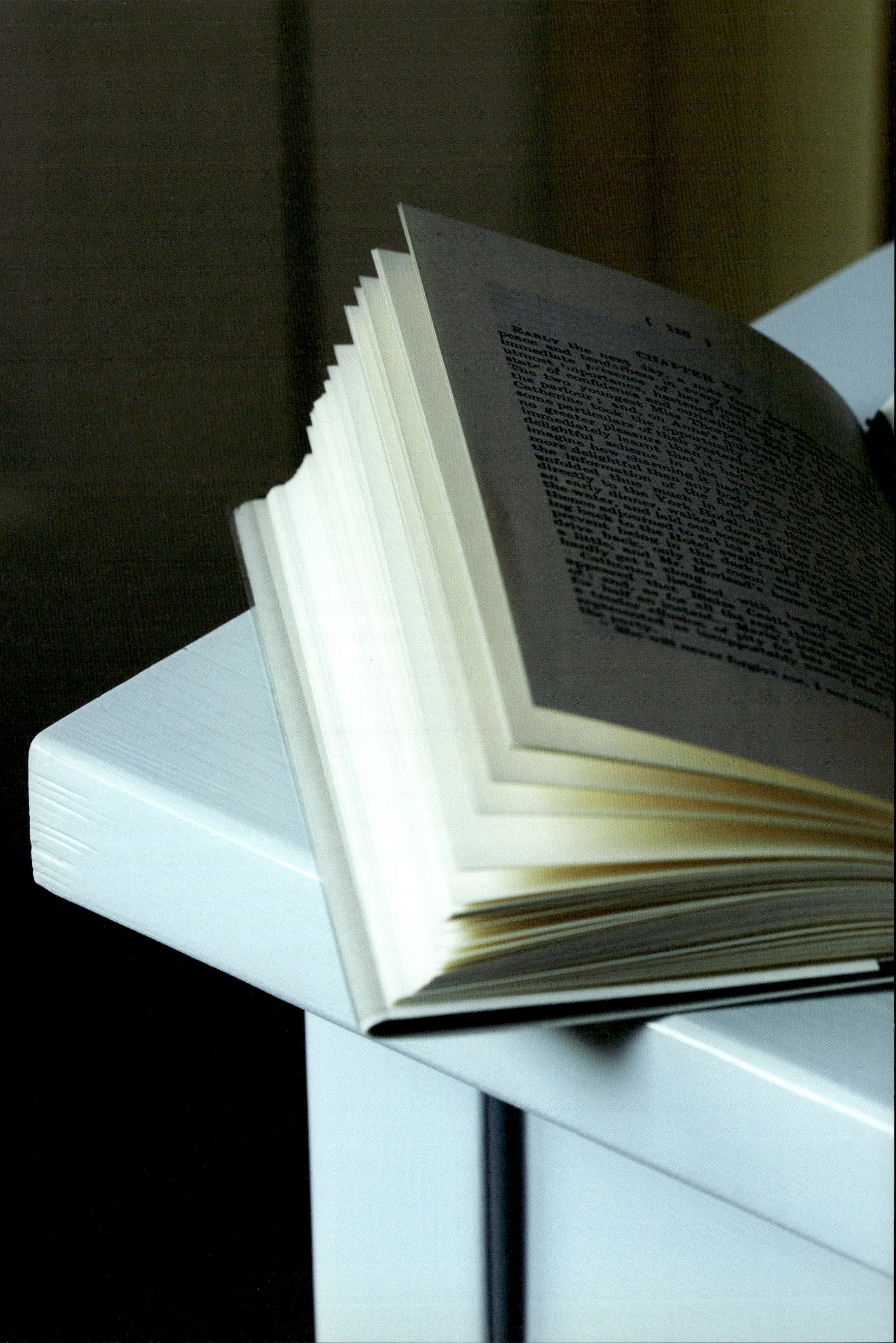

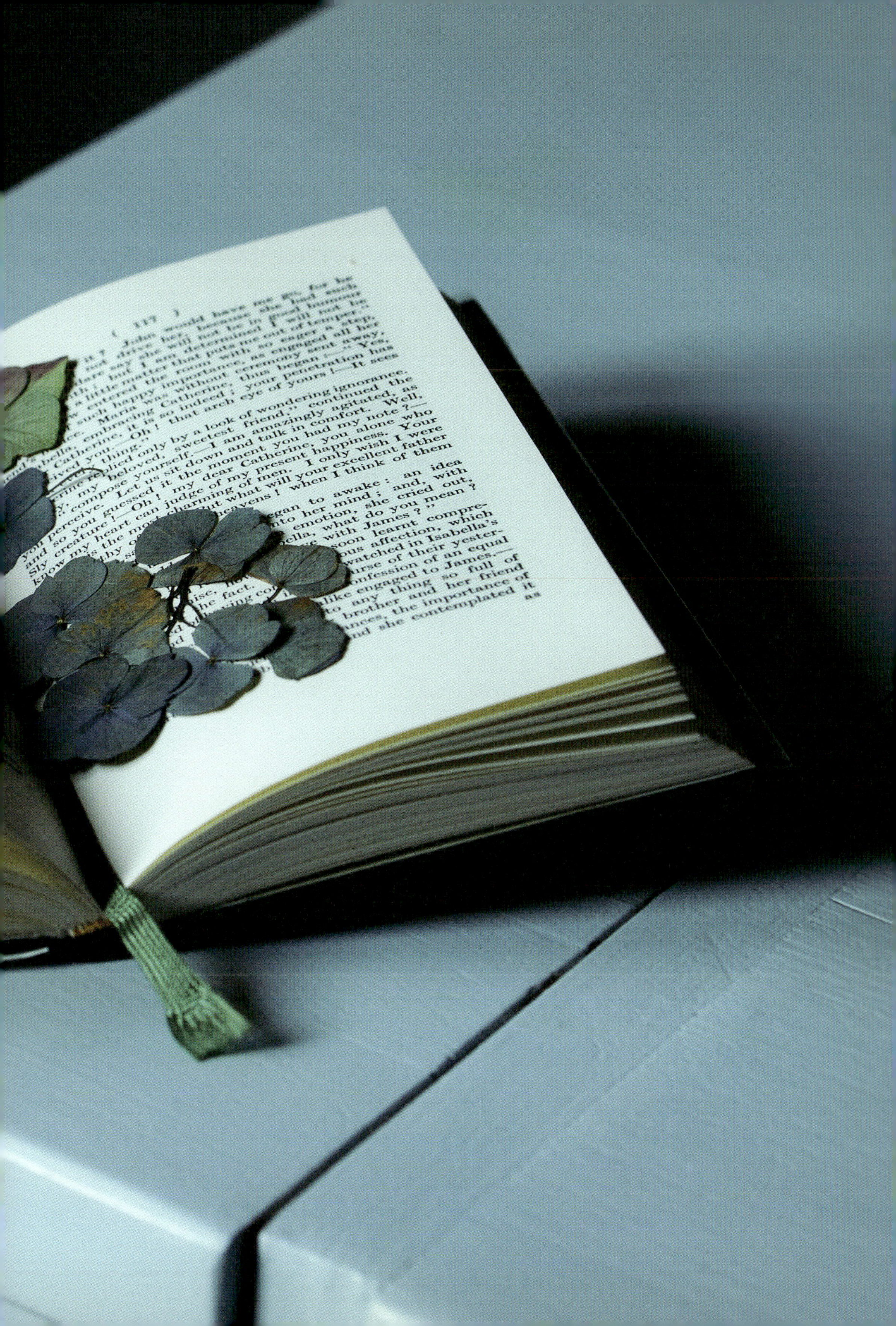
(117)
a look of wondering ignorance,
Let us sit down and talk in comfort. Well,
an idea
what do you mean ?"
and she contemplated as

Links & Quellen

Wir verzichten im Buch auf eine wissenschaftliche Belegweise. Im Folgenden finden man unsere wichtigsten Quellen und Anlaufstellen für Informationssuchende.

Wissenschaftliche und wissenschaftsbezogene Websites

Bundeszentrale für gesundheitliche Aufklärung (BzgA): *www.bzga.de* & *www.drugcom.de*
Drug Science (Independent Scientific Committee on Drugs): *www.drugscience.org.uk*
Europäische Drogenbeobachtungsstelle (EMCDDA): *www.emcdda.europa.eu/*

NGOs und usernahe Quellen Diese Websites stammen oft von Usern und sind für User gemacht und deshalb nicht selten ideologisch. Eine kritische Betrachtung ist angebracht.

Erowid *www.erowid.org*
Bluelight *www.bluelight.org*
Land der Träume *www.land-der-traeume.de*

Harm Reduction und Präventionsprojekte

Überblick der BZgA *www.bzga.de/themenschwerpunkte/suchtpraevention*
Kenn dein Limit *www.kenn-dein-limit.info*
Drugcom *www.drugcom.de*
Eve & Rave *www.eve-rave.ch*
Mindzone *mindzone.info*
Drugscouts *www.drugscouts.de*
REBOUND www.my-rebound.de
Rauchfrei *www.rauchfrei-info.de*
Be smart, don't start *www.besmart.info*
HaLT *www.halt-projekt.de*
FreD *www.netzwerk-fruehintervention.de*
Lions Quest *www.lions-quest.de*

Überblick Österreich *www.praevention.at*
Überblick Schweiz *www.suchtschweiz.ch*

Suchtberatung und -behandlung

Zahlreiche Adressen auf »Kenn Dein Limit« *www.kenn-dein-limit.de/infomaterial*
Hotline *www.sucht-und-drogen-hotline.de*
NACOA Deutschland – Interessenvertretung für Kinder aus Suchtfamilien e.V. *www.nacoa.de*

Überblick Österreich *www.praevention.at*

Anton-Proksch-Institut *www.api.or.at/akis/index/idxeinr.htm*

Überblick Schweiz *www.suchtschweiz.ch*

Bücher und Berichte (Auswahl)

David Nutt: *Drugs Without the Hot Air. Minimising the Harms of Legal and Illegal Drugs*, UIT, Cambridge, 2012.

Mike Power: *Dein Crack ist in der Post: Wie das Internet die Welt der Drogen revolutioniert*, Eichborn, Köln, 2014.

Jörg Böckem: *Lass mich die Nacht überleben*, E-Book, Rogner & Bernhard, Berlin, 2015.

Henrik Jungaberle et al.: *Therapie mit psychoaktiven Substanzen*, Huber, Bern, 2008.

European Monitoring Centre for Drugs and Drug Addiction (EMCDDA): »European Drug Report 2013. Trends and developments«, Lissabon, 2013.

European Monitoring Centre for Drugs and Drug Addiction & Deutsche Beobachtungsstelle für Drogen und Drogensucht: »Bericht 2014 des nationalen REITOX-Knotenpunkts an die EBDD. Neue Entwicklungen und Trends Deutschland«

Bundeszentrale für gesundheitliche Aufklärung: »Der Alkoholkonsum Jugendlicher und junger Erwachsener in Deutschland 2012. Ergebnisse einer aktuellen Repräsentativbefragung und Trends«, Köln, 2014.

Bundeszentrale für gesundheitliche Aufklärung: »Der Cannabiskonsum Jugendlicher und junger Erwachsener in Deutschland 2010. Ergebnisse einer aktuellen Repräsentativbefragung und Trends«, Köln, 2011.

United Nations Office on Drugs and Crime (UNODC): »World Drug Report«, jährlich.

Infografiken

Register

Danke! Dieses Buch wäre ohne die Beiträge unserer Interviewpartner nicht möglich gewesen. Wir danken daher vor allem den jungen Frauen und Männern, die uns von ihren zum Teil sehr persönlichen Erfahrungen berichtet haben, darunter auch einige Teilnehmer der RISA-Studie. Um deren Persönlichkeitsrechte zu schützen, haben wir Namen und biografische Angaben geändert. Zahlreiche Beispiele und Darstellungen gehen auf Vorarbeiten aus dem Präventionsprojekt REBOUND zurück. Daran waren zahlreiche Mitarbeiter beteiligt, deren Beiträge hier eingeflossen sind. Besonders hervorzuheben ist hier die engagierte und kundige Mitarbeit von Maximilian von Heyden.

Des Weiteren möchten wir uns sehr herzlich bei Axel Hansen von Therapiehilfe e.V. in Hamburg, Oliver Voß-Jeske, Einrichtungsleiter des *Come In!*, Anne Damberg, Leiterin der Jugendanstalt Schleswig, und Ellen Buchholz von *inechtzeit*, Suchtprävention und Beratungsstelle für Cannabis und synthetische Drogen in Bochum, für die tatkräftige Unterstützung bedanken.

Die Fotografen danken: Andreas, Birtha & Bent, Chiara, Daniel, FangFang, Felizitas, Hanna, Henrik, Ida, Immanuel, Isi, Jesper, Jörg, Johanna, Johannes, Julia, Kitty, Kristoffer & Niklas, Lena, Linda, Lotta, Matthias, Mops Lise, Mops Missy, Niko, Rana, Renate & Thomas, Rieke, Silke, Sina, Tim, Ursel.

Jörg Böckem dankt Anja und Kasimir Klische für Geduld und alles andere. Henrik Jungaberle dankt Ildikó Sebestyen für ihre Begleitung in Australien und den musikalischen Arbeitsraum in Heidelberg sowie Andrea Zeuch und Ildikó für die Ko-Kreation der Landkarte für High-Lander. Beide danken wir unserer Lektorin Ida Thiemann, der Verlegerin Johanna von Rauch sowie dem Fotografie- und Design-Team für die Zusammenarbeit.

dippen · Whitelife · Crack · Stein · Bab
Piles · pfeifen · Pony · Nugget · Fucker
Acid · wegdriften · Alice · Pappe · Mand
Deep Purple · Yello
Linse · Mikro · Waffel
angeheitert · Schnelle
Flüssigliebe · abdrehe
Wein · Ket · Ketami

enjoy
Dope

Lungenbrötchen · Germanenhigh · hoc
Amp · Pepp · Pervitin · Co-Pilot · rauche
Rotze · Amfe · Methylphenidat · Molly
MDA · Näschenpuder · Kinderkick · Zip
Methamphe · Crystal · Meth · Chalk
Hitler-Speed · Ryan · C · Pure · Go · Kit-K
Ticket · Golden Brown · Methylon · Llov
nachlegen · Teil · Kneip-Kur · Candy · g
Madonna · Nexus · strumpeldu · Speci
Old Man · Purple · Super K · Chlorofor
Tabak · GBL · Möhr · fett · 2C-B · knüppel
paffen · schmöken · knülle · Fluppe · Ha
Yopo · einen durchziehen · inhaliere
Stechapfel · BZP · degustieren · Kath · Za